专病中西医结合诊疗丛书

# 痔病的中西医结合治疗

杨 巍 陆 宏 主编

科学出版社

北京

# 内 容 简 介

本书共分十五章,对痔病的循证医学、病因病理、诊断及鉴别诊断、治疗方法、预防保健等做了系统的介绍,其中内容最丰富的治疗方法部分分为七章,从痔病的非手术治疗、手术治疗、术后并发症的处理、围手术期处理、女性特殊时期的诊治,以及特殊体质、类型的诊治方面进行详细阐述,并专门对杨巍主任痔病治疗经验及技术特色作了全面介绍。另外,本书还对痔病发病机制研究进行了回顾,并探讨了痔病治疗技术的发展前景及努力方向。

本书对痔病的中西医认识、预防、治疗、科学研究作了比较全面的梳理和阐述,一方面继承了传统中医的特色,发挥中医技术的优势;另一方面也融合了现代医学对人体和疾病的认识及诊治规范,特别是现代化内镜和影像介入技术为痔病的诊疗所带来的跨越式帮助意义非凡。本书集合了临床诊疗和研究进展,糅合了传统特色和现代技术,中西医并举,内容详尽,论述全面,汲取名家治疗痔病的宝贵经验,将中医整体辨证论治的思想与现代医学精华理论紧密结合,体现了中西医结合在痔病诊治方面的优势,对痔病的诊疗技术发展具有推动作用。

本书可供中医、中西医结合、西医的临床和科研工作者参考阅读。

**图书在版编目(CIP)数据**

痔病的中西医结合治疗 / 杨巍,陆宏主编. —北京:
科学出版社,2024.1
(专病中西医结合诊疗丛书)
ISBN 978-7-03-076334-1

Ⅰ. ①痔… Ⅱ. ①杨… ②陆… Ⅲ. ①痔—中西医结合疗法 Ⅳ. ①R657.105

中国国家版本馆 CIP 数据核字(2023)第 172634 号

责任编辑:陆纯燕/责任校对:谭宏宇
责任印制:黄晓鸣/封面设计:殷 靓

**科学出版社** 出版
北京东黄城根北街16号
邮政编码:100717
http://www.sciencep.com
南京文脉图文设计制作有限公司排版
上海锦佳印刷有限公司印刷
科学出版社发行 各地新华书店经销

*

2024年1月第 一 版 开本:787×1092 1/16
2024年1月第一次印刷 印张:11 1/4
字数:262 000
定价:**80.00 元**
(如有印装质量问题,我社负责调换)

# 前言

痔病,民间俗称"痔疮",是一种古老的肛肠疾病,也是一种常见病、多发病,但痔病的病因病理仍然是肛肠疾病研究的热点之一,环状混合痔的治疗更是广大肛肠病临床医学工作者面临的难题之一。尤其是环状脱垂性混合痔,具有治疗难度极大、术后易复发、手术并发症多等特点,在肛肠病领域属于难治性疾病。若患者伴有糖尿病、贫血、凝血功能异常等合并症,或高龄,其治疗难度及风险会进一步提高。

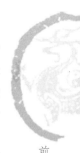

目前,国内外普遍认为,对于痔病的治疗要合理适度,治疗的目的是缓解症状、提高生活质量,而不是改变痔本身的大小,因此临床实践中我们既不宜拖延必需的治疗,也不宜对痔病进行过度治疗。尤其对于环状脱垂性混合痔的手术治疗,不仅要注重临床疗效,更要注意排便功能的保护。临床上治疗痔病的手术方法众多,各类新术式的发明和推广无不围绕着"提高疗效、减少痛苦"而进行。有效减少围手术期"出血、脱垂、疼痛"等症状,有助于提高患者的术后生活质量,"排便功能的保护"更是肛肠科医生的职责,若治疗失当,其后遗症有时甚至超过痔病本身所带来的痛苦。因此,如何预防痔病的发生,如何治愈、控制痔病并减少其复发等都是目前亟待解决的难题。

中医学强调整体观和辨证施治,传统中医在痔病的诊治方面有着独到的见解和方法。中医学认为痔病虽病发于肛肠局部,但其发生、发展和变化均与脏腑功能的失调密切相关,其治疗当在局部辨证和全身辨证相结合的基础上,内治、外治并施,可获事半功倍之效。上海中医药大学附属曙光医院中医肛肠科是上海地区最早设立的肛肠专科,自1990年成立以来,柏连松教授、杨巍教授两代带头人不断努力地总结经验、守正创新,创立了许多有特色的治疗新方法,并研制发明了许多新药,疗效显著,享誉海内外,目前是上海历史最久、规模最大、患者人数最多的肛肠专科。杨巍教授是上海市名中医,中国著名中医肛肠临床专家之一,她中西医理论基础扎实、临床经验丰富,桃李遍天下。本书由杨巍教授领衔,上海中医药大学附属曙光医院肛肠科和杨巍全国名中医工作室成员联合编写,具有理论和实践并重、传统和现代融合的特色。

多学科的诊治决策和个体化的治疗是现代医学发展的必然趋势及主要内容,新材料、新器械及介入治疗等技术的跨越式进步为个体化治疗提供了更多的选择。本书一方面立足于传统中医理论和辨证论治思想,继承、发挥传统中医技术的优势,汲取各家治疗痔病的宝贵经验,突出介绍中医药辨证论治及名中医的特色诊疗技术;另一方面结合了放射、介入治疗、内镜等现代先进技术,紧贴临床需要,由经验丰富的临床医师为读者分享传统中医学和现代医学对痔病的认识和诊治规范,特别是体现了多学科诊治肛肠疾病的先进理念,体现了中西医在痔病诊治方面的不断发展。

本书集合了临床和研究的进展,糅合了传统和现代技术,合中西医于一体,对痔病的循证医学概况、实用解剖、病因病机、诊治方法等内容作了比较全面的阐述。具有下列特色:①强调了中医诊治的优势;②引入了多学科诊治的新理念;③显示了中西医结合的独到视角;④着眼于盆底疾病的诊治新思路。因此,本书可供中医、中西医结合、西医的临床和科研工作者参考阅读。

本书受"杨巍全国名老中医药专家传承工作室"资助出版。我们衷心希望本书对结直肠外科专科医师、中医肛肠科医师,以及涉及本领域其他医师有所帮助。由于我们的能力和水平有限,写作过程中如有不足之处,恳请读者发现并给予指正,帮助我们把将来的工作做得更好。

编 者

2023 年 2 月 1 日

痔病的中西医结合治疗

# 目录

目

录

# 第一章　痔病的循证医学概述

## 第一节　痔病的流行病学概述

痔病是临床最常见的肛肠疾病之一。痔,英文名为 hemorrhoid,来源于希腊文,由"haimo"与"rrhoides"组成,前者表示出血,后者表示突出。痔病最新定义为正常解剖学肛垫向下移位所导致一系列症状的一种常见的肛肠良性疾病。痔的常见性、多发性为大家所共识,民间也有"十人九痔"的说法,痔病可发生于任何年龄,并且随着年龄的增长,发病率逐渐升高,给人们的生活带来诸多不便,也显著影响人们的身心健康。

痔的确切发病率很难统计,很多患者已经有了痔的临床症状,但是并不去就诊,经常自己使用各种药物自行治疗。针对痔病的手术统计分析则比较容易,但是事实上只有少部分患者需要接受痔的手术治疗。另外由于接诊痔病的临床医师专业较为分散,消化科、肛肠科、泌尿科、妇科、全科、儿科等均有可能接诊到各类痔,因此也有很多人将肛肠科的其他疾病误归类为"痔病"。

2013~2014 年开展的对我国 31 个省(自治区、直辖市)城市居民常见肛肠疾病流行病学调查结果显示,中国城市居民肛肠疾病发病率为 51.14%,其中以痔的发病率最高,占 50.28%。在美国,痔的发病率约为 4.4%,高发年龄在 45 岁至 65 岁之间。此外,在 50 岁以上的人口中,有 50% 的人经历过与痔病相关的问题。2015 年陈平等对湖北省城区 18 周岁以上的 1 964 名居民进行调查,结果显示痔病患病率为 41.45%,其中男性患病率为 46.31%,女性患病率为 26.79%,患病率随着年龄的增加而升高,50~59 岁年龄段患病率最高,为 63.64%。2018 年刘建平等对宁夏回族自治区回族成人痔病流行病学特点的研究显示,在调查的 1 000 名居民中,城乡居民痔病患病总人数为 524 人,其中男性为 243 人,女性为 281 人。患病率最高的年龄段为 55~64 岁,18~24 岁组发病率最低,且随年龄增加痔病发病率呈上升趋势。近期一项关于上海市金山区痔病的患病率的研究显示,在 1 477 名人群中检出痔病患者 1 080 名,患病率为 73.12%,其中男性 474 例,占总患病人数的 43.89%,女性 606 例,占总患病人数的 56.11%,患病率最高的年龄段是 31~38 岁及 39~46 岁,患病率分别为 71.47% 和 72.54%。近期一项对上海市奉贤区 5 个农村社区 18~80 岁居民的流行病学调查结果显示,痔在被调查人群中的总患病率为 40.27%,其中混合痔和外痔的患病率显著高于内痔。分析不同年龄阶段痔的患病率后发现,痔的患病率随着年龄的增加而升高,其中 35~59 岁年龄段患病率最高。目前关于性别与痔发生率的关系尚无定论,不同研究报道的结果存在差异,还需更大样本量的数据证实。约翰松(Johanson)和索南伯格(Sonnenberg)通过对美国、英国 50 年间 190 万~390 万接诊数据分析,每年有 16.8 万人次痔病住院数据,每年有 200 万人需要接受痔病治疗,花费等值人民币超过 3 000 万元,这里面还不包括非处方药、中草药和家庭治疗费用。

# 第二节　痔病的病因学概况

痔病主要是直肠末端黏膜下和肛管皮肤下直肠静脉丛扩大、曲张所形成的柔软静脉团或肛管皮肤下的皮下血栓形成或增生的结缔组织,临床表现一般为便血、脱垂、坠胀、肿痛、便秘等,严重影响患者的工作和生活。现代医学认为痔病的病因主要有人体的生理解剖结构、行为习惯、饮食习惯、排便习惯或排便异常、腹内压增高、遗传因素、门静脉高压、频繁性生活及其他因素。

## 一、生理解剖结构

痔病的发生主要与人类不能改变的生理解剖因素相关,人的直立行走是痔病形成的先决条件。痔的病理本质是肛垫肥大下移,人体站立或直立行走时,肛门位置低,在地心引力的作用下,直肠肛门静脉血液回流障碍,且直肠上静脉及其分支没有静脉瓣,血液更易淤积;加之直肠血管排列较为特殊,在不同平面穿过肌层,容易受粪便压迫,影响血液回流。如果长期处于站、坐、蹲位或负重远行,会导致黏膜下疏松组织中的静脉容易扩大、曲张,久之增生,形成一个或多个柔软的曲张静脉团。

## 二、行为习惯

人体长时间处于同一种固定姿势,如长期下蹲、坐位或站立位时,缺乏活动或锻炼,可影响肛门血液循环,使肛门部位的静脉血液回流不畅,加之门静脉系统没有静脉瓣促进血液回流,故更容易造成肛门静脉充血、曲张隆起而成为痔病。若长期久坐或久蹲不动,易致腹部血流速度减慢,下肢静脉回流受阻,使直肠静脉丛易发生曲张,血液淤积,形成静脉团;若长期久站不动,会令肛门部缺乏活动,使肛门部肌肉弹性下降,收缩力减弱,直肠黏膜下滑,导致痔病的生成或加重。故某些职业因素如电焊工、驾驶员、教师、会计、交警等也是痔病发病的重要原因。

## 三、饮食习惯

喜食辛辣食物如常食用芥菜、酒、葱、辣椒等均可直接刺激肛门直肠黏膜,这是因为辣椒素在消化道内不易被吸收,聚集在肛门直肠部,刺激黏膜和肛窦而导致痔静脉充血、扩张,故对痔病的诱发或加重有一定的作用。有研究表明,高蛋白、高热量、低纤维饮食,辛辣食物和乙醇摄入,与痔病的发展和急性痔病症状的加重相关,但报道的数据不一致,这可能与人们的饮食结构、生活环境有极大的关系。蛋白质类食物食用过多,水果、蔬菜、粗纤维类食物食用较少,造成大便干结,胃肠蠕动缓慢,从而引发便秘,造成腹内压升高,肛门静脉血回流不畅而致痔病;而乙醇则会刺激消化道黏膜,使肛肠静脉血管充血肿胀,导致静脉回流不畅,加重痔病。长期过量饮酒的人群,其痔病发病率是适量饮酒或不饮酒人群的 5~6 倍。

## 四、不良的排便习惯或排便异常

不良的排便习惯,如排便时间不固定、排便时间延长或长期用力排便,易致腹压增高,阻碍静脉血液回流,使静脉丛曲张、扩张而成痔病。很多患者由于工作繁忙,没有时间上厕所而有意控制排便,或是因精神压力过大,导致神经调节功能失常等,这些都可能是形成痔病的原因之一。长期排便时间延长,可引起排便反射功能迟钝,使直肠下段及盆腔压力增加,血液循环不畅,可诱发或加重痔病。有研究表明,每次解大便需蹲 10 min 以上者,痔发病率可达 72.41%,10 min 以内者为 57.88%。长期用力排便,由于大便努挣,反复地对直肠下端挤压,使肛垫下滑,并使窦状静脉扩张、血液瘀滞,肛垫增厚向直肠腔内突出。硬粪块对增厚的肛垫向下的摩擦力大,更使其下移,同时挤压肛垫内已扩张的血管,使血管内压增高而导致血管破裂,出现便时出血。

排便异常,如长期便秘或腹泻,也是导致痔病发生的重要原因。长期便秘者痔发生率为 74.5%。便秘时,长时间用力努挣,强行排出硬便,大大增加了肛门压力,使肛门"密封圈"瘀血,形成痔核;或常因干硬粪便压迫直肠,导致痔静脉回流受阻,形成痔病。有研究表明,硬质粪便增加了肛垫上的剪切力,进而引起肛垫的下移和痔核的脱出,但是痔病与便秘的具体关联机制,目前尚未达成统一的定论。长期慢性腹泻者,痔发生率可高达 80%,可见腹泻可能是导致痔病的危险因素,但其机制尚不明确。综上可知,便秘与腹泻两者虽然大相径庭,但是都与痔病的发生有着重要关系,具体的机制需要后续的研究者们继续探讨。

## 五、腹内压增高

前列腺增生、尿道狭窄、盆腹腔肿瘤、妊娠晚期、多次分娩者等腹内压增高患者常伴发痔病。这是因为腹内压增高,会妨碍直肠静脉血液回流,致使直肠静脉丛瘀血、扩张而成痔。此外,妊娠状态可能导致症状性痔病的肛垫充血、痔核脱出,这些症状也会在生育后不久自行消退,但是在后续的妊娠中可能会再次发生,并且渐进性加重,这与腹内压的增加密切相关。妊娠次数多,痔发病率也会增高,有统计表明生育三胎以上者,痔发病率可达 78.2%。有研究认为妊娠、分娩与痔的关系在于:①由于子宫的压迫可致盆腔静脉血的瘀滞,直接影响血液回流,致使痔静脉丛充血扩张;②妊娠过程动脉血流增加;③增大的子宫压迫肠管可致排便困难,粪便变硬,排便阻力增大;④骨盆内脏器组织变脆或者松弛,易受伤或易发炎;⑤孕激素、松弛素等妊娠激素使血管扩张;⑥因妊娠而饮食结构发生变化,活动不足,导致便血和便秘,加重肛肠疾病。

## 六、遗传因素

关于遗传因素,学界观点尚不统一。目前的研究显示痔病的发生有一定的遗传倾向,有痔病家族史的人痔病的发病率要高于普通人群。考虑其机制可能是这部分患者先天性的血管壁缺陷而抵抗力差,不能耐受血管压力,容易造成肛垫下移和血管扩张迂曲而成痔病。有研究表明,研究中的痔病患者有遗传病史 34 人(39.53%),非痔病患者有遗传病史 14 人(16.28%),$P<0.01$。

## 七、门静脉高压

由于某些患有脂肪肝、酒精肝、肝炎的患者,未及时治疗导致肝硬化,肝脏的门静脉系统内血液回流受阻,肠系膜静脉瘀血,进而导致直肠静脉曲张、瘀血、水肿,血管扩张,最后成痔。

## 八、频繁性生活

性欲过度,盆腔和臀部的肌肉会长时间处于紧张状态,长期如此,就会导致肛门部位的血液因压力过高而发生回流受阻,导致静脉曲张,发生痔病。同时,性交时肛门周围出现抽搐样的收缩,使大肠下部肠管也产生强烈的抽搐样蠕动,导致局部温度升高,继而出现炎症反应和肿大,妨碍痔静脉血液的正常循环。某项研究表明,痔病患者性生活频繁者占比 60.47%,而非痔病患者性生活频繁者占比为 36.05%,$P=0.001$。

## 九、其他因素

肺气肿、心脏病等直接阻碍直肠静脉血液回流,使直肠静脉丛瘀血扩张而成痔。对一些胃肠道及感染性疾病,如痢疾、寄生虫和肠道感染等,若存在治疗不及时,长期如此就会导致肛门直肠的静脉出现充血和炎症等情况,造成静脉团的扩张而造成痔病。目前还有几个危险因素也被认为是痔病发病的原因,包括衰老、向心性肥胖、抑郁情绪等。

# 第三节　痔病的治疗概述

## 一、基础保守治疗

基础保守治疗可用于缓解症状和预防脱垂,包括饮食调整(特别是高纤维饮食)、排便习惯、局部药物治疗、使用泻剂、温水坐浴、使用镇痛药物。这些治疗的目的是控制症状,而不是纠正病理生理变化。

1. 饮食调整

饮食调整作为一线治疗措施,包括补充充足的水分、增加纤维素的摄入量等,腹泻和便秘都与痔病的发展有关。大便正常可以改善症状,主要是出血。尤其是服用膳食纤维对痔病有益,因为补充纤维素可以改善便秘和腹泻。有研究表明膳食纤维摄入通常用于Ⅰ~Ⅱ度内痔患者,也可用于痔病的急性发作。膳食纤维的摄入增加无明显并发症,且降低一半痔脱出和出血的风险,但总体复发的风险仍然很高。

2. 排便习惯

建议患者保持适当的排便习惯,如避免过度劳累、限制坐在马桶上的时间和使用脚蹬,因为上述不良排便习惯与症状性痔病的发病率较高有关。

3. 局部药物治疗

治疗痔病的局部制剂通常含有不同剂量的润滑剂、黏膜保护剂、局部麻醉剂、中成药、硬化剂和(或)皮质类固醇,主要分为乳膏、软膏和栓剂。

4. 使用泻剂

刺激性泻药或渗透剂对痔病症状的治疗有效,与安慰剂组相比,随着时间的推移,在降低出血风险和缓解症状方面取得了一致的结果。

5. 温水坐浴

温水坐浴(不超过 40~42℃,持续 3 min)是治疗包括痔病在内的各种肛肠疾病的传统且经常推荐的疗法。但也有研究提出坐浴有会阴损伤和局部感染的风险。

6. 使用镇痛药物

非甾体抗炎药、可的松及其衍生物、中枢和外周镇痛剂可用于治疗痔引起的疼痛。

## 二、门诊治疗

大多数Ⅰ度和Ⅱ度内痔患者,以及选择保守治疗的Ⅲ度内痔患者,如果基础保守治疗失败,可以通过门诊治疗进行有效治疗,如胶圈套扎术、硬化剂注射治疗和红外线疗法。门诊治疗的目的是通过减小痔组织的大小来减轻患者症状,并增加痔组织与直肠壁的固定,以减少脱垂。这些治疗的耐受性相对较好,疼痛和不适感最小。

1. 胶圈套扎术

建议将胶圈套扎术作为Ⅱ度内痔的一线治疗方法,也适用于对治疗无反应的Ⅲ度内痔患者。与硬化剂注射治疗和红外线疗法相比,该技术更有效,也同样安全。它在治疗Ⅰ度及Ⅱ度内痔方面,优于注射疗法,但对症状的缓解较外剥内扎术逊色。

2. 硬化剂注射治疗

硬化剂注射治疗适用于痔出血、Ⅰ度或Ⅱ度内痔脱垂。

3. 红外线疗法

红外线疗法可作为Ⅰ度内痔出血的首选方案,是治疗Ⅰ度和Ⅱ度内痔的有效方法,与胶圈套扎术相比,红外线疗法疼痛更小,但复发概率更高。

### 三、外科手术治疗

对于基础保守治疗和(或)门诊治疗未产生可接受结果的患者或Ⅲ度和Ⅳ度内痔患者,可考虑外科手术。

1. 痔切除术

传统的痔切除方法仍然是症状性Ⅲ度和Ⅳ度内痔患者的首选和最常见的适应证,远期疗效优于胶圈套扎术。外剥内扎术和闭合型痔切除手术(Ferguson手术)都是治疗痔病的有效手术方法,然而它与增加疼痛和并发症发生率有关,术后恢复期更长。

2. 吻合器痔上黏膜环切术(PPH)

虽然对内痔脱垂有效,但不能治疗外痔,适用于Ⅱ度、Ⅲ度内痔,与常规痔切除术相比,PPH与手术时间更短、住院时间更短、疼痛更少、功能恢复更快、休息时间更短、恢复正常活动更早及伤口愈合更好有关。但长期疗效如脱垂复发率高于痔切除术,且易发生阴道瘘及直肠穿孔等严重并发症。

3. 超声多普勒引导下痔动脉结扎术(DG-HAL)

DG-HAL可以在门诊环境中进行,适用于Ⅱ度、Ⅲ度内痔,不推荐用于Ⅳ度内痔。在症状控制和复发率方面与吻合器固定术相当,但较混合痔的外剥内扎术稍差。

### 四、特殊情况

1. 血栓性外痔

血栓性外痔在体检时通常被识别为肛周柔软可见的蓝色肿块。它最常引起急性和剧烈疼痛,但症状的严重程度取决于血栓的大小。大多数紧急出现的患者可以在局部麻醉下切开或切除痔并排空血栓。如果出现严重疼痛、坏死或感染,建议手术切除病灶。如果不进行干预,疼痛通常会在2~3日内好转,随着血栓在数周内逐渐吸收,疼痛会持续改善,尽管与切开或切除相比复发率更高。局部使用药膏可加速血栓性外痔的消退。

2. 免疫缺陷

痔病常见于获得性免疫缺陷综合征患者,通常由药物引起的慢性腹泻引起。免疫受损的患者在任何干预后都会增加肛肠脓毒症和组织愈合不良的风险。因此,应避免手术,或仅在仔细考虑后才进行,建议将择期手术推迟到辅助化疗结束或在药物假期期间,以防姑息性化疗。此外,在进行任何干预之前,应进行抗生素预防。

3. 抗凝剂和抗血小板药物

在对痔病进行门诊治疗之前,不应停止服用阿司匹林,尤其是在二级预防中使用阿司匹林的情况下。然而,如果心血管风险允许停药,建议在门诊和手术干预之前停用抗凝剂7日和阿司匹林以外的抗血小板药物5日。

4. 孕妇

临床报告表明,痔病多见于妊娠最后3个月和分娩后的第1个月,25%~35%的孕妇患有此病。特别是,血栓性外痔在妊娠最后3个月和分娩后更常见(分别为7.8%和20%)。

妊娠期痔病常用的任何化合药物都没有安全性数据。因此,应通过增加纤维素和口腔液体摄入量、使用大便软化剂、改变如厕习惯,有时还可通过添加局部治疗来治疗。妊娠期痔病的病程往往较长,大多数症状在分娩后会自动缓解,少数病例需要在妊娠期或分娩后进行手术评估。

5. 炎性肠病

对于炎性肠病患者,只有在没有活动性疾病迹象时,才能考虑门诊手术和(或)外科手术。

6. 放疗

接受过盆腔放疗的患者的门诊手术和(或)外科手术通常不能考虑。

-------------------------------------------------- 参 考 文 献 --------------------------------------------------

陈平, 田振国, 周璐, 等,2015. 湖北省城区居民肛肠疾病流行病学调查 [J]. 中国医药科学, 5(5):188-191.

江维, 张虹玺, 隋楠, 等,2016. 中国城市居民常见肛肠疾病流行病学调查 [J]. 中国公共卫生, 32(10):1293-1296.

刘建平, 杨云, 王宏伟, 等,2018. 浅析宁夏回族成人痔病中医辨证分型及相关危险因素 [J]. 中国民族民间医药, 27(16):3-6.

孟凡宇, 谢珉宁, 陈兴华, 等,2021. 老年痔病发作高危因素分析 [J]. 老年医学与保健, 27(1):73-75, 80.

谭乃志,2017. 分析手术治疗痔疮的临床疗效及其发病相关因素[J].世界最新医学信息文摘, 17(64):124.

俞婷, 谢珉宁, 陈兴华, 等,2021. 上海金山区痔病发作的流行病学特点研究 [J]. 湖南中医杂志, 37(4):123-126.

Gallo G, Martellucci J, Sturiale A, et al., 2020. Consensus statement of the Italian society of colorectal surgery (SICCR): management and treatment of hemorrhoidal disease [J]. Tech Coloproctol, 24(2):145-164.

Johanson J F, Sonnenberg A, 1991. Temporal changes in the occurrance of hemorrhoids in the United States and England[J]. Dis Colon Rectum, 34(7):585-591.

# 第二章 痔病的病因

痔是直肠下端的唇状肉赘或肛垫(anal cushion)，是每个人皆有的正常结构。1983年德国纽伦堡第9届国际肛肠会议对痔的定义进行修正，提出痔是肛垫窦状静脉(动脉血)瘀血所致的病理性肥大。中华医学会对痔的定义：痔是肛垫病理性肥大、移位及肛管皮下血管丛血液瘀滞形成的团块。痔病可发生于任何性别、年龄，但以成年人居多。痔的发病可与解剖学因素、饮食因素、排便习惯、妊娠与分娩、职业和年龄等密切相关。根据痔发生部位的不同，临床可以分为内痔、外痔、混合痔。本病相当于中医学"痔病"，属于中医学"内痔""外痔""内外痔""牡牝痔"范畴。

## 第一节 现代医学对痔病的认识

### 一、发病因素

一系列的因素包括身体状况、诊断、行为、合并症等都被认为是症状性痔病的可能原因。静脉回流障碍、血管衬垫脱垂、饮食结构、行为因素和括约肌功能等均是导致痔症状恶化的因素。

现代医学对痔病的病因病理有大量研究和假说，但无一致的定论。一般认为，肛垫的病理性肥大、支撑组织的减弱及内括约肌的痉挛是痔病的主要病因，而不健康的生活方式(如饮酒、辛辣饮食、久站久行)及不良的排便习惯会增加痔病的发病风险。导致痔病发生发展的常见致病因素有九类。①解剖因素：肛门直肠位于人体的下部，人又常处于直立状态，给痔病的发生提供了条件。直肠上静脉及其分支内无瓣膜，在直肠壁不同高度穿过肌层，容易受粪便压迫，影响回流；痔静脉经过黏膜下层疏松组织，直肠壶腹部生理性处于空虚状态，缺乏周边组织支撑固定，容易扩张屈曲成痔。②压力因素：肛门直肠位于腹腔之下，静脉回流在正常生理状况下就比较困难，如果经常过度饱食、负重远行、用力过度，或妇女妊娠、分娩，或小儿长时间啼哭等皆能使腹腔内压增高，肛门血液回流不畅加重，静脉扩张而形成痔。③炎症等病理因素：结肠炎症、肛窦炎等炎性分泌物的增多，加上每日多次排便对肛门直肠的刺激引起局部组织的充血发炎而产生痔。④饮食因素：不良的饮食习惯、谷类食物食用过少、粗纤维缺乏、过食辛辣刺激性食物，易形成便秘，粪便在肠道停留时间很长，干硬粪便对直肠壶腹施加的压力大大增加，刺激性的产物对肛门局部血管产生刺激，造成血管充血，因而容易发生痔病。⑤生活不规律因素：生活不规律致使胃肠消化排泄和吸收作用失常，大便在肠内停留过久，大量水分吸收造成粪便干结，加重肛周曲张静脉团、肛垫的压力刺激，导致痔病的发生。⑥职业因素：长时间站立和久坐的工作影响静脉回流；另外由于缺少运动，肠蠕动减少，粪便通过肠腔延迟，可压迫静脉，发生曲张。⑦年龄因素：便秘在青年及老年人群最常见，65岁以后发病率增高，而痔病的发病高峰年龄段在45~65岁，20岁以后发病率逐渐增高，65岁以后逐渐下降。这可能与青少年肛肠血管、肌肉发育良好，加上活泼好动，不易形成肛门瘀血有关；与成年之后血管逐渐变硬、失去弹性，同时活动减少，久坐久站有关。⑧遗传因素：静脉壁有先天性缺陷，抵抗力减低，不能耐受血管内压力，逐渐扩张，发生曲张。临床上父母患痔，子女亦有患痔的现象并不少见，又无其他原因可以解释的，可能与遗传有关。⑨疾病因素：一些使腹内压增加的因素如腹内肿瘤、长期咳嗽，易造成腹压增高，痔静脉丛受压而致瘀血、曲张。肝硬化、门静脉血栓炎等，引起门静脉高压，可导致痔静脉丛压力升高，也是内痔发生的原因。

## 二、发病机制

从解剖学角度来看，有两个血管动静脉丛对正常肛管解剖很重要：一个位于齿状线以上的肛管上部（内痔丛）；另一个位于肛缘（外痔丛）。以下从这两个方面来介绍痔病的发病机制。

1. 内痔

关于内痔发病机制的研究较多，影响较大的主要有以下四种。

（1）静脉曲张：19世纪以来，盖伦（Galen）和希波克拉底（Hippocrates）提出的静脉曲张学说曾经在痔发病学上占有主导地位，该学说认为痔是直肠黏膜下和肛管皮肤下痔静脉丛瘀血、扩张和屈曲形成的柔软静脉团。当时的解剖学研究支持静脉曲张学说。解剖发现内痔丛、外痔丛的静脉壁本身的张力较弱，易致瘀血、曲张，是形成痔的主要原因。有时在痔切除的标本中肉眼也能够清楚地看到曲张的血管及其内含的血栓，所以相信静脉曲张学说的正确性。但这只是表面现象，临床上更多看到的是切除的黏膜及其下面的结缔组织，并没有肉眼能够看到的明显曲张的血管。因此，该学说受到了质疑，于是又提出了第2种学说，即血管增生学说。

（2）血管增生：该学说认为痔的本质是血管瘤。痔的组织实际上是一种勃起组织，与海绵体组织有相似之处，称为直肠海绵体。直肠海绵体是由大量的血管及平滑肌、弹力纤维和结缔组织构成，其增生和肥大可形成痔。这种直肠海绵体在肛管直肠的右前、右后、左中3个部位比较发达，故痔好发于此3个部位，一般认为与直肠上动脉分支有关，即直肠上动脉分为左右2支，右支又分为右前和右后2支。按照该理论，痔应该是先肿大，而后才是出血，这显然与临床表现不一致。而后，许多研究都否定了这一学说。伯恩斯坦（Bernstein）的研究也表明，痔组织病理切片中并未见血管增生。

（3）肛垫下移：内痔丛形成3个离散的肛垫，它们一致地位于左侧、右侧前位和右侧后位（截石位的3、7、11点）。这些肛垫位于齿状线上方，由具有内脏神经支配的柱状上皮细胞覆盖。肛垫由平滑肌基质和弹性组织［有时称为屈氏肌（Treitz肌）］支撑，有助于将其固定在适当的解剖位置。具体来说，Treitz肌由两个不同的部分组成:肛门黏膜下肌，其纤维将肛垫固定在痔疮的"地板"(即内括约肌)上;黏膜悬韧带，其穿过内括约肌将肛垫固定在联合纵肌上。形成内痔丛的静脉复杂扩张，可以改变肛垫的大小，肛垫将肛门腔转换为三条放射状狭缝，有助于肛门闭合。因此，这些肛垫通过精细的液体和气体的控制来补充肛门括约肌功能，并贡献高达15%的静息肛门张力。然而，它们的异常增大会引起痔病。

肛垫下移是由Treitz肌碎裂导致的，故肛垫不再受血液过度充盈的限制，脱垂的肛门垫的静脉回流受损。这会导致内痔丛静脉扩张和瘀滞，以及液体渗出。这些肛垫的进一步充血会导致疼痛和肛门痉挛，阻碍复位，进而导致血管垫脱垂和进行性肿胀的恶性循环。

(4)肛垫组织的细胞外胶原成分异常:胶原蛋白是细胞外基质和结缔组织中主要的不溶性纤维蛋白，是动物界含量最丰富的单一蛋白质。虽然至少有16种类型的胶原蛋白，但体内80%~90%的胶原蛋白由Ⅰ、Ⅱ和Ⅲ型组成。Ⅰ型胶原纤维具有巨大的抗拉强度，可以承受巨大的力，而Ⅲ型胶原更薄、更不成熟。结缔组织的强度和质量主要取决于Ⅰ型和Ⅲ型胶原蛋白的数量和比例。Ⅰ型和Ⅲ型胶原蛋白比例降低会导致交联量减少，从而降低结缔组织的机械稳定性，而胶原蛋白紊乱可导致结缔组织稳定性降低，进而导致痔病的发展。

2. 外痔

外痔丛位于肛门边缘皮下组织齿状线下方。它通过直肠下静脉流入阴部血管，然后流入髂内静脉。这种血管丛通常是不可见的，对肛管启闭的生理功能没有真正的作用。它被包含疼痛纤维的改良鳞状上皮所覆盖，因此解释了外痔的存在和治疗方式。外痔的发病机制主要有以下几种。

(1)血栓性外痔:常因排便时用力努挣、剧烈活动或用力咳嗽等，肛门皮下小静脉破裂，血液外渗到皮下，凝结为血栓而成;或因肛周静脉丛发生炎症，局部充血所致。

(2)炎性外痔:常因骑车或排硬便擦伤肛缘皮肤及皮下组织或皮赘;排便努挣或手术时过度牵拉肛门部皮肤，致肛门部皮肤及皮下组织受伤;肛裂、内痔脱出、肛门部湿疹等病变的分泌物的反复刺激;直肠炎症性疾病的影响;或内痔嵌顿等使肛缘皮肤受损或感染、局部充血、水肿而成。

(3)静脉曲张性外痔:发病机制基本同于"内痔"。

(4)结缔组织外痔:炎性外痔的炎症及水肿消退后，其增生的皮肤及结缔组织不能消退或吸收;或血栓性外痔机化过程中其内的结缔组织增生而成。因而可以说是炎性外痔及血栓性外痔的后果。

此外，还有一些有关痔病病因病理的研究，如肛管狭窄学说、细胞感染学说、括约肌功能下降学说、痔静脉瓣功能下降学说、直肠肛管压力失衡学说等。

有关痔临床症状的很多假说相互矛盾，这也许说明了痔病症状产生是多因素相互作用的结果，包括很多患者特有的解剖因素、行为因素、饮食和生活习惯因素，以及相关可能的遗传因素等。因此，痔的病因及发病机制仍未完全明确，尚应进行更深入的研究，期待用客观、科学的实验结果进一步阐明痔的成因。

# 第二节 传统中医对痔病的认识

## 一、传统中医对痔病病名的认识

痔是常见的肛门直肠疾病,我国是认识"痔病"最早的国家之一。我国对痔病的认识最早可追溯到夏商时期(公元前 21~公元前 11 世纪),当时的甲骨文中就有关于"痔病"的记载。西周时期(公元前 11 世纪)的《山海经》中,最早明确地提出了"痔"的病名,如《山海经·西山经》记有:"有鸟焉,其状如鹑,黑文而赤翁,名曰栎,食之已痔。"《山海经·南山经》云:"南流注于海,其中有虎蛟,其状鱼身而蛇尾……食者不肿,可以已痔。"《庄子·例御寇》载:"秦王有病召医,破痈溃痤者,得车一乘,舐痔者,得车五乘。"

关于"痔"的含义,有两种解释:其一,"痔"同"寺",而"寺"字在古代的含义指的是具有移行、变迁的意思,这一世代和那一世代的交界点为"寺",肛门部是人体内外交界的地方,故该处的病变为"寺",或"痔"。《说文解字》中也说:"痔,后病也。"《增韵》中称为"隐疮",皆指的是发病的部位。其二,"痔",同"峙",如《医学纲目·痔》中称:"肠澼为痔,如大泽之中有小山突出为峙,人于九窍中,凡有小肉突出皆曰痔。"《三因极一病证方论》中称:"如大泽中有小山突出为痔,于人九窍中凡有小肉突出者皆曰痔,不特于肛门边生。"因此,关于痔的定义有两种:广义的痔是指所有的肛肠病,狭义的痔即是西医学的痔。

《五十二病方》最早记载了有关痔的分类和证候,将痔分为牡痔、牝痔、脉痔、血痔、朐痒(肛门痒)、巢者(肛门瘘管)、人州出(脱肛)等多种肛肠病,并最早描述应用结扎术和切开术治疗痔瘘。《素问·生气通天论》中记载:"因而饱食,筋脉横解,肠澼为痔。"提出了痔的病因病机为饮食不节,肠胃的气血瘀滞,筋脉弛缓。这与现代医学对痔的病因病理的认识是一致的。

隋唐时期,巢元方《诸病源候论》总结了前人对痔的临证知识,将痔分成五类,即牡痔、牝痔、脉痔、肠痔、血痔,进行辨证施治,后来《千金方》《外台秘要》增加了酒痔、气痔、内外痔、燥湿痔等。至明清时期,痔的命名已有 24 种之多,多以形状和性质来分类。

历代医书对痔的症状描述极其丰富,且分别对出血、脱出、疼痛、瘙痒和便秘等痔的常见症状有详细的描述:"因便而清血随出者,血痔也"(《诸病源候论》);"脉痔外无形,而所下之血,一线如箭,或点滴而不已,此由脉窍中来也"(《证治要诀》);"结核肛内,形如葡萄莲蓬,阻塞谷道,临厕脱肛,良久方收""若因风热,粪燥便难"(《古今医统》);"肠痔则更衣挺出,久乃缩"(《外台秘要》);"脉痔者,肛边有疮痒痛,肠痔者,肛边核痛""痔乃筋脉病,发则面青痛甚""大便困难,强力则肛不收也"(《千金方》)。

痔的治疗,在明代以前,以内服药物为主,辅以针刺、导引、熏洗、外治等法。宋代《太平圣惠方》所载"用蜘蛛丝,缠系痔鼠乳头不觉自落",是对痔手术疗法的典型记载。自《太平圣惠方》有了砒剂治疗痔的记载后,南宋《魏氏家藏方》较详细地阐述了枯痔疗法,至明代完善和发展了枯痔疗法,以及割痔、系痔等手术疗法。对痔的治疗,至此转变成以外治手术为主,内治为辅的原则,为近代治痔奠定了基础。近半个世纪以来,枯痔疗法、枯痔钉疗法、结扎疗法、注射疗法、冷冻疗法等都有很大进展。近年来国内外不少学者提出:无症状的痔无须治疗,治疗目的重在消除、减轻痔的症状。解除痔的症状较改变痔体的大小更有意义,应视为治疗效果的标准。治疗时须遵循"先保守、后手术"和重视"微创"的原则。

## 二、传统中医对痔病病因病机的认识

痔的发病多因脏腑本虚,兼因久坐久立,负重远行,或长期便秘,或泻痢日久,或临厕久蹲,或饮食不节,过食辛辣醇酒厚味,此皆可导致脏腑功能失调,风湿燥热下迫大肠,瘀阻魄门,瘀血浊气结滞不散,筋脉懈纵而成痔。日久气虚,中气下陷,不能摄纳则痔核脱出。具体有以下几种病因。

### 1. 饮食不节

饮食不节是痔形成的重要原因,大多数古代医籍中都提到了饮食不节的病因,而且也是痔形成的最经典的原因。早在《黄帝内经》就有饮食不节形成痔的记载,如《素问·生气通天论》云:"因而饱食,筋脉横解,肠澼为痔。"由饮食不节形成痔,包括三方面:①饮食过多,损伤脾胃。如《医学入门》云:"盖饱食则脾不能运,食积停聚大肠,脾土一虚,肺金失养,则肝木寡畏,风邪乘虚下流,轻则肠风下血,重则变为痔漏。"②嗜食炙煿,湿热内生。如《杂病广要》云:"凡痔皆因酒与炙煿,蓄热伤血。恶血积聚于下焦,不得疏通,于是下坠而为痔。"《外科正宗·痔疮论》言:"夫痔者,乃素积湿热,过食炙煿。"③过度饮酒,湿浊下注。如《太平圣惠方·治酒痔诸方》云:"夫酒痔者,由人饮酒过度,伤于脾胃之所成也,夫酒性酷热而有大毒,酒毒溃于脏腑,使血脉充溢,积热不散,攻壅大肠,故令下血。"《医宗金鉴》曰:"痔疮形名亦多般,不外风湿燥热源……"而形成大便不正常,或久泻久痢,或便秘燥矢,或久忍大便,如厕过久,均能导致痔病的发生。

### 2. 房室不慎

古代医家提到的房室与痔的关系,主要体现在以下两方面:①醉饱入房,热毒下流。如《诸病源候论·痔病诸候》云:"诸痔皆由伤风,房室不慎,醉饱合阴阳,致劳扰血气,而经脉流溢,渗漏肠间,冲发下部。"②房事不节,伤及肝肾。如《医学入门·痔》云:"或淫极入房,过甚伤筋致伤膀胱与肝肾筋脉""所欲思、蕴积热毒、愤郁之气所成也"。

### 3. 六淫致病

外感六淫之气传里,搏结肛门,亦可成痔。如《医宗金鉴·外科心法要诀·痔疮》云:"痔疮形名亦多般,不外风湿燥热源,肛门内外俱可发,溃久成漏最难痊。"又有《东垣十书》曰:"盖为病者,皆是湿热风燥四气所伤,而热为最多者。"外邪入侵,燥湿化热,湿热搏结,下注肛门诱发为痔。

### 4. 脏腑本虚

痔的发病与脏腑本身的关系至关重要。如《丹溪心法·痔疮》中指出:"痔者皆因脏腑本虚,外伤风湿,内蕴热毒,醉饱交接,多欲自戕,以致气血下坠,结聚肛门,宿滞不散,而冲突为痔也。"《疮疡经验全书·痔瘘症并图说》也有如下记载:"人生素不能饮酒亦患痔者,脏虚故也。"脏腑虚衰,中气下陷,而致痔核脱出、便血。《疮疡经验全书》也指出痔"亦有父子相传者"，说明已经注意到痔的成因与家族遗传有一定关系。

5. 其他原因

（1）久站久坐，负重远行：由于久坐久立，负重远行，容易形成血液滞留，致瘀血郁积，湿热下冲为痔。《外科正宗·痔疮论》云："夫痔者，乃素积湿热，过食炙煿，或因久坐而血脉不行，又因七情而过伤生冷，以及担轻负重，竭力远行，气血纵横，经络交错……俱能发痔。"《医宗金鉴》曰："因勤苦劳役，负重远行，以致气血交错而生痔者。"

（2）久泻久痢久咳：《医宗金鉴·外科心法要诀·痔疮》云："有久泻久痢而生痔者""久病咳嗽而后生痔者"。

（3）便秘、妊娠、分娩及月经不调："妇女因产难"（《外科启玄》），"妇人产育过多"（《疮疡经验全书》），"有产后用力太过而生痔者"（《医宗金鉴》），可引起肛门直肠静脉血液回流受阻，瘀积而成痔。《外科理例·痔痰》云"妇人因经后伤冷，月事生风，余血在心经，血流于大肠""又有产后用力太过而痔者"。

（4）察受胎毒：《疮疡经验全书》云："亦有父子相传者，母血父精而成。"《薛氏医案·保婴撮要》云："痔疮之证，或因禀受胎毒，或膏粱食积，或母食炙煿厚味所致。"《外科启玄·痔疮部》云："夫痔者……或母腹中受毒。"

（5）阴阳不和，关格壅塞：《疮疡经验全书》云："阴阳不和，关格壅塞，风热下冲，乃生五痔。"《医贯》曰："关者不得出也，格者不得入也。"可理解为，肛门直肠肿瘤、腹部痞块等严重疾病，均可因压迫而阻隔，扰乱气血回流，所谓"阴阳不和，关格壅塞"，导致生痔。

总之，痔的成因，在《外科正宗》《外科大成》中有概括性的叙述，"夫痔者，乃素积湿热过食炙煿，或因久坐而血脉不行，又因七情而过伤生冷，以及担轻负重，竭力远行，气血纵横，经络交错；又或酒色过度，肠胃受伤，以致浊气瘀血，流注肛门，俱能发痔""然饱食而成此症者必有其因。其因惟何：盖因饱食之后，或暴怒，或努力，或枯坐，或酒色，妇人或难产，小儿或夜啼等因，致气血纵横，经络交错，流注肛门而成此痔矣。如其肿者湿也，痛者火也，痒者风也，闭结者燥也"。

后世医家对其病因病机的认识逐渐完善，总结归纳为湿热下注、气滞血瘀、脾虚气陷、风伤肠络所致。

## 三、古代有关痔分类研究

关于痔的分类，历代医家不尽相同，但是，其共同点是痔均指的是广义的痔。

1. 四痔分类法

我国现存最早的医书《五十二病方》把痔分为四类，即牡痔、牝痔、脉痔、血痔。这是最早的痔分类方法，后世医家对痔的分类都是在此基础上发展而来。

2. 五痔、七痔分类法

五痔分类是在《五十二病方》的四痔分类上发展而来，关于五痔的提法首见于《神农本草经》，但其中只有五痔的提法，并无具体病名，书中只提出到了疽痔、肠痔、疮痔、瘘痔，并未发现有第五种痔的记载。《诸病源候论·痔病诸候》中关于痔的分类，对后世的影响较大，书中指出"诸痔者，谓牡痔、牝痔、脉痔、肠痔、血痔也"，并指出各种痔的症状表现，"牡痔候，肛边生鼠乳出在外者,时时出脓血者,牡痔也。牝痔候,肛边肿生疮而出血者,牝痔也。脉痔候,肛边生疮,痒而复痛出血者,脉痔也。肠痔候,肛边肿核痛,发寒热而出血者,肠痔也。血痔候,因便而清血随出者,血痔也"。从症状分析可知,牡痔可能指的是肛瘘,牝痔的表现类似外痔,脉痔的症状与肛裂相像,肠痔与脓肿和嵌顿痔的表现相似,血痔与内痔雷同。由此可见,当时所谓的痔包括了所有的肛肠病,不仅仅是痔,痔的分类实则为肛肠病的分类。《诸病源候论·痔病诸候》中还提出了酒痔和气痔:"竟又有酒痔,肛边生疮,亦有出血,又有气痔,大便难而出血,肛亦外出,良久不肯入。"然而《诸病源候论》一书中并未明确提出"五痔",也没有提出"七痔",实际上提出的痔有七种。《太平圣惠方·治五痔诸方》的说法基本上与《诸病源候论》相同,但明确地提出了五痔的说法:"夫五痔者,谓牡痔,牝痔,脉痔,肠痔,血痔……又有酒痔……又有气痔。"《备急千金要方·痔漏》云:"夫五痔者,一曰牡痔,二曰牝痔,三曰脉痔,四曰肠痔,五曰血痔;牡痔者,肛边生鼠乳,时时溃脓血出。牝痔者,肛肿痛生疮。脉痔者,肛边有疮痒痛。肠痔者,肛边核痛,发寒热。血痔者,大便清血随大便污衣。"从名称和症状上来说,基本上同《诸病源候论》中的前五种痔。《外台秘要》中也将痔分为五种,但与上述分法不同,五痔为牡痔、酒痔、肠痔、血痔、气痔,书中指出:"崔氏论曰,凡痔病有五。若肛边生肉如鼠乳出孔者外,时时脓血出者,名牡痔也。若大便辄清血出者,名血痔也。若大便难,肛良久肯入者,名气痔也。肘后,集验同出第四卷。"宋代《太平惠民和剂局方·治杂病》中也将痔分为五类,即外痔、内痔、脱肛痔、举痔、瘘痔,书中指出:"槐角圆治五种肠风泻血,粪前有血名为外痔,粪后有血名为内痔,大肠不收名脱肛,谷道四周胬肉如奶,名举痔。头上有乳,名瘘,并皆治之。"此种分类法提出了"内痔""外痔"的分法,但是与现代所说的内痔、外痔有本质的不同,而且还明确地提出了瘘和脱肛。

此外,《外科精义·论痔论》也分为五痔,曰:"夫痔瘘之候,其名有五,一曰牡痔,二曰牝痔,三曰气痔,四曰血痔,五曰酒痔。"又曰:"肠风痔,脉痔,雌雄者,皆五痔之别名也。"《外科证治全生集·痔疮》中也指出:"痔分为五种,状亦不一,曰牡、牝、脉、肠、气。"

上述医家都把痔分为五种,而大部分以《诸病源候论》的分法为基础,在其所述的七种痔,即牡痔、牝痔、脉痔、肠痔、血痔、酒痔和气痔,组合变化出五种,也就是说五痔是在这七种痔的范围之中,唯有《太平惠民和剂局方》中提出的五痔,即外痔、内痔、脱肛痔、举痔、瘘痔有所不同,而且从现在的观点来说,比较具有科学性。

《万氏秘传外科心法·痔漏》明确地提出了七痔的分类法,但与《诸病源候论》中的七种痔不同,书中曰:"……其名有七,治法则一,曰牡、曰牝、曰鸡冠、曰羊奶、曰通肠、曰翻花、曰脉痔。"

3. 九痔分类法

《备急千金要方》在七痔的基础上分为九痔,即牡痔、牝痔、脉痔、肠痔、血痔、酒痔、气痔、燥痔、湿痔。《医学正传·痔漏》中也将痔分为九类,曰:"其为变名状种种不同,曰牛奶、曰鼠奶、曰鸡心、曰鸡冠、曰莲花、曰翻花、曰蜂窝、曰穿肠、曰外痔,虽曰为状不同一,而其因则同焉。"《疡科选粹·痔疮》提出如下九痔,有牛奶、鼠奶、鸡心、鸡肝、莲花、翻花、蜂窝、穿肠、外痔。

4. 二十五痔

《疮疡经验全书·痔瘘症并图说篇》提出了二十五痔:"莲子痔、通肠痔、气痔、漏痔、钩肠痔、莲花痔、鸡心痔、垂珠痔、贯炼痔、粟子痔、菱角痔、盘肠痔、子母痔、翻花痔、鼠尾痔、双头痔、泊肠痔、血攻痔、夫妻痔、珊瑚痔、脱肛痔、担肠痔、三迷痔、樱桃痔、雌雄痔。"

5. 二十四痔

明清时期，大部分医家将痔分为 24 种，且多数编为歌诀。《秘传外科方》将痔分为 24 种，为了便于记忆，并编成歌诀。二十四痔为菱角痔、莲花痔、穿肠痔、鼠奶痔、酒色痔、翻花痔、蜂巢痔、雌雄痔、气痔、血痔、子母痔、盘肠痔、玄珠痔、钩肠痔、核桃痔、流气痔、粟子痔、鸡心痔、珊瑚痔、脱肛痔、内痔、搭肠痔、垂珠痔、鸡冠痔。《外科启玄》中也有二十四痔，也载有便于记忆的歌诀，但与上述分法并不相同。提出了里外痔的说法，就其病名而言，与现代的混合痔类似，有一定的意义。同时，该书还附有各种痔的图形。书中所述二十四痔为菱角痔、莲花痔、穿肠痔等。《医宗金鉴》中的二十四痔为翻花痔、蚬肉痔、悬珠痔、盘肠痔、粟子痔、核桃痔、莲子痔、脱肛痔、泊肠痔、鸡心痔、牛奶痔、鼠尾瘰、血攻痔、担肠痔、内痔、樱桃痔、珊瑚痔、菱角痔、气痔、子母痔、雌雄痔、鸡冠痔、蜂窝痔、莲花痔。《外科大成》中记载的二十四痔为脏痈痔、锁肛痔、翻花痔、莲花痔、重叠痔、钩肠痔、悬胆痔、内外痔、内痔、血箭痔、气壮痔、沿肛痔、杨梅痔、子母痔、雌雄痔、菱角痔、葡萄痔、核桃痔、牛奶痔、鸡冠痔、鸡心痔、鼠尾痔、石榴痔、樱桃痔。

以上痔的分类较多，也较为复杂，但基本上是大同小异，均以病变的外形分类为主，个别结合病变性质加以分类，虽说都是二十四痔，并不完全相同。其共同的特点是牡痔、牝痔都不见了，可能是由于牡痔、牝痔的分法较为笼统，而以更详细的分法代替。

6. 七十二痔

《马氏痔瘘科七十二种》是肛肠科的专著，其对痔的分类更为详尽，将痔分为 72 种，如女阴痔、阴内痔、阴外痔等。

7. 关于内外痔的提法

《外台秘要》最早提出内痔和外痔的说法，书中指出："许仁则曰，此病有内痔，有外痔，内但便即有血……下血甚者，下血击地成孔。出血过多，身体无复血色。有痛者，有不痛者。"

总而言之，历代医家对痔的分类论述颇多，从五痔、七痔到二十四痔、七十二痔，愈分愈细，对痔病的研究愈来愈深，对临床治疗具有重要的指导意义，但是由于时代的局限性，仍缺乏科学性分类方法。

就上述众多的分类而言，具有以下几个特点。

（1）痔均为广义的痔，指代了所有的肛肠病，囊括了内痔、外痔、肛裂、肛瘘、肛门脓肿、肛管直肠脱垂、直肠息肉，甚至肛管直肠癌。

（2）早期的分类是以病症的表现为主，后期则是以病变的外形为主，部分结合病变的原因和性质。

（3）分类多采用对立的两个方面，如牡痔和牝痔、脉痔和血痔、内痔和外痔等。

（4）分类方法比较杂乱，没有一个统一的分类标准。

（5）也有个别的分类较为科学，对后世的分类治疗具有较大的影响。例如，在有的分类中提出的内痔、外痔、里外痔（混合痔）。

## 四、传统中医对痔病辨证治疗的认识

　　针对痔病的病因,中医对痔病的治疗强调辨证施治,历代医家均注重对风湿燥热等邪气的治疗。例如,《东垣十书》曰:"治痔漏大法以泻火、凉血、除湿、润燥为主。"其中,所记载的治法中以清热、泻火为重中之重。《疮疡经验全书》曰:"以一诸痔,各类不同……大半以凉血为主,徐徐取效。"《丹溪心法》曰:"痔疮专以凉血为主。"《医学入门》也有"痔以凉血为主"的说法。《素问病机气宜保命集·痔瘦论二十八》中提出了"泻火"法治疗痔核。《河间医学·痔论》曰:"当泻三焦,火热退,使金得气而反制木,木受制则五虫不生病自愈矣。"《外科正宗·痔疮论第三十》曰:"内痔去血,登厕脱肛而难上收者,当健脾升举中气。""肛门下坠,大便去血,时或疼痛坚硬者,宜清火渗湿。"《医通》曰:"痔证之方不一……湿胜则加苍术、黄柏、泽泻、茯苓。"《外科大成》曰:"肿者湿也,痛者火也,痒者风也,闭结者燥也。"因此,治疗上应以清热利湿、泻火解毒、凉血止血、祛风润燥等为主。

　　痔病的具体治疗方法很多,中医分为辨证内服中药、中药外用(包括熏洗、外敷和塞肛等)、枯痔、结扎、针灸等疗法。

# 第三章 痔病的发病学说和病理改变

## 第一节 痔病的主流发病学说

目前,痔的发病机制尚不明确,但准确认识痔的发病原因,对于痔的有效预防及精准治疗十分重要。在过去的30年间,肛管衬垫滑动理论作为痔发病的主要学说已被广泛接纳,痔的概念也被重新定义,其不再是单纯的静脉曲张,而是由动脉、静脉、动静脉交通支所组成的血管衬垫发生了滑动、脱垂、充血及出血。现将主流的有关痔病发病机制的主要学说介绍如下。

### 一、静脉曲张学说

由于在痔组织中可见扩张的静脉,痔被认为是由曲张的静脉或扩张的静脉丛所致。静脉曲张理论从希波克拉底和盖伦时代延续至今,一度占据痔发病机制的主导地位。1749年,莫尔加尼(Morgagni)根据门静脉及其属支无静脉瓣的解剖特点,提出人类直立行走导致静脉内压增高,进而形成痔静脉曲张的假说。1969年有学者指出痔静脉扩张与肛管壁内纤维带相关,由于纤维带收缩致使粪块通过括约肌时挤压痔静脉,引起充血扩张而形成痔,并主张通过扩肛破坏纤维带,促进痔静脉回流以治疗痔。此外,1919年迈尔斯(Miles)提出另一证据支持该学说,其描述直肠上动脉分为左右两支,右支又分为右前和右后支,三条终末支分布于肛柱内,与内痔的好发点位一致。但近代解剖学研究发现,直肠上动脉的分支类型存在很大的个体差异,有学者把直肠上动脉分为四型:二分支型(81%)、三分支型(13%)、多分支型(4%)、吻合弓型(2%)。此外,值得一提的是,痔区的血供除来自直肠上动脉外,还有来自直肠下动脉和肛门动脉。可见,内痔的好发点位与动脉分支类型无直接关联。

静脉曲张理论无法解释为何痔常出现于肛门一侧,如果痔为静脉曲张所致,则应发生在肛门的所有部位。此外,门静脉高压的患者中痔的发病率并未如预测般增加。更重要的是,在正常人群中亦发现了扩张的肛门静脉,证实痔静脉丛的扩张属于生理性现象以增加肛门的自制功能,而并非痔的病理性改变。

### 二、血管增生学说

这一理论最早在19世纪的欧洲被提出,认为痔是由一种勃起组织化生而成。阿林厄姆(Allingham)根据痔组织与海绵体组织结构上的相似性,提出痔的本质为血管瘤。1963年,施陶贝山德（Staubesand）认为在肛门黏膜下存在动静脉交通,血液可不经毛细血管直接从动脉流向静脉,其具有勃起功能,故称这些组织为直肠海绵体。同年,汉堡大学教授施特尔茨纳（Stelzner）在这一理论的影响下提出痔的发生可能是由直肠海绵体的增生和肥大所导致,而出血是发生在痔脱出前的症状。一些学者检测痔出血的氧气浓度,以证明其为动静脉吻合,进一步佐证了肛门内存在动静脉交通的理论。

痔的血供主要是痔上动脉终末支和痔中动脉的一些分支。组织学研究还表明痔血管缺乏肌层,呈典型的血管窦结构,既不是动脉也不是静脉,而且痔出血是典型的鲜红色,提示为含氧量较高的动脉血,血气分析也提示痔血主要是动脉。汤姆森（Thomson）对痔组织进行组织学观察后发现其与正常尸体组织相比没有差异,并无血管增生现象。从病理切片中可以清楚见到黏膜上皮和黏膜肌层之间扩张的毛细血管网有出血现象,因此,其认为痔出血并非来自静脉血管,而是来自固有层扩张的毛细血管。此外,在临床观察中痔出血症状不仅只出现于痔病早期,也常常为后发症状,晚于脱垂后发生。因此部分学者认为"血管增生学说"目前尚无充分的证据支持。

上海中医药大学附属曙光医院杨巍、陆宏等在长期的临床实践中观察到:相比于正常的肛垫组织,痔核组织中血管增生明显,且血管内皮细胞核显著增大,细胞整体呈现水肿特征,痔血管周围间质层连接欠紧密。进一步的免疫荧光染色结果提示:与对照组相比,痔核组织中血管内皮细胞标志物蛋白的染色呈强阳性。因此他们认为"血管增生学说"是痔最主要的发病机制之一,他们的研究可以从痔核组织表观遗传学调节机制的角度阐明微RNA（miRNA）在痔病患者病理过程中的具体作用,从信号转导通路层面探讨痔病发生的可能机制。深入研究成果显示:痔病患者的痔组织血管新生受到了 miRNA 的调控,其中 miR-412-5p、miR-4729 的表达下调很可能是引起痔血管增生的主要原因,提出了"通过 miR-412-5p 靶向调控 Xpo1 及 miR-4729 靶向 METTL14 调控痔组织血管增生,来治疗痔病"的假说。该研究丰富了痔血管增生学说的分子生物学内涵,为临床更有效的痔病治疗方法提供了某些理论基础。

## 三、肛垫下移学说

肛垫下移学说也称为肛管衬垫滑动学说。1950 年某些学者观察了 200 例痔切除标本,发现痔组织中的结缔组织碎片,首次提出了黏膜滑动学说,指出痔是由于肛管支持组织变性,引起部分黏膜及黏膜下移的结果。其后,Thomson 对此学说做出了进一步的探索。1975 年,Thomson 对痔下了一个经典的定义,即痔是解剖学上明显的血管衬垫,内痔不仅仅是肛管内黏膜和黏膜下层的增厚,而是具有特殊生理功能的、不连续的特殊结构,痔也被称为痔团,是肛管内黏膜下层的血管衬垫。因此 Thomson 将肛管黏膜和内括约肌之间的组织命名为"肛门衬垫",由血管、平滑肌（Treitz 肌）和弹性胶原纤维组成,其中 Treitz 肌对肛垫的悬吊及固定起到重要作用。Treitz 肌部分来自内括约肌,部分来自联合纵肌穿内括约肌至黏膜下层。随着年龄的增加,Treitz 肌的肌纤维开始变得脆弱和疏松,在反复用力排便后,肛管压力增高,牵拉撕裂 Treitz 肌,并最终导致肛垫脱垂。

肛垫下移学说较好地解释了痔病的许多临床症状。肛垫呈分叶状,位于肛管左侧（3 点

痔病的中西医结合治疗

位)、右前(11 点位)及右后(7 点位),其分布与内痔的好发点位一致。临床上对于内痔嵌顿,采用扩肛治疗取得较好疗效,这亦可以通过肛垫下移学说加以解释。肛垫脱垂导致痔静脉回流障碍,痔核充血增大造成复位困难,进一步引起血栓形成。此外,肛垫脱垂下移可能也是导致痔病患者的肛管对于电刺激和温度变化的敏感性下降的主要原因。近些年,也有学者认为,从肛垫下移角度来看,痔和直肠脱垂可归为同种疾病的不同阶段。当黏膜悬韧带、肛提肌、盆底肌断裂时,痔的发展经历了从黏膜脱垂(部分直肠脱垂)到直肠脱垂的过程。总之,从各方证据来看,肛垫下移学说无疑是目前最被广泛认可的痔病的发病机制学说。

# 第二节　痔病的病理改变

## 一、肛垫支持组织的变化

肛垫是由血管、平滑肌和结缔组织等组成的肛管衬垫,即肛管处增厚的黏膜下组织,其中的平滑肌和结缔组织纤维组成一种网状复合体,即 Treitz 肌,是肛垫的固定和支持结构,在排便后有使肛垫向上回缩的作用。

组织病理学研究发现,Treitz 肌随年龄增长而出现退行性改变,表现为疏松、扭曲、断裂,这是肛垫下移学说的主要依据。Treitz 肌如果断裂,肛垫失去支持,痔静脉失去约束,致使静脉扩张,肛垫充血、肥大;排便时肛管阻力增加,排便努挣,越努挣局部充血和脱垂越严重,排便更困难,形成恶性循环,最终痔由间歇性脱垂发展为持续性脱垂。

## 二、肛垫血管的神经-内分泌调控及调控障碍

研究认为,痔的形成可能与外界刺激因子引发的痔区黏膜受损有关,从而推测:某种导致痔的因素使黏膜受损,黏膜下交感神经兴奋,使胺类物质分泌增多;或刺激上皮细胞释放 5-羟色胺和 P 物质过多,引起毛细血管前括约肌痉挛,动静脉吻合管突然开放,导致痔静脉丛内的血流量骤增、扩张充血。由于此时毛细血管关闭,动脉经动静脉吻合直接流入静脉的血,无助于细胞的物质交换,致肛垫组织缺氧刺激局部组胺分泌增加;P 物质促使肥大细胞释放大量组胺,加重吻合管及其他血管的扩张,导致静脉充血、血液瘀滞。

如果病情继续发展,毛细血管受 P 物质和缺氧的影响,通透性改变,血浆渗出、组织水肿、毛细血管内血液浓缩、黏滞度增加、红细胞聚集,导致血管内血栓形成。肛垫组织由于缺氧,引起缺氧代谢、乳酸堆积,若长时间得不到纠正和改善,将会出现局部性坏死、糜烂而出血。

## 三、痔组织的血管和血流变化

1. 血管形态变化

18 世纪时在解剖人体标本中观察到痔组织内有扩张的静脉,并认为是痔的病因,后发

展为广泛认可的静脉曲张学说。但随着肛垫的发现,这种扩张的静脉被认为是人类肛管黏膜下静脉丛的正常形态,而非病理现象。

关于痔组织血管的形态变化,痔组织病理学改变的突出特点是窦状血管的病理改变(血管壁结构变化和完整性破坏),从而很好地解释了痔病患者的出血症状。

2. 血管增生或新生血管形成

19世纪初,德国学者认为直肠海绵体是人体肛管中的正常结构,当其过度增生时即成为痔,被认为是痔病血管增生学说的雏形。随着对痔组织的病理学研究,也确实观察到了血管增生现象,同时认为新生血管形成是痔病的一个重要特征,可能是痔的发病机制之一。

3. 血液瘀滞对肛垫组织的病理反应

(1)水肿形成:血浆外渗引起蛋白等大分子物质进入组织,细胞外间隙液体明显增加,引起疼痛。

(2)免疫因子和炎症介质的激活:粒细胞和巨噬细胞的活化引起蛋白溶酶的释放,这些酶导致结缔组织破坏,促进间质纤维化,组织进一步释放组胺、5-羟色胺和缓激肽加重局部病变。同时膜的损伤引起花生四烯酸酶联反应,生成血栓素,导致痉挛和水肿。

(3)自由基的产生:自由基作为活性极强的负离子,能破坏多种细胞结构,尤其是线粒体,可引起葡萄糖利用能力和ATP产量的下降。它们也通过攻击膜磷脂和纤维结构破坏血管壁,导致毛细血管通透性异常增高。

(4)组织代谢障碍:葡萄糖和氧的利用率降低,二氧化碳和代谢产物堆积,组织缺氧严重。

## 四、微循环调控障碍

通过病例观察,痔的组织学表现符合肛垫内循环系统调控障碍:血管充血扩张,偶有血栓形成,纤维肌性组织变性、断裂,以及水肿、出血,无炎症反应等。临床口服微循环调节药已经成功地用于痔病的治疗,且被证实有效。

# 第四章　痔病的诊断、分类和检查方法

## 第一节　痔病的诊断

### 一、病史

全面了解病史特点是明确诊断、制订正确治疗方案、把握手术时机和排除手术禁忌证的重要措施。在体格检查前,应有针对性地询问以下信息。

（1）病情:主诉症状如脱出、便血或疼痛等诱发因素和发病特点。

（2）饮食和生活习惯:包括水和纤维素的摄入情况、卫生问题、排粪的频率和粪便性状、是否有久坐久蹲等不良生活习惯。

（3）既往病史:包括患者的个人病史和肠道肿瘤家族史,对于直肠出血患者,应重点排查结直肠情况。

（4）用药史:重点了解患者当前服药情况,尤其是抗凝药、降压药和降糖药。

（5）其他:如果患者为女性,应询问孕产史和月经情况。

### 二、临床体征

就诊患者应按次序先视诊,再行直肠指诊和肛门镜检查,为了准确诊断痔的形态和分布特点并排除其他肛门病变,条件许可时,应对整个肛管和直肠进行可视化检查（如肛门镜检查）。

视诊主要观察静息状态下肛外皮肤是否有红肿、瘘口、湿疹等,有无外痔突起或内痔外翻及肛管形态异常。所有就诊患者应常规行直肠指诊,肛门狭窄或剧烈疼痛者除外。检查体位首选左侧卧位,以脱出为主诉者应同时取蹲位并模拟排粪动作,医师应观察脱出物形态和组织特点,并以图片记录。

直肠指诊前应与患者进行必要沟通和提示,辅以油性物充分润滑手套,动作轻柔,用指腹轻柔按压再徐徐进指,判断肛管是否狭窄、肛门括约肌紧张度、肛管表面是否光滑,然后沿解剖学走行检查直肠中下段黏膜表面是否光滑、是否触及肿物或粪块,并通过静息、力排、提肛判断肛直角变化和肛门括约肌的协调性。退指动作亦要慢,同时观察指套是否沾染黏液脓血等分泌物。

肛门镜检查前,嘱患者张口呼吸以配合检查,镜下应观察齿状线上下痔核形态和组织特点,同时判断是否合并有溃疡、裂损、肛乳头肥大、出血点和肠腔内积存的异常分泌物等。

## 三、辅助检查

辅助检查的目的是明确痔诊断,排除是否合并其他严重消化道疾病,如炎性肠病和结直肠肿瘤等,同时了解全身基础情况以排除手术禁忌证。其包括粪便隐血试验、粪便基因检测、结肠镜检查等。

## 四、中医辨证

中医对痔病的认识,记载始于夏商时期,《山海经》中就有痔病名的书面记载。战国时期的《五十二病方》则最早将痔分为牡痔、脉痔、牝痔、血痔四类。"因而饱食,筋脉横解,肠澼为痔"(《素问·生气通天论》),认为长期过度的饱食导致饮食积聚肠胃,或久郁化热使筋脉松懈不收,或燥热内生而下迫大肠,致血行不畅,最终气血结滞而形成痔。《丹溪心法》认为痔的病因不外乎"脏腑本虚、外感风湿、内蕴热毒"。"痔疮形名亦多般,不外风湿燥热源"(《医宗金鉴》),认为痔的病因不外乎风、湿、燥、热等。

根据全国高等中医药院校规划教材第十版《中医外科学》,痔中医辨证分为以下四型。

(1)风伤肠络证:粪便带血、滴血或喷射状出血,血色鲜红,或有肛门瘙痒;舌质红,苔薄白或薄黄,脉浮数。治法:清热凉血祛风。方药:凉血地黄汤加减。

(2)湿热下注证:便血色鲜红,量较多,肛内肿物外脱,可自行还纳,肛门灼热;舌质红,苔黄腻,脉弦数。治法:清热利湿止血。方药:脏连丸加减。

(3)气滞血瘀证:肛内肿物脱出,甚或嵌顿,肛管紧缩,坠胀疼痛,甚则肛缘水肿、血栓形成,触痛明显;舌质红或暗红,苔白或黄,脉弦细涩。治法:清热利湿,祛风活血。方药:止痛如神汤加减。

(4)脾虚气陷证:肛门松弛,痔核脱出须手法复位,便血色鲜红或淡,面白少华,神疲乏力,少气懒言,纳少便溏;舌质淡,边有齿印,苔薄白,脉弱。治法:补中益气。方药:补中益气汤加减。贫血较甚时合四物汤。

# 第二节　痔病的分类

## 一、内痔

内痔是由血管静脉丛扩张,纤维支持结构松弛、断裂而形成的肛垫移位及病理性肥大形成的软团块。发生于肛门齿状线以上,直肠末端黏膜下的静脉丛扩大、曲张所形成的柔软静脉团称为内痔。内痔是肛门直肠最常见的疾病,好发于截石位的 3、7、11 点处,发生在此处的内痔称为母痔,发生在其余部位的均称为子痔。其临床特点是便血,痔核脱出,肛门不适感。病因病机多与风、湿、瘀及气虚有关,常因饮食不节,大便失调,久坐久立,负重远行,妊娠多产等诸种因素,致燥热内生,下迫大肠,经络阻滞,血液回流受阻,邪热与血瘀结滞,郁积而成痔。历代医书对痔的症状描述极其丰富,且分别对出血、脱出、疼痛、瘙痒和便秘等常见症状有详细的描述:"因便而清血随出者,血痔也"(《诸病源候论》);"脉痔外无形,而所下之血,一线如箭,或点滴而不已,此由脉窍中来也"(《证治要诀》);"结核肛内,形如葡萄莲蓬,阻塞谷道,临厕脱肛,良久方收""若因风热,粪燥便难"(《古今医统》);"肠痔则更衣挺出,久乃缩"(《外台秘要》);"脉痔者,肛边有疮痒痛,肠痔者,肛边核痛""痔乃筋脉病,发则面青痛甚""大便困难,强力则肛不收也"(《千金方》)。

### (一)诊断依据

1. 临床表现(症状)

(1)便血:是内痔常见症状之一。大便时或大便后流出,血量多少不等,有时仅在粪便上有几条血丝或染红便纸,或大便时,血液由肛门流出,或喷射而出。出血有发作期与间歇静止期,饮酒、过劳、便秘、腹泻、内热,往往加重发作,出血较多,而静止期时出血极少或不出血。血色呈鲜红色,系痔静脉丛中有毛细血管和中心小动脉,因排便用力擦破血管、黏膜所致。初起痔核小如樱桃样,柔软而娇嫩,容易擦破,出血概率大,以后痔的表面黏膜逐渐增厚形成纤维化,因之出血减少,但往往有继发的Ⅰ、Ⅱ度内痔,出血仍然可以是大量的。出血日久可引起面色萎黄无华、虚浮黄胖、头晕眼花、心悸、气急、乏力、纳呆、舌质淡白、脉细数等贫血症状。严重者血红蛋白降至 20~40 g/L。

(2)脱出:内痔生长日久,痔核渐大,因受粪便压迫,遂与直肠肌层分离,向下延伸,腹压增高或大便时可脱出肛外,初起尚能自然恢复,若屡屡脱出,渐至不能自行回纳,需用手推回,或平卧数小时方可回纳,再发展严重,在咳嗽、喷嚏或行走时也可以脱出,且多伴直肠黏膜脱垂。而且有时因脱出的内痔发生炎症水肿,被痉挛的肛门括约肌卡在肛门外,发生血栓、嵌顿或绞窄坏死,形成青紫色痔块。可伴有剧烈疼痛、坐卧不安、发热、大便秘结等症状,并可继发肛周脓肿。

(3)疼痛:单纯内痔,一般仅有肛门沉重坠胀感或大便不爽异物感,若内痔脱出肛外,不能回纳,则疼痛加重,内痔形成血栓、水肿、炎症、嵌顿、坏死,则疼痛剧烈,坐卧不安。

(4)瘙痒与黏液:内痔脱出常使直肠黏膜受到刺激,因而分泌物增多,刺激肛周皮肤引起瘙痒,并可引发肛周湿疹。

(5)大便秘结:内痔患者多有习惯性便秘病史。此外,患者因顾虑便时出血、脱垂而不愿按时排便,粪便久贮,干燥硬结,引起大便秘结,又助长了痔病的发展,造成恶性循环。

2. 体征

(1)肛门视诊:可检查有无内痔脱出,必要时可行蹲位检查,观察脱出内痔的部位、大小和有无出血,以及痔黏膜有无充血水肿、糜烂和溃疡。

(2)直肠指诊:是重要的检查方法。Ⅰ、Ⅱ度内痔直肠指诊时多无异常;对反复脱出的Ⅲ、Ⅳ度内痔,直肠指诊有时可触及齿状线上的纤维化痔组织。直肠指诊还可以排除肛管直肠肿瘤和其他疾病。

（3）肛门镜：可以明确内痔的部位、大小、数目和内痔表面黏膜有无出血、水肿、糜烂等。

3. 实验室检查

（1）粪便隐血试验：这是排除全消化道肿瘤的常用筛查手段。

（2）全结肠镜检查：以便血就诊者，有消化道肿瘤家族史或本人有息肉病史者，年龄超过50岁者，粪便隐血试验阳性及缺铁性贫血的痔患者，建议行全结肠镜检查。

## （二）分类

根据内痔症状的严重程度分为四度。

Ⅰ度：便时带血、滴血，便后出血可自行停止；无痔脱出。

Ⅱ度：常有便血；排便时有痔脱出，便后可自行还纳。

Ⅲ度：可有便血；排便或久站及咳嗽、劳累或负重时有痔脱出，需用手还纳。

Ⅳ度：偶有便血；痔持续脱出或还纳后易脱出。

本病常有反复发作病史，有典型的便血（便中带血、滴血或喷射状出血），血色鲜红。排便或腹压增加时，肛内有块状物脱出，便毕可自行缩回或需用手回纳。

# 二、外痔

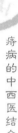

外痔发生于肛管齿状线以下，是痔外静脉丛扩大曲张，或痔外静脉破裂，或反复炎症感染纤维增生而成。其表面被皮肤覆盖，故不易破碎出血。外痔形状、大小、症状各异。有结缔组织性外痔、静脉曲张性外痔、血栓性外痔、炎性外痔等不同类别。祖国医学文献对此亦早有记载，如"菱角形可怪，珊瑚形可恶""鼠尾痔，俱无疼痛，遇辛劳即发，不治无害""鼠奶痔，形如鼠奶"。近代认为，鸡冠痔、蚬肉痔、重叠痔、菱角痔、珊瑚痔等指结缔组织性外痔；鼠奶痔指哨兵痔；莲子痔、鸡心痔、羊奶痔、牛奶痔指静脉曲张性外痔；葡萄痔指血栓性外痔。病因多为湿热下注；或肛门裂伤，毒邪外侵等因素致气血运行不畅，经脉阻滞；或因热伤血络，瘀结不散而成。

## （一）诊断依据

1. 临床表现（症状）

外痔临床常见症状有肛门不洁及异物感、肿胀、疼痛、肛缘充血。

（1）肛门不洁及异物感：肛门边缘处赘生皮瓣，便后肛门不易擦净，平素自觉肛门有异物感，由于粪便残渣及分泌物刺激，常觉肛门皮肤瘙痒、湿润不洁。多见于结缔组织性外痔。

（2）肿胀：多见于炎性外痔及血栓性外痔。肛缘皮赘呈椭圆形或环状不规则肿胀，表面色稍暗，有时呈红色，并觉肛门坠胀。

（3）疼痛：见于炎性外痔、血栓性外痔。肛缘皮赘肿大，或肛缘皮下突起一圆形或椭圆形肿块，疼痛剧烈，活动或排便时疼痛加剧。

（4）肛缘充血：多见于静脉曲张性外痔。当患者排便或下蹲用力时，肛缘呈结节状隆起，多为环形，皮色紫暗，触之较软，平卧休息，或经按摩后，隆起物可逐渐缩小，瘀血消散。

2. 专科检查

专科检查可见肛缘皮肤肿胀明显、光亮、色淡红或淡白，触痛明显，内无硬结。

3. 实验室检查

血常规的白细胞及中性粒细胞一般无明显变化或有轻微增高。

4. 病程

本病的病程可长可短，当病情进一步发展时可出现不同症状。

## （二）分类

1. 炎性外痔

肛缘皮肤破损或感染，局部红肿、渗出或破溃，疼痛明显。

2. 静脉曲张性外痔

肛门周围皮下静脉曲张，呈椭圆形或长形，触之柔软，平时不明显。在排便时或增加腹压后肿物体积增大且呈暗紫色，可伴坠胀感，疼痛不明显，经按揉后肿物可缩小变软，如引起水肿时则有疼痛。

3. 血栓性外痔

多因便秘努挣或劳累过度后肛门部突发剧烈疼痛，并在肛缘皮下出现一肿块，初期尚软，逐渐变硬，分界清晰，触痛明显，好发于截石位 3、9 点处，通常经 5~7 日自行吸收消退。有的虽疼痛减轻，但肿块仍然不消，触之有一小结节。

4. 结缔组织性外痔

肛缘处皮赘增生，逐渐增大，质地柔软，一般无疼痛，不出血，仅有异物感。往往表现为肛门部不能保持清洁，常有少量粪便及分泌物积存，刺激肛门发痒不适。发生在肛门前后正中部的皮瓣，多伴有肛裂；若呈环状或花冠状，多为经产妇。

## 三、混合痔

混合痔是直肠上下静脉丛同时曲张、扩大，相互沟通吻合，因此同一部位齿状线上下方均有痔核，上方表面为直肠黏膜，下方为肛管皮肤覆盖，内痔部分和外痔部分形成一整体者为混合痔。其症状亦具有内、外痔两方面的症状，而且内痔部分和外痔部分相连，因此多发于肛门截石位 3、7、11 点处。由于痔常突出于肛外，黏膜经常受到刺激，黏液分泌大量增加，使肛周潮湿不洁、瘙痒。

混合痔多因内痔严重，反复脱出，或经产、负重努力、腹压增加，致筋脉横解，瘀结不散而成。混合痔的发生往往同时兼有内痔、外痔的致病因素，其大都由于内痔通过其丰富的静脉丛吻合支和相应部位的外痔静脉丛相互融合并产生病理性肥大。本病患者病程往往较长，几年甚至几十年，常反复发作。同时兼有内、外痔的症状和体征，如便血及肛门部肿物（皮赘、静脉团、血栓、水肿等），肛门坠胀，异物感或疼痛，伴有局部分泌物、瘙痒等。在齿状线上下同一方位出现团块状肿物，内痔与外痔相连吻合为一体，无明显分界，括约肌间沟消失。

# 第三节　痔病的检查方法

痔病的检查方法，主要以局部检查为主，辅以相关辅助检查。辅助检查的目的是明确痔诊断，排除是否合并其他严重消化道疾病，如炎性肠病和结直肠肿瘤等，同时了解全身基础情况以排除手术禁忌证。

## 一、肛门视诊

肛周皮肤及肛门外形有无异常，肛缘有无皮赘、痔块等。外痔视诊常见肛缘皮赘增生，呈单个或多个突起，皮色如常，炎性外痔可见皮赘红肿，血栓性外痔可见皮肤水肿，皮下暗紫色血块形成，静脉曲张性外痔可见曲张的静脉团。平素有肿物脱出的，不能回纳或未及时回纳的，观察脱出肿物的颜色、形态、长度、数目，有无糜烂渗血；如脱出物已复纳，可采取蹲位，嘱患者努挣，肿物脱出，再行观察。

## 二、直肠指诊

示指润滑后缓慢伸入肛门，直肠指诊痔核可触及柔软团块，可移动，早期痔核指诊不明显，故不能完全明确痔核的个数及大小。直肠指诊时还要注意肛门括约肌是否痉挛，女性是否有直肠前突，有无其他肿物、溃疡等。直肠指诊的重要意义其实是要排除肛管直肠肿瘤等其他疾病。

## 三、肛门镜检查

肛门镜检查是确诊内痔的首选检查方法。不仅可看到内痔的情况，还可观察到直肠黏膜有无充血、水肿、溃疡、肿块等，以及排除其他肛门直肠疾病。具体操作时可选用喇叭口形或直筒形肛门镜，检查时不建议用分叶肛门镜，在撑开加压的过程中，会使痔核移位。用液状石蜡润滑后轻柔按摩肛缘，缓慢将肛门镜经肛门插入直肠腔，抽出闭孔器，利用侧灯，边退镜边观察，观察是否有血迹，肠腔是否正圆，直肠黏膜是否脱垂突入肠腔。退镜至齿状线处，可见痔核从四周突入肠腔及肛镜筒内，查清痔核所在点位、数目、大小、表面颜色、是否有糜烂渗血。

## 四、粪便隐血试验

作为最简便廉价的筛查手段，推荐常规应用，在知情同意下可推荐行粪便基因检测，该方法是一种无须肠道准备的新型肠癌检测技术，具有无创、方便和精准的优势，已经被纳入国际结直肠癌筛查指南。

## 五、凝血功能检测

对于痔出血而疗效较差患者,术前均应当进行凝血功能检测,包括凝血时间、凝血酶原时间、活化部分凝血酶时间、国际标准化比值(INR)、D-二聚体、纤维蛋白原等。凝血时间延长或凝血功能不良,均是痔手术的禁忌证。

## 六、肠镜检查

对于便血量多,用药效果不好者,或者有肠道息肉、肿瘤家族史的,建议行肠镜检查,排除肠道的炎症、息肉、肿瘤等,以免误诊、漏诊。

肠镜检查的指征:①年龄>50岁(近10年内未接受过结肠检查)。②有消化道症状,如便血、黏液便及腹痛。③不明原因贫血或体重下降。④曾有结直肠癌病史或结直肠癌癌前疾病如结直肠腺瘤、溃疡性结肠炎、克罗恩病、血吸虫病等。⑤直系亲属有结直肠癌或结直肠息肉。⑥有盆腔放疗史。⑦粪便隐血试验结果为阳性。

# 第五章　痔病的鉴别诊断

## 第一节　内痔的鉴别诊断

内痔常需与以下疾病鉴别。

### 一、肛裂

便血鲜红,便血量少,也可无便血,主要是排便时肛门撕裂样疼痛,排便后疼痛持续,可持续数分钟、数小时不等,严重时甚至持续一整天,发作呈周期性,多伴有便秘,局部检查可见截石位6点或12点位纵行裂口。

### 二、肛乳头肥大

位于齿状线处的肛乳头因慢性炎症刺激,增生肥大,呈锥形或乳头形,色灰白,质地中等,过度肥大者可脱出肛门外,无便血。

### 三、直肠息肉

该病多见于儿童,以便血为主或脱出肛外,但多无射血、滴血现象。一般为单个息肉,头圆呈球形或乳头状而有长蒂,粉红色,表面光滑,质软,较痔核稍硬,活动度大。

### 四、直肠脱垂

该病多见于老年人及儿童,直肠黏膜或直肠全层脱出肛门外,淡红色,呈圆柱状,有环形沟,表面光滑、柔软,无静脉曲张,一般不出血。

### 五、直肠癌

该病多见于中老年人,便血多为暗红色,粪便中可混有脓血及黏液,有腐臭味,可伴有大便习惯改变,便意频频,肛门有里急后重感,晚期大便变细,肛门狭窄,大便次数增多,时流臭秽的分泌物。80%的直肠癌可通过直肠指诊发现。直肠指诊可触到直肠肿块,呈菜花状或有溃疡,表面高低不平、质地坚硬,不能推动,触之易出血,确诊需进一步行组织病理学检查。常易被误诊为痔而延误早期治疗,故临床应重视。

## 六、直肠炎或溃疡

大便时肛门出血多为混血便、滴血样出血或黏液脓血便,伴有肛门坠胀、大便习惯改变,肠镜下可以鉴别。

## 七、下消化道出血

溃疡性结肠炎、克罗恩病、憩室病、家族性息肉病、结直肠血管瘤等,常有不同程度的便血,常与粪便混合,肠道炎症性出血多以黏液血便或脓血便为主。内痔出血为鲜红色,多附在粪便表面,不与粪便混合。确诊需行肠镜检查。

## 八、上消化道出血

上消化道出血多以粪便隐血阳性为表现,出血量大时,可以出现黑便,甚至柏油样黑便,有些患者还会出现腹部隐痛和上消化道溃疡病史。

## 九、脱肛

脱出物呈环状或螺旋状、色淡红、质地中等,表面光滑,无静脉曲张,一般不出血,肛周黏液等分泌物较多。

# 第二节　外痔的鉴别诊断

外痔与以下一些肛周疾病容易混淆,应注意鉴别。

## 一、炎性外痔与肛缘皮下脓肿鉴别

炎性外痔一般很少化脓,但可逐渐形成血栓,血栓无继发感染,一般不化脓,而逐渐被吸收。肛门皮下脓肿,炎症局限,则有明显波动,破溃即有脓液流出。

## 二、血栓性外痔与肛门脂肪瘤、粉瘤、纤维瘤、肛周囊肿鉴别

血栓性外痔发病急骤,疼痛剧烈,局部呈炎症反应明显的青紫色圆形肿物。肛门脂肪瘤

发病缓慢,无炎症反应,肿物柔软,无触痛。粉瘤无感染时,无明显炎症,是发病慢、病程长的肿物。纤维瘤病程长,无明显炎症,表面光滑,质地较坚硬,可移动,有时有触痛。肛周囊肿肿块局限,质地中等,按之有囊性感,边界清楚,表面光滑,与皮肤粘连,皮色如常,无疼痛,感染时红肿疼痛明显,并有豆渣样物。

### 三、结缔组织性外痔与肛乳头肥大、肛门尖锐湿疣鉴别

结缔组织性外痔是肛缘赘生的皮垂,形状不规则,质地柔软。肛乳头肥大位于齿状线上,常是三角形或有蒂、质硬的肿物,色灰白。肛门尖锐湿疣是单发、群生集簇、质硬的皮肤表面赘生物。

### 四、静脉曲张性外痔与肛门水肿鉴别

腹压增加时,静脉曲张性外痔膨胀瘀血、肿物较硬,卧床休息可缓解消散,无急性炎症反应。肛门水肿,因便秘或内痔及直肠脱垂等所致的炎症反应,肿物柔软、有压痛,但可逐渐吸收消失。

# 第三节　某些特殊疾病的鉴别

## 一、直肠血管瘤

直肠血管瘤(cavernous hemangioma of the rectum, CHR)较少见,临床上常被误诊为内痔出血、溃疡性结肠炎、直肠炎。直肠部发现血管瘤是少见的肠腔疾病,在直肠血管瘤的发展过程中,肠壁的全层及系膜均可被侵及。大的血管瘤常有糜烂溃疡,引起大出血;有的环绕肠腔,侵入周围组织;也有恶变的可能。直肠血管瘤分型:①静脉扩张型,由很多直径不超过1 cm 的小瘤组成;②息肉型,血管瘤呈息肉样突入肠腔,常有溃疡、出血和阻塞肠腔的症状;③弥散型,最常见于直肠和乙状结肠,单发或多发,病变形状和累及的范围不等,多数在婴幼儿期及青年期发病,老年人发病率比较低。结直肠病变部位通常位于直肠或结肠的上段,其中约有 50%以上病变发生在直肠和乙状结肠部,类似上述病案发生在直肠中下段并不常见,出现在直肠和结肠部血管瘤以反复大量出血、血色呈鲜红和褐色、有时混有血块,或伴有里急后重及排便不净感等为主要症状,病变常常累及直肠下端和肛管,在这种情况下,患者所述的临床表现与痔和直肠息肉的发病症状极为相似,很容易误导医生诊断的准确性,往往被误诊为痔或者直肠息肉,只要在诊断中弄清患者有无家族性血管瘤病史,直肠指诊、肛门镜检查、腹部平片,以及 CT 或 MRI 等检查后可明确诊断。

事实上,所谓"血管瘤"的诊断,目前很不严格,包括了真性血管上皮细胞增生的肿瘤

(有良性恶性之分),也包括先天性胚胎性血管畸形(包括毛细血管瘤、海绵状血管瘤、动静脉瘘搏动性血管瘤),在肛门直肠的特殊部位,有人还可能把门静脉高压的静脉曲张也包括在内(痔静脉曲张)。直肠血管瘤临床主要表现:一个是出血;另一个是肛门处血管性(含血囊性)肿物。一般自然转归可以是长期维持平衡而无症状;可以因循环迟滞、瘀血凝固、血管栓塞而自愈;也可因与小动脉连通,压力大,循环通畅,肿瘤日趋增大。病理的发展取决于是否与体循环系统血管(特别是动脉)自由交通。临床威胁是慢性贫血和突然大出血。根治原则是消除血管瘤。血管瘤与身体循环系统交通不畅的,可等待自然栓塞;交通通畅的,常需手术干预。手术治疗指征是持续贫血且常规药物不能控制,或反复因大出血而需看急诊。术前必须了解病理解剖结构,一般是靠加强 CT 或 MRI。

## 二、直肠蔓状血管瘤

本病在临床上较为少见,多位于肛门直肠部的黏膜或黏膜下层。一般认为本病是先天性疾病。肛门直肠处的血管瘤,特别是较大的血管瘤,常伴有黏膜糜烂溃疡,在大便干燥时,可引起大出血,有些血管瘤深入周围组织过多,形成巨大蔓状血管瘤,即直肠蔓状血管瘤。直肠蔓状血管瘤以便血为主要症状,多发生于青年或儿童,长期出血,可引起贫血。若是弥漫性血管瘤,则可出现较严重的出血,也常伴有肠套叠、肠扭转、肠梗阻等病。本病在检查时不难发现,但活体组织检查应慎重,以防破坏瘤体壁,引起大出血。对生长在肛门周围、肛管和直肠等部位的小型血管瘤可用电灼凝固术,使血管瘤腔凝固闭合。若生长在直肠周围,面积范围较大时,可切除部分肠管、黏膜。若大出血或弥漫性血管瘤,必要时,应行乙状结肠造口,并结扎肠系膜下动脉,或结扎双侧髂内动脉等。

# 第六章　痔的非手术治疗

近些年,随着对痔本质概念的更新,认为痔是有助于维持肛门控便功能的正常生理组织——肛垫发生的病理性的下移。因此,对于痔病的治疗理念也随之发生变化,其治疗目标从彻底切除痔本身转变为改善症状为主以避免过多切除痔组织。痔的治疗方式分为保守治疗、低侵袭性操作及手术治疗,而治疗方案的选择取决于痔的类型及严重程度。此外,包括磁疗、微波、冷冻、红外线疗法等在内的低侵袭性操作治疗也随着痔病治疗理念的转变在临床重获热度。

无论是何种程度的痔,在经过保守治疗以后,其症状均会有所改善。因此,痔病的保守治疗,除了适用于Ⅰ度内痔以外,更应该作为痔病的基础治疗。痔病的保守治疗方式主要包括饮食及生活方式改善、药物治疗及熏洗治疗。

## 第一节　痔病的饮食及生活方式改善

对于有症状的轻度痔病患者而言,饮食和生活方式改善是痔保守治疗方式的首选,许多医生也将其作为痔病的治疗内容及预防措施向患者宣教。饮食及生活方式改善的手段主要有增加膳食纤维和液体的摄入、定期锻炼、避免排便时阅读、避免服用引起便秘或腹泻的药物、限制饮酒等。

### 一、高纤维素饮食

随着生活的改善,人们的饮食逐渐趋向精细化,动物性食物占比过大及低纤维饮食等不良的膳食结构易导致便秘的发生,从而引起或加重痔病症状。补充足量的液体,增加纤维素的摄入能软化大便,调节粪便的稠度和频次,被推荐作为急性期痔病的治疗措施及痔病复发的预防手段。

膳食纤维是指不能被小肠消化酶所消化利用,但在大肠中可被某些微生物发酵的碳水化合物及类似物的总称,包括纤维素、半纤维素和木质素。膳食纤维来源广泛,种类众多,主要来源于植物性食物,尤其是全谷类食物,如麸皮(表6-1)。根据膳食纤维的溶解度不同,又分为不溶性膳食纤维和水溶性膳食纤维(表6-2),如麦麸、全谷、干豆、蔬菜和干果等所含膳食纤维多为不溶性纤维,而水果和某些豆类中所含膳食纤维多为水溶性纤维。《中国居民膳食指南(2016)》推荐膳食纤维的参考摄入量为25~30 g/d。

表 6-1 富含纤维素的食物

| 种类 | 富含纤维素的食物 |
|------|------------------|
| 谷类 | 麸皮(31.1)、小麦(10.8)、燕麦(4.1)、玉米(2.9)、小米(1.6)、稻米(0.7) |
| 豆类 | 黄豆(15.5)、蚕豆(10.9)、赤小豆(7.7)、绿豆(3.2) |
| 豆制品 | 豆腐丝(2.2)、豆浆(1.1)、腐竹(1.0)、豆腐(0.4) |
| 根茎类 | 红薯(1.3)、土豆(1.0)、芋头(0.8) |
| 蔬菜类 | 金针菇(7.7)、蒜薹(2.5)、扁豆(2.1)、萝卜(1.0)、黄瓜(0.5) |
| 坚果类 | 大杏仁(18.5)、黑芝麻(14)、杏仁(8.0)、花生(7.44)、葵花籽仁(4.5) |
| 水果类 | 大枣(6.8)、石榴(4.8)、无花果(3.0)、苹果(2.1)、蜜橘(1.4)、草莓(1.1) |

注:括号内数据为每 100 g 食物中的纤维素含量,单位为 g。

表 6-2 不溶性膳食纤维和水溶性膳食纤维的区别

| 不同点 | 不溶性膳食纤维 | 水溶性膳食纤维 |
|--------|----------------|----------------|
| 溶解性 | 不溶于水 | 可溶于温水或热水 |
| 来源 | 细胞壁成分 | 植物细胞壁的内存物或分泌物;微生物分解或合成的其他多糖 |
| 常见食物 | 谷类 | 植物橡胶(果胶、瓜尔豆胶、刺梧桐树胶)、胶质(车前草和海藻多糖) |
| 物理特性 | 增加粪便体积和柔软度 | 能结合水与葡萄糖形成黏胶;吸收矿物质,增加粪便含水量;改善益生菌繁殖环境 |

尽管日常饮食能提供大量的膳食纤维,但我国居民膳食纤维摄入量仍普遍低于推荐要求量。对于痔病患者而言,医生也会开具源自纤维素的药物以补充膳食纤维摄入量,帮助排便。目前常用的纤维素制剂有小麦纤维素颗粒、欧车前亲水胶散剂、果胶膳食纤维等。此外,还有如聚卡波非钙、羧甲基纤维素等膨胀剂,能吸收水分增加粪便重量,但不会被肠道中的细菌发酵,可减少膳食纤维导致的胀气现象。如果在增加纤维素补充剂后感觉明显腹胀或产气过多,可能需要较长时间逐步小剂量补充。

## 二、排便习惯练习

不良的排便习惯是痔病发生及复发的危险因素。常见的如厕问题包括过度紧张、强迫排便、堵鼻鼓气法大便、长时间如厕等。排便时间过久,肛垫长时间处于下降状态,久而久之肛垫无法自然恢复到正常位置,出现脱垂和出血症状。因此,缩短排便时间,有助于防止痔病加重。患者应该避免"厕读"的坏习惯,因为这可能导致长时间会阴部张力的存在。如果患者如厕时间过长,时间大于 30 min 或者多次不成功的排便尝试排便才成功,应考虑为盆底功能紊乱。可建议患者养成定时排便的习惯,排便时间控制在 3 min 内并尽可能在早餐后排便。对于那些习惯于起床后就排便的患者,可以空腹喝两杯水来刺激胃肠反射。此外,稀便和糊状大便患者往往需要反复擦拭肛门,有些患者因此发展为强迫性反复清洗肛门,应鼓励患者擦干净就行,告知过度擦拭会造成局部损伤,引起炎症和瘙痒等,同时也应该告知患者保持肛门会阴部干燥,因为会阴潮湿会导致皮肤浸渍并引发症状。

# 第二节　痔病的药物治疗

痔病的药物治疗属于非手术治疗,是目前临床采用最多的方法。有口服药,也有外用药,如栓剂、药膏、药液等,种类繁多。患者经常在就医之前已经尝试自行使用某些非处方药,证据显示那些药物往往没有满意的效果。那些药物的临床效果数据往往并非通过严格审查得到的,药物效果往往没有经过临床对照研究,没有标准化的用法、用量,患者治疗前后的各项指标也没有经过仪器检测。因此,基于上述不严格的数据而建议使用的那些药物是不恰当的,但是那些药物的使用实在太普遍了,所以我们只有熟悉那些药物才能在临床上与患者进行更方便的交流,给患者更恰当的建议。

常见的非处方药包括药膏、霜剂、凝胶、栓剂、搽剂等。大多数药物包含某些有效成分和保护剂。利多卡因、丁卡因等局部麻醉药的使用可以暂时缓解疼痛、瘙痒、烧灼感,但是施药工具可能引起皮肤局部刺激症状。血管收缩剂可以用来减轻水肿和缩小肿胀的痔。保护剂旨在通过避免黏液、大便、黏膜直接接触皮肤,从而预防皮肤刺激。常见的保护剂成分包括氧化锌、甘油、矿物油、凡士林、高岭土、羊毛脂等。收敛剂可以保持会阴部清洁和干燥,药物包括炉甘石、氧化锌、二氧化钛等。糖皮质激素是抗炎药物,有助于减轻肛周炎症、瘙痒、疼痛,但长期使用会导致皮肤变薄,因此疗程需要控制在数周内。

## 一、口服药

### (一)中医辨证论治

1. 内痔的辨证论治

辨证论治多适用于Ⅰ、Ⅱ度内痔;或内痔嵌顿伴有继发感染;或年老体弱;或内痔兼有其他严重慢性疾病不能手术者。治疗法则主要遵照李东垣的清热利湿、祛风润燥法和朱丹溪的滋阴凉血法,此外有补气、升提、气血双补等法。清热以黄芩、黄连、黄柏、栀子;利湿以防己、泽泻;祛风以荆芥、防风、秦艽;润燥以麻仁、大黄;滋阴以龟甲、知母;凉血以生地黄、槐角;补气以党参、黄芪;升提以升麻、人参芦等为主。

(1)风伤肠络证:大便带血、滴血或喷射状出血,血色鲜红,或有肛门瘙痒;舌红,苔薄白或薄黄,脉浮数。

治法:祛风润燥,清热凉血。

处方:凉血地黄汤、槐花散加减。

常用药物:当归尾、生地黄、赤芍、黄连(炒)、枳壳、黄芩(炒黑)、槐角等。大便秘结者加润肠汤。

(2)湿热下注证:便血色鲜红,量较多,肛内肿物脱出,可自行回纳,肛门灼热;舌红,苔薄黄腻,脉滑数。

治法:清热利湿止血。

处方:脏连丸加减。

常用药物:猪大肠、黄连。出血多者加地榆炭、仙鹤草。

（3）气滞血瘀证:肛内肿物脱出,甚或嵌顿,肛管紧缩,坠胀疼痛,甚则肛缘有血栓、水肿,触痛明显;舌质暗红,苔白或黄,脉弦细涩。

治法:理气活血化瘀。

处方:活血散瘀汤加减,或止痛如神汤加减。

常用药物:川芎、当归尾、赤芍、苏木、牡丹皮、枳壳等。

（4）脾虚气陷证:肛门坠胀,肛内肿物外脱,需手法复位,便血色鲜红或淡红;可出现贫血,面色少华,头晕神疲,少气懒言,纳少便溏;舌淡胖,边有齿痕,苔薄白,脉弱。

治法:健脾益气摄血。

处方:补中益气汤加减。

常用药物:黄芪、炙甘草、人参、当归、陈皮、柴胡、白术等。血虚者合四物汤。

2. 外痔的辨证论治

本病临床症状通常不明显,因此,平时应保持大便通畅,注意局部清洁卫生,预防为主,对于无症状的外痔,一般无须特别治疗。对于症状明显者,若无手术指征,可辨证分型论治,保守治疗。临床以辨肿胀、疼痛为主。

（1）气滞血瘀证:适用于肛缘肿物突起,排便时可增大,有异物感,可有胀痛或坠痛,局部可触及硬性结节;舌质红,或有瘀斑,苔薄,脉弦微数。

治法:理气化瘀。

处方:活血散瘀汤加减。

常用药物:川芎、当归尾、赤芍、苏木、牡丹皮、枳壳。

（2）湿热下注证:适用于肛缘肿物隆起,灼热疼痛或局部有分泌物,便干或溏;舌质红,苔黄腻,脉濡数。

治法:清热利湿。

处方:萆薢渗湿汤加减。

常用药物:萆薢、薏苡仁、土茯苓、滑石、鱼腥草、牡丹皮、泽泻、通草、防风、黄柏等。

（3）脾虚气陷证:适用于肛缘肿物隆起,肛门坠胀,似有便意,神疲乏力,纳少便溏;舌淡,苔少,脉细弱。

治法:理气健脾升提。

处方:补中益气汤加减。

常用药物:黄芪、人参、炙甘草、白术、当归等。

另外,一项收录9个试验的循证医学综述将传统中药分为两类,即专利草药和人工合成化合物。常用的药材有地榆(Sanguisorbae Radix)、地黄(Rehmanniae Radix)、槐角(Sophorae Fructus)、当归(Angelicae Sinensis Radix)、黄芩(Scutellariae Radix)、侧柏叶(Platycladi Cacumen)。该综述指出,这些中药被报道可减轻痔的部分症状,对症状性痔的治疗是有效的。故后续分"中成药"和"静脉活性药物"两部分来介绍。

## （二）中成药

中医药治疗痔病出血多用清热凉血药物,常用药有痔血宁合剂、槐角合剂、槐榆清热止血胶囊、致康胶囊、裸花紫珠片、云南白药胶囊等。

痔血宁合剂是由炒槐角、地榆、侧柏叶、黄柏、黄芩、生地黄等中药组成的,具有清热凉血、止血止痛之功效。研究显示痔血宁合剂治疗以便血为主要症状的痔病安全有效,对急性痔出血治疗总有效率为 93.33%,老年性痔出血疗效显著,对痔核大小、黏膜状态有改善作用。

槐角合剂能明显改善风伤肠络证痔出血患者出血情况,并能修复出血部位的黏膜。对患者粪质改善效果明显,对疼痛、瘙痒、舌脉等症状均有效果,但对于痔核的脱出程度及痔核大小无明显改善。

槐榆清热止血胶囊由槐花、地榆炭、侧柏叶、荆芥炭、黄柏、黄芩、地黄、栀子、当归、枳壳等中药组成,诸药合用,既能凉血止血,又可清热燥湿,适用于湿热壅滞导致以出血为主要症状的各类痔病。姜亚欣等观察槐榆清热止血胶囊治疗 100 例混合痔患者,疗程 7 日,便血、坠胀疼痛及黏膜状态均有改善,总有效率为 92.0%。

致康胶囊中大黄、冰片清扬开散,可除血中湿热,三七入血化瘀,诸药合用,可通经活络消肿、收敛促进组织修复。覃川等观察致康胶囊对内痔出血的疗效,总有效率为 82.08%。

裸花紫珠片是海南省特有的中药裸花紫珠制成的中成药片剂,具有止血、消炎、解毒、收敛的作用,对 I 度内痔引起的出血止血效果明显。杜佳琦等观察裸花紫珠片治疗 106 例内痔出血患者,总有效率为 90.8%。

云南白药胶囊的主要中药成分为三七和重楼等,具有止血祛瘀、消肿镇痛、清热解毒的功效,可以缩短内痔出血和肛门坠胀的时间,对缓解痔病术后肛门渗血、疼痛等情况也有帮助。

### (三) 静脉活性药物

静脉活性药物可改善静脉张力,稳定毛细血管通透性和增加淋巴引流,通过降低血管阻力,改善循环,让开放的动静脉吻合管关闭,从而减轻肛垫充血,缩小扩张的肛垫,可缓解出血、疼痛、瘙痒及里急后重感等痔病常见症状,且耐受性较好,不良反应较轻微。

1. 含非微粒化黄酮成分的药物

含非微粒化黄酮成分的药物在临床上主要是非微粒化地奥司明,尽管其在吸收率方面低于纯化微粒化黄酮成分药物,但临床疗效确切,应用广泛。

有研究证实地奥司明联合痔疮膏对于急性痔病非手术患者具有明确临床疗效,可减轻疼痛、消除水肿及减少便血。在使用器械治疗的患者中,有研究显示针对痔病行自动套扎术的患者,使用地奥司明的观察组有效率显著高于对照组,同时便血、内痔脱出及肛门失禁等症状评分低于对照组。在手术治疗患者中,研究发现,地奥司明联合马应龙麝香痔疮栓可以降低行痔外剥内扎术和 PPH 患者的疼痛评分、出血评分及水肿评分,且能够更快恢复患者肛门功能。另一项研究证实,地奥司明联合马应龙麝香痔疮栓可以有效改善行混合痔外剥内扎术和 PPH 患者的术后心理状态,以及减少水肿、疼痛、出血等并发症的发生。针对混合痔外剥内扎术后出现肛缘水肿问题,一项研究显示,地奥司明可以有效减轻水肿及疼痛;另一项研究显示,地奥司明联合中药熏洗治疗可显著减轻术后创面水肿问题。

2. 含纯化微粒化黄酮成分的药物

纯化微粒化黄酮成分,从天然柑橘中提取出,为地奥司明(90%)和其他活性黄酮类化合物(10%)的微粒化混合物,是目前最具代表性的一种静脉活性药物,其对痔病症状和体征的显著改善作用已在大量的临床研究中得到证实。

针对痔病保守治疗的患者,一项多中心、非干预性研究显示,纯化微粒化黄酮成分用于痔病保守治疗可改善大多数痔病患者症状,且对Ⅰ度和Ⅱ度内痔患者最有效。在使用器械治疗的患者中,与单用胶圈套扎术相比,纯化微粒化黄酮成分与胶圈套扎术联用显著减轻了痔病患者治疗后第1个月的出血情况及第1周的瘙痒症状。与单用纤维补充剂或纤维补充剂联合胶圈套扎术相比,纤维补充剂联合纯化微粒化黄酮成分能最快缓解痔患者的出血症状。一项前瞻性随机对照试验比较了口服纯化微粒化黄酮成分联合红外线疗法和单独使用两种治疗方法对Ⅰ~Ⅲ度急性内痔患者的止血效果。结果发现,口服纯化微粒化黄酮成分与红外线疗法的止血效果相当,与单独使用这两种治疗方法相比,两者联合可显著改善Ⅰ~Ⅱ度急性内痔患者的出血情况。在手术治疗的患者中,一项研究发现,纯化微粒化黄酮成分可有效缓解外剥内扎术后疼痛、肿胀、出血和瘙痒症状,缩短住院时间和改善直肠镜下创面外观。另一项随机对照试验发现,与常规使用抗生素和抗炎药物治疗相比,纯化微粒化黄酮成分联合抗生素和抗炎药可减轻外剥内扎术后出血、疼痛、里急后重和瘙痒症状。荟萃分析的研究结果也表明,纯化微粒化黄酮成分可改善痔患者的主要症状,包括出血、疼痛、瘙痒、肛门排出/渗漏和里急后重,且纯化微粒化黄酮成分可使痔复发风险降低47%。

与非微粒化地奥司明相比,一项研究比较了两者对痔病患者的治疗效果,结果显示,两组患者在接受治疗2个月后不论症状(肿胀、里急后重、疼痛、瘙痒和分泌物)还是体征(水肿、发红和出血)的评分均显著降低,同时使用纯化微粒化黄酮成分组患者在急性症状发作的频率和持续时间方面相比非微粒化地奥司明组明显减少,且疼痛评分也显著降低。药物代谢动力学研究显示,纯化微粒化黄酮成分的吸收率优于非微粒化地奥司明(58% vs. 33%),提示其具有更好的临床疗效。

3. 草木樨流浸液片

草木樨流浸液片是从草木樨叶与花中提取出的草木樨流浸液作为主要成分的纯植物制剂,是临床上常用的一种静脉活性药物,其对痔病症状和体征具有明确改善效果且被大量临床研究证实。

针对痔病保守治疗患者,一项多中心、开放、随机试验显示,服用草木樨流浸液片48 h及7日后,痔病相关症状(脱出、便血、肛门不适、肛周溢液、肛周瘙痒)评分均明显下降,具有显著的治疗效果。另一项临床研究证实草木樨流浸液可有效缓解痔病患者的局部症状(便血、脱出、肛门不适、瘙痒、分泌物),且显示服用时间越长,疗效越显著。一项研究显示,物理疗法(高频电容场技术)联合口服草木樨流浸液片能够显著改善患者肛门水肿、疼痛及渗血症状。有研究证实,针对Ⅲ、Ⅳ度内痔患者行PPH,服用草木樨流浸液片能有效治疗肛门肿胀。亦有研究显示,草木樨流浸液片加中药局部熏洗治疗在防治混合痔术后疼痛、水肿及出血方面具有安全确切的疗效。

4. 羟苯磺酸钙

羟苯磺酸钙化学名为2,5-二羟基苯磺酸钙水合物,是一种毛细血管保护剂。作为静脉活性药物,主要用于微血管病、静脉曲张综合征及微循环障碍伴发静脉功能不全的治疗(静脉曲张性外痔)。

针对痔病保守治疗患者,相关研究结果显示,羟苯磺酸钙联合马应龙麝香痔疮膏治疗血栓性外痔具有显著临床效果。在干预混合痔术后并发症方面,一项研究显示,术后口服羟苯磺酸钙可缩短术后创面愈合时间,降低术后肛门疼痛、坠胀感、出血、水肿评分。

5. 七叶皂苷钠

七叶皂苷是从欧洲七叶树的干燥成熟果实中提取出的,而临床上广泛应用的药物是其钠盐化合物七叶皂苷钠,具有消炎、抗渗出、增加静脉张力、改善血液循环作用。

在痔病保守治疗方面,一项研究结果提示,七叶皂苷钠对 I、II 度内痔患者的保守治疗具有显著效果,能有效缓解便血、肛门坠痛等症状。在针对手术治疗方面,七叶皂苷钠较多用于缓解术后创面水肿,一项随机对照研究显示,在混合痔术后创面消肿和止痛疗效方面,单用七叶皂苷钠具有确切疗效;有研究显示,七叶皂苷钠联合地奥司明片可以显著减轻混合痔 PPH 术后水肿及疼痛症状;另一项研究提示,七叶皂苷钠联合复方角菜酸酯栓(太宁栓)可促进混合痔术后创面肿胀消退,减轻疼痛,促进创面愈合。针对痔术后水肿,有研究将七叶皂苷钠与微波治疗联合使用,结果显示,联合疗法在术后 48 h 及术后 7 日均能有效减轻术后水肿、疼痛、出血及坠胀症状;另一项研究则将七叶皂苷钠与中药熏洗坐浴联合使用,结果同样显示联合疗法能够有效缓解创面水肿及减轻创面疼痛。

### (四)间接治疗性药物

#### 1. 改善便秘药物

改善便秘药物可软化大便,减少排便困难情况,可缓解痔病症状,减少出血、脱出,尤其适用于兼有便秘的患者。

(1)膳食纤维补充剂:膳食纤维可在肠腔内吸收水分,增加容积,引起温和的通便作用。这类改善便秘药物在通便的同时不易引起腹泻,通常无明显副作用。但对炎性肠病、腹泻患者应适当控制膳食纤维的摄入。增加膳食纤维或补充纤维制剂可持续改善痔病症状,降低出血风险。一项纳入 7 项随机对照试验包括 378 名症状性痔病患者的荟萃分析结果显示,纤维素能够明显促进症状性痔病患者整体状况的恢复[RR = 0.47,95%CI 为(0.32,0.68)],改善便血症状[RR = 0.50,95%CI 为(0.28,0.89)],但对脱垂[RR = 0.79,95%CI 为(0.37,1.67)]、疼痛[RR = 0.33,95%CI 为(0.07,1.65)]和瘙痒[RR = 0.71,95%CI 为(0.24,2.10)]的疗效欠佳。另一项研究表明,水溶性膳食纤维(如车前子)较不溶性膳食纤维(如小麦糠)在改善功能性便秘症状方面具有更好的作用。膳食纤维补充剂通便作用温和、安全性高,且价格较低,因此特别适合便秘初期的患者使用。其不足之处是起效慢,通常需要数周才能发挥疗效,同时有些患者肠腔产气增加,但一般很快消失。

(2)刺激性缓泻剂:可促进肠道分泌水和电解质,并可刺激肠道蠕动和前列腺素的释放,增强结肠的运输功能。常用的有比沙可啶、匹可硫酸钠等。比沙可啶、匹可硫酸钠可刺激结肠引起广泛的收缩,在早餐后 30 min 使用可与餐后胃肠收缩起到协同作用,疗效更佳。多中心大样本的临床研究表明,比沙可啶、匹可硫酸钠可显著改善大便次数、硬度和排便困难症状。早期研究认为比沙可啶、匹可硫酸钠可致结肠慢性损伤或慢性神经性损害,不宜长期使用,但进一步临床研究提示,肠道神经损害可能是便秘的始发原因,而不是药物治疗的结果,临床上褒贬不一。

（3）粪便软化剂:如液状石蜡、种子油。一般配合灌肠法使用,将液状石蜡装入灌肠器内,纳入肛内,再缓慢将石蜡注入直肠内,保留 5~10 min 后排便,必要时可配合承气汤等中药药剂保留灌肠。

（4）渗透性泻剂:因其在肠腔内很少被吸收,可产生肠腔内的渗透梯度,使水和电解质沿梯度进入肠腔,以增加粪便的含水量和体积,渗透性泻剂主要有聚乙二醇类（如聚乙二醇电解质散）、不可吸收碳酸化合物类（如乳果糖、山梨醇）、柠檬酸镁类（如硫酸镁）及磷酸盐类。大量的研究证实聚乙二醇类泻剂具有良好的疗效,且耐受性好,尽管目前市场上的产品大都建议使用时间为 2 周,但一些回顾性研究表明,使用聚乙二醇 24 个月仍具有较好的效果。聚乙二醇可与电解质组成复方制剂,在大剂量使用时避免发生电解质紊乱,但其适口性降低。乳果糖在改善大便次数、大便硬度等方面效果不如聚乙二醇,疗效与山梨醇相当,但比山梨醇更易引起恶心。乳果糖在肠腔内被分解为乳酸和乙酸,有利于氨的排出,特别适用于伴有肝性脑病的患者。镁类泻剂导泻作用较强,因镁离子吸收少,很少发生高镁血症,但肾功能不全患者应慎用。尽管磷酸盐类泻剂导致的高磷血症、低钙血症、低钾血症及急性磷酸盐肾病不足 0.1%,仍应尽量避免使用。

（5）微生态制剂:益生菌是定植于人体肠道的正常菌群,是对宿主有益的活性微生物,口服一定剂量的益生菌可以帮助宿主维持肠道菌群平衡、提高宿主健康状态。目前研究得较多的益生菌有双歧杆菌、乳杆菌和其他一些共生菌。在一项成人随机对照试验中,试验组在服用益生菌 reuteri（DSM17 938）第 4 周的每周排便次数平均增加（2.60±1.14）次［95%CI 为（1.6,3.6）］,而安慰剂组则增加（1.00±1.00）次［95%CI 为（0.12,1.88）］,$P=0.046$,治疗结束后,试验组和对照组平均每周排便次数分别为（5.28±1.93）次和（3.89±1.79）次,两组粪便性状的差异无统计学意义。上述研究表明益生菌有利于提高排便频率,但对粪便性状及排便症状的改善效果尚不明确,然而有些针对儿童的研究却无法证实益生菌对功能性便秘的疗效。拉索（Russo）等将 55 例儿童功能性便秘患者分为两组,试验组口服聚乙二醇和益生菌混合物,对照组仅口服聚乙二醇,治疗后所有数据均不能表明其中一组的治疗方案更优于另一组。

2. 镇痛药

当出现严重的肛门疼痛时,临床应先查明病因,在对症治疗的前提下,可以使用非甾体抗炎药和非阿片类镇痛药物镇痛。肛肠疾病的镇痛研究多集中在术后镇痛,且高质量的文献不多。临床上一般将非甾体抗炎药用于痔患者的术后镇痛。该类药物主要通过抑制体内前列腺素的合成,进而降低痛觉神经末梢对缓激肽等致痛物质的敏感性,产生显著的抗炎镇痛作用,其特点是起效快、无麻醉性、不产生药物依赖,但可能引起严重胃肠道、肾脏及心血管不良事件。研究显示,术前应用双氯芬酸钠栓对血栓性外痔术后镇痛有效率达 96%,对混合痔外剥内扎术后镇痛有效率为 86.4%。吲哚美辛栓对混合痔术后镇痛有效率为 90.7%。国内一项观察性研究将 60 例行吻合器痔切除术的患者随机分为观察组和对照组,观察组在手术结束前 10 min 注射双氯芬酸钠盐酸利多卡因,对照组给予常规处理,结果显示,使用非甾体制剂注射液可显著降低术后疼痛相关评分（视觉模拟评分法和布氏评分法）和降低镇痛药的使用率（$P<0.05$）,且未升高恶心和呕吐的发生率。

3. 止血药

当痔出血较严重时,应首先监测生命体征,如有休克应积极补充血容量纠正休克,首先静脉滴注右旋糖酐、羟乙基淀粉、琥珀酰明胶等扩容,监测血红蛋白变化,必要时输同型红细胞补充血容量。其次使用止血药物,如静脉滴注注射用矛头蝮蛇血凝酶、卡络磺钠、酚磺乙胺、氨甲环酸、生长抑素、垂体后叶素、去甲肾上腺素等,也可口服肾上腺色腙片或具有凉血止血功效的中成药,如痔血安合剂、云南白药胶囊、槐榆清热止血胶囊、致康胶囊等。

## 二、外用药

### (一)外敷药

清代的徐大椿曰:"汤药不足尽病,用膏药贴之,闭塞其气,使药性从毛孔而入其腠理,通经活络,或提而出之,或攻而散之,较服药尤为有力。"敷药法是把药物直接贴于一定的穴位或患部,以治疗疾病的方法。本法除能使药力直达病所发挥作用外,还可使药性通过皮毛腠理由表入里,循经络传至脏腑,以调节气血阴阳、扶正祛邪,从而治愈疾病,不仅善治局部病变,还可广泛用于治疗全身疾病,具有疗效迅速、使用方便、安全绿色等优点。

外敷法治疗痔病通常将药物直接外敷于患处或挤入肛管内,主要适用于内痔出血、炎性外痔、血栓性外痔等,也适用于痔术后。常用药物有消痔膏、麝香痔疮膏、龙珠软膏、肤痔清软膏、肛泰软膏等。

消痔膏由煅白螺蛳壳、煅橄榄核、冰片组成,三药合用,共奏清热解毒、消肿止痛之功。外敷治疗应先洗净患处,将消痔膏平摊于纱布上,厚度为 0.4~0.6 cm,大小以超过患部边缘 1.0~2.0 cm 为宜,贴敷患处,以橡皮膏固定纱布。每日外敷 2 次。消痔膏能有效缓解患者的疼痛、渗出、水肿等主要临床症状,对嵌顿痔也有明显疗效,一项研究显示消痔膏外敷治疗嵌顿痔总有效率达 88.57%。消痔膏在混合痔切除术后亦可应用,外敷于创面,能有效缓解患者术后疼痛、水肿、出血等并发症,减轻患者痛苦。

一项多中心随机对照试验显示,太宁膏治疗症状性混合痔的有效率为 87.3%,满意度为 91.5%。治疗 Ⅰ、Ⅱ 度内痔用药 4 日、7 日的有效率分别为 42.20%、87.73%,不良反应发生率为 0.98%,不良反应主要为便次增多、肛周皮肤感觉迟钝。马应龙痔疮膏治疗症状性痔 3 日、5 日、7 日的有效率分别为 61.11%、92.69%、97.51%。肤痔清软膏单药治疗血栓性外痔 7 日,患者症状明显改善率为 56.7%。

血栓性外痔患者应用 2% 硝酸甘油软膏治疗 4 日后疼痛可明显缓解,疼痛评分由用药前的 70 分降为 10 分,用药 1 个月症状可 100% 缓解,1 年时复发率为 21.05%,其中 34.21% 的患者肛门形成皮赘。

有研究显示,33 例血栓性外痔患者应用马应龙麝香痔疮膏单药治疗 5 日后 28 例有效或痊愈,疼痛视觉模拟评分法评分由(7.15±0.84)分降为(2.07±0.52)分。另有一项研究显示,应用马应龙麝香痔疮膏单药 3 日的有效率为 64.5%,7 日的有效率为 74.2%。

部分痔局部外用药物含有麻醉镇痛成分,如丁卡因及利多卡因;或含激素类成分,如可的松。此类局部外用药物虽然可暂时缓解痔患者的疼痛、肿胀和出血,但缺乏高级别证据支持,且长期使用效果不明显,并可能引起局部反应或致敏。一项案例报告报道了 2 例患者在使用局部外用药膏后出现过敏反应,其中 1 例患者在使用含有丁卡因和和螺可吉宁的药膏后出现肛门和肛周瘙痒、肛周皮肤水肿性病变；还有 1 例患者在使用含利多卡因、新霉素、氟新诺酮的抗痔软膏后出现肛门和肛周湿疹。另一项案例报告也报道了使用含酰胺和酯类局部麻醉剂的抗痔药膏后，出现过敏性接触性皮炎。因此，建议患者不要长期使用这些药物。

多项随机对照试验的结果表明，含硫酸铝成分的外用药物可通过为创口提供保护屏障来改善伤口愈合，从而减轻痔器械治疗或手术后的急性疼痛，加速伤口恢复，并且能减少镇痛药的使用。此类硫酸铝成分外用药一般使用周期为 4 周。

### （二）塞药

所谓塞药法一般是指栓剂的运用。中医使用栓剂，最早见于《五十二病方》。古代以药物作丸塞入肛内，如水银枣子膏（《疡科选粹》）具有轻度腐蚀作用，能使痔核缩小，根据不同病情可选用油膏或散剂。现在的栓剂主要是由药物和赋形剂两部分组成，药物可以是中药，也可以是西药，因而栓剂具有清热解毒、清热利湿、行气活血、消肿止痛、收敛止血，以及消炎、止痛、抗菌、止血的作用。

目前临床上使用的栓剂很多，常见的有氯己定痔疮栓、化痔栓、痔疮宁栓、吲哚美辛栓、红霉素栓、普济痔疮栓、麝香痔疮栓、消痔栓、痔疮栓、复方角菜酸酯栓等，有学者统计国内外有 40 多种栓剂可用于治疗本病。

虽然栓剂的种类较多，但其对内痔的治疗作用主要是通过以下三方面发挥疗效的。第一，吸收作用。栓剂进入肠腔，由于体温的作用而逐渐熔化，并通过药物的弥散和浓度差的作用，被直肠黏膜缓慢吸收，其中大部分的药物成分可不通过肝脏直接进入血液循环，这样不仅可以防止和减少药物在肝脏的灭活，增加药物的生物利用度，而且减少了药物的毒副作用。第二，局部作用。栓剂置于肠内熔化后，直接覆盖于痔核表面，而起到药物的治疗作用。第三，基质作用。一般栓剂的基质为脂溶性的，除有缓和药物的刺激作用外，也可以起到润肠通便的作用。

栓剂的使用方法比较简单，用手或药物本身带有的推进装置将栓剂缓慢塞入肛门内即可，最好是先将肛门局部清洗干净或用药物坐浴后再用，更为有效。

栓剂可以用于各度内痔，均有确切的疗效。临床应用时，除了注意药物本身的作用外，尚需注意栓剂的可溶性、表面的光滑度、局部有无刺激作用等。

患者一般会应用栓剂来改善和减轻局部症状，如果栓剂在使用后很快排出，栓剂就不能提供一个持续的治疗剂量，另外栓剂还可能向直肠近端迁移，那样就不仅仅能在预定部位的黏膜处发挥作用。西药的栓剂内往往含有多种润滑成分、类固醇或局部麻醉药，中成药栓剂的成分则更加复杂多样。

张仲景曾记载有关栓剂的论述："以食蜜炼后捻作挺，另头锐，大如指，长二寸许，冷后变硬，纳谷道中。"塞药法是指将药物制成栓剂塞入肛门内，主要适用于内痔或混合痔内痔部分治疗。常用栓剂有麝香痔疮栓、普济痔疮栓、复方角菜酸酯栓等，使用时可先在栓剂头部涂抹少量药膏，再用手指塞进肛内。

复方角菜酸酯栓可在潮湿环境中形成覆盖膜，进而保护神经末梢、促进黏膜修复，从而迅速有效减轻痔病疼痛、肛门不适症状。一项研究纳入了 5 348 例症状性 I、II 度内痔患者，应用复方角菜酸酯栓治疗 6 日，其症状缓解率为 87.2%，平均起效时间为 30.2 h，不良反应发生率为 1.6%，不良反应主要表现为肛门部不适、坠胀感、排气增多，停药后 64.7% 自行消失，改善率为 18.8%。复方角菜酸酯栓治疗内痔出血的总有效率为 94.29%，治疗混合痔的有效率为 68.4%~94.8%，满意度为 71.3%。肛泰栓主要以地榆炭、五倍子、人工麝香、冰片为主，具有清热解毒、燥湿敛疮、消肿止痛、凉血止血等作用，治疗 Ⅰ~Ⅳ 度内痔 6 日的总有效率分别为 96.0%~96.1%、80.0%~80.6%、40.0%~43.5%、22.5%~25.0%。单药治疗症状性痔 2 周，马应龙麝香痔疮栓的总有效率为 89.87%；普济痔疮栓的总有效率为 96.7%，对内痔出血的缓解率为 87.4%。

# 第三节　痔病的熏洗治疗

## 一、熏洗治疗的认识

中药坐浴熏洗是肛门疾病常用的治疗措施，早在《黄帝内经》中就有关于"热汤洗浴""摩之浴之"的记载。中药熏洗坐浴最早见于《五十二病方》，其中记录有大量熏洗治疗的药方。熏洗疗法在痔病中应用可改善局部血液循环，常选用清热利湿、凉血解毒、消肿止痛等中药，中药坐浴熏洗可借助药液热力增强血液及淋巴液回流，使局部腠理疏通，血脉畅通，可使药力直达病变部位。熏洗疗法可改善局部血液循环，降低痛觉神经的兴奋性，同时促进毛细血管吸收和消散炎性物质，刺激皮肤神经末梢感受器，从而加速新陈代谢，改善微循环，消炎镇痛，从而缓解痔病急性发作时的症状。

另外，中药坐浴熏洗也是肛门疾病术后常用的治疗措施。早在《素问·阴阳应象大论》中就提出"其有邪者，渍形以为汗"。中药熏洗坐浴是肛门疾病术后常用的治疗措施，痔术后常选用清热利湿、凉血解毒、消肿止痛等中药，中药坐浴熏洗可借助药液热力增强血液及淋巴液回流，使局部腠理疏通，血脉畅通，可使药力直达病变部位。局部熏洗可使局部肌肉松弛，降低疼痛神经兴奋性，从而使疼痛敏感性下降，对促进切口愈合有重要作用。

混合痔术后，往往伤口较多，患者术后恢复较慢，伤口在肛门，容易被粪便污染，从而导致愈合较慢，并产生后遗症，这是影响痔术后愈合的重要原因之一。中医认为，混合痔术后创面愈合的过程，实为正邪交争、正胜邪退、气血渐复的过程，《医宗金鉴》记载："腐不去则新肉不生……当速去之……若遇气虚之人，则惟恃药力以化之，盖祛腐之药，乃疡科之要药也。"《医学源流》所述"外科之法，最重外治"，中医外治法治疗肛周污染性创面有独特优势，初期因受金刃所伤，术后创面局部运行不畅，湿邪阻滞，经络运行不畅，表现为疼痛与创面愈合缓慢，甚至不愈合，此为"不通则痛"；中期经过中药换药治疗后，气血运行加快，瘀渐去，但肛门居于下位，湿邪趋下，易侵肛门，再加上患者术后情志、环境等因素影响使湿热之邪缠绵难去，"湿""热"为病因，"瘀"为病机；后期创面气血运行，正气渐旺，邪气渐去。中药熏洗治疗在术后创面不同时期，通过选择不同配伍中药，达到清热利湿、凉血解毒、消肿止痛的功效，体现"简便验廉"的特点。

痔病的中西医结合治疗

## 二、操作要点

上海市名中医杨巍教授前期通过大样本、多中心、随机、阳性对照、析因实验设计研究中药熏洗药物在痔病围术期的应用，明确了药物浓度与熏洗时间的最优化组合模式，从而制订了中药熏洗疗法在痔病围术期临床应用标准化流程。

对于坐浴时间的控制，郑德等以促愈熏洗方用不同时间治疗混合痔术后 120 例，两个治疗组（促愈熏洗方分别以 10 min 和 15 min 熏洗）和两个对照组（痔疾洗液分别以 10 min 和 15 min 熏洗）。促愈熏洗方 10 min 组效果最好，对缓解术后疼痛等并发症有显著疗效。其次是促愈熏洗方 15 min 组，痔疾洗液 15 min 组效果最差。由此可见，熏洗疗法时间一般控制为 10~15 min，过长坐浴时间导致创口过于潮湿、水肿加重，时间过短则无法达到治疗的效果。

中药熏洗治疗包括熏法和洗法两种，对于痔病患者，中药熏洗对应的是肛门部的治疗。具体操作：将治疗所用的药物浓煎，配制合适的药物浓度，置入木桶或专门的容器内；熏洗前应先清洁肛门部、排空二便；熏蒸药液温度控制在 50~60℃，时间为每次 5 min，坐浴温度 30~40℃，时间为每次 15 min，每日 2 次，14 日为一疗程；在熏洗期间适时询问患者的自我感觉，并观察创面及周围皮肤情况；如有皮疹、湿疹、皮肤瘙痒时，应及时与医生联系，采取相应的措施；冬季注意保暖、避风，夏季注意通风、散热。

## 三、中药熏洗疗法优势及常用药物

中药熏洗疗法具有中医外治特有的"简、便、验、廉"的特点。痔病急性发作期及痔病术后患者，往往因疼痛而不便于行走，中药熏洗治疗可以在床旁操作，药物调配过程简单，可减少病患痛苦；熏洗疗法操作简单易行，患者每日治疗所花费精力有限，同时疗效确切，可极大提高患者治疗依从性；熏洗疗法安全可靠，外治法副作用小，可在治疗中根据患者需要及时进行调整；熏洗疗法经济实用，熏洗治疗可以以木桶、瓷盆等作为容器，无须购置昂贵的治疗设备。

中药熏洗疗法的常用药物如下。

清热解毒类：金银花、连翘、蒲公英、鱼腥草、白鲜皮。

清热燥湿类：黄芩、黄柏、苦参、龙胆草、秦艽。

清热升提类：柴胡、升麻。

清热软坚类：朴硝。

收敛类：五倍子、胆矾、赤石脂、罂粟壳、石榴皮。

杀虫类：使君子、川楝子、槟榔、雷丸、苦楝皮。

行气类：枳壳、佛手、乌药、沉香、青皮。

活血行气类：川芎、牛膝、丹参、红花、乳香、没药。

芳香化湿类：苍术、牛膝、佩兰、石菖蒲。

止血类：仙鹤草、白及、鸡冠花、地榆、槐花、茜草根、景天三七。

补益类:党参、甘草、黄芪、当归。

止痛类:延胡索、徐长卿、白芷。

## 四、临床应用

中药熏洗疗法在痔病急性发作期或痔病术后应用都有很好的临床疗效,在痔病初期应用也可以防止病情进一步发展,可以说是对痔病有着预防与延缓进展的作用。

1. 中药熏洗疗法在痔病的应用

痔病急性发作表现为便血、肛门肿痛。《医宗金鉴》云:"痔疮形名亦多般,不外风湿燥热源。""肛门围绕折纹破裂便结者,火燥也。"《外科大成》云:"肿者湿也,痛者火也。"火热同性,程度不同。通过文献查阅,众医家多将痔病发病因素归结为湿与热,湿热互结,下迫肛门而肿痛,血热妄行而便血。众医家以清热燥湿、清热解毒、活血化瘀为法,施以中药熏洗治疗痔病,疗效显著。

(1)清热燥湿法:在痔病急性发作期,上海中医药大学附属曙光医院张平生教授自拟加味熏洗方(黄柏、虎杖、石榴皮、明矾、徐长卿)治疗痔病患者,将185例痔病患者随机分为中药组和高锰酸钾组,利用热力及药力作用于经络,发挥药物清热燥湿、祛风散结、消肿止痛、收敛止血的功效,中药组总有效率(98.8%)高于高锰酸钾组(62%),中药组对痔病所致疼痛、水肿、便血、坠胀等临床症状有了很大的改善,取得了良好的临床疗效。柳亮以中药洗剂(黄柏、黄芩、大黄、五倍子、土茯苓、花椒、白芷、枳壳、苦参各30 g,冰片5 g)治疗痔病患者84例,对照组用PP液(1:5 000高锰酸钾溶液),治疗组取中药清热解毒、祛风燥湿、杀虫止痒的功效,结果提示治疗组有效率为89.29%,对照组有效率为61.54%。

(2)活血化瘀法:张玥等用活血散瘀汤(桃仁、当归尾、川芎、赤芍、牡丹皮、大黄、苦参、黄柏)熏洗治疗,对50例痔病患者,随机分为两组,早晚各1次,连续熏洗1周,对照组采用高锰酸钾溶液。通过研究发现治疗组活血化瘀汤有效率明显高于对照组,显著改善痔病水肿、疼痛等临床表现。向麒积等用自拟活血化瘀方(当归尾、血竭、红花、延胡索、煅乳香、煅没药、芒硝、苦参、黄柏、冰片)治疗痔病,将64例痔病患者随机分为观察组和对照组,对照组用高锰酸钾溶液。结果显示观察组治疗总有效率为93.7%,对照组为81.2%,中药治疗有效率高于对照组,同时根据痔病随症加减,痔核肿痛明显加泽泻、木通、车前子,肛门瘙痒明显加川椒、地肤子、野菊花,疼痛较剧加三七粉,取得良好的临床疗效。

(3)清热解毒法:崔麦茂用中药熏洗法治疗70例痔病患者,随机分为治疗组(中药:芒硝30 g,鱼腥草、蒲公英、马齿苋、苍术、地榆各20 g,甘草、防风、冰片各20 g)和对照组(外用麝香痔疮膏)。中药清热解毒、祛风除湿、消肿止痛,治疗组在有效率上优于对照组,疗效显著。夏吉续采用常规治疗加柏硝祛毒洗剂(蛇床子、地榆、芒硝、防风、黄芩、黄柏、苦参)设为治疗组,对30例血栓性外痔进行治疗,对照组24例患者使用常规治疗。结果显示,对照组总有效率为83.33%,治疗组总有效率为93.33%,在常规治疗上加用清热解毒、祛风祛湿中药后疗效显著。

2. 中医熏洗疗法在痔术后的应用

在痔术后的应用中,上海市名中医杨巍教授在长期临床实践中,发现痔病患者术后创面除了表现为"创面发热、肉芽组织鲜红"等"热"的证候外,还表现为"创周皮肤湿红,创面渗液多,渗液黏稠"等"湿",以及"伤口及创周水肿疼痛"等"瘀"的证候。西医认为肛旁术后创面所表现的红肿热痛、渗出等证候是局部炎症,杨巍教授将其归之于"湿""热""瘀",提出中医外科除了整体辨证,更应重视局部辨证,提出病理因素责之于"湿""热""瘀","湿热互结,瘀阻脉络"是基本病机,拟定由"苦参、蒲公英、虎杖、当归、五倍子"组成的清热利湿活血的组方"促愈熏洗方",主要功效为清热解毒,利湿散结,活血化瘀。具有以下特点:以苦寒之药为主,能泄热燥湿止痒,同时配合酸涩药收敛,止血止泻,佐以甘温药调和方中苦寒药性,并能缓急止痛,生肌养血。针对痔病特点,病势在下,此方药味以沉降为主,主归大肠经。在整体辨证基础上以"清热利湿活血"熏洗外治法用于治疗肛门部术后的污染创面,能明显减轻痔术后疼痛、水肿、渗液、出血等症状,并促进创面愈合,是治疗肛瘘术后的有效方剂。

痔术后创面存在"湿""热""瘀"病理因素,同时手术伤及血脉,瘀血阻滞,故术后疼痛,创缘水肿,愈合迟缓。众医家针对痔术后特定的病机特点,多以清热利湿、清热燥湿、活血化瘀为主开展治疗。

何中鑫等采用活血化瘀、舒筋活络法,自拟痔瘘消毒洗剂(芒硝 30 g、金银花 20 g、炒苍术 18 g、花椒 18 g、苦参 18 g、大黄 12 g、皂角刺 12 g、白及 10 g、当归 10 g)运用于混合痔术后创面,将 70 例肛瘘术后患者随机分为两组,观察组在常规治疗上使用自拟痔瘘消毒洗剂治疗。观察组患者治疗总有效率显著高于对照组(97.14% vs. 80.00%)(P<0.05),且观察组创面愈合时间短于对照组。

陈晓平等采用清热燥湿法的苦参汤(黄连 20 g、黄柏 25 g、滑石 10 g、赤芍 10 g、苦参 30 g、冰片 15 g、芒硝 15 g、蛇床子 15 g、金银花藤 15 g、牡丹皮 15 g、蒲公英 15 g)治疗混合痔术后创面,将 80 例患者随机分为两组,观察组采用苦参汤,对照组采用聚维酮碘液坐浴疗法。观察组疼痛视觉模拟评分法评分显著低于对照组(P<0.05),观察组的创面愈合时间、肛门坠胀感消退时间、疼痛消失时间均低于对照组(P<0.05)。

刘娟等将祛风除湿、温经通络、活血化瘀法运用于混合痔术后创面,采用苦槐熏洗剂(槐花 30 g,苦参 30 g,地榆炭 20 g,蛇床子 30 g,芒硝 30 g,五倍子 30 g,大黄 30 g,白芷 20 g,荆芥 20 g,防风 20 g,红花 15 g,菊花 15 g,炙甘草 10 g,冰片 5 g),将 161 例患者随机分为两组,观察组用苦槐熏洗剂,对照组用聚维酮碘稀释液,观察组术后第 2、3、7 日切口疼痛、肛缘水肿、便血、切口分泌物情况明显优于对照组(P<0.05),苦槐熏洗剂在混合痔术后进行肛门熏洗可以减轻术后疼痛、减少肛缘水肿、便血、切口分泌物的发生。

总而言之,现代医学认为痔病的发生与齿状线上下的血管动静脉丛关系密切,一个位于齿状线以上的肛管上部(内痔丛),另一个位于肛缘(外痔丛),往往与静脉功能差、循环回流功能障碍相关,中药熏洗治疗可借助药液热力增强血液及淋巴液回流,使局部腠理疏通、血脉畅通,可使药力直达病变部位,极大延缓痔病的发生发展。目前关于中药熏洗治疗痔病的机制研究并不是很多,这就需要我们更进一步的研究,为治疗痔病提供有效的非手术治疗手段,尤其在前期预防及疾病早期治疗中发挥作用,以降低更多的痔病后期手术的发生率。

# 第四节　痔病的非侵袭性操作治疗

随着现代科学技术的发展和运用,不少新的现代医学诊断治疗器械不断地开发和应用,一些新的治疗痔的仪器也相继问世,此类痔的非侵袭性操作对于痔病的治疗具有一定的意义。大体上可分为两类:一类是起到改善症状,缓解病情的仪器,类似理疗的作用;另一类起到手术器械的作用,类似手术治疗的效果。

## 一、磁疗疗法

磁疗是利用磁性材料作用于人体,产生一定的治疗作用。磁性材料产生的磁场一般分为两类:一种是静磁场,治疗时是用一种恒定不变的磁体贴于体表,称为贴敷法;另一种是动磁场,其磁场的强度大小或方向可随时调节变化,如常用各种磁疗机,直接接触局部体表,使磁场透过体表而发挥作用。

磁疗的原理较为复杂,主要是通过磁场作用等影响,使生物产生一系列理化反应,促进血液循环,改善组织营养,提高致痛物质分解酶的活性等,从而起到镇痛、消炎、镇静等作用。因此,磁疗常用于红肿热痛的炎性外痔、血栓性外痔、痔脱出嵌顿、术后肛缘水肿、内痔出血等。

## 二、微波疗法

微波疗法是利用高频高压电磁波或称超高频或特高频电磁波治疗疾病的一种高频电疗法,根据不同仪器的性能和功率的大小,用微波治疗痔病的有温热疗法,以及凝固、烧灼、切割疗法等几种方式。临床上根据不同的病情选择不同的方法。

温热疗法多用于局部红肿热痛的炎性外痔、血栓性外痔、痔脱出嵌顿、肛缘水肿,以及创口愈合缓慢者。主要通过微波的热效应作用,促进局部血液循环,改善局部组织营养,加速代谢产物及炎性产物的排泄,增强机体防卫能力,从而达到治疗作用。一般用法是将体腔电极直接插入肛门内,或远距离照射。

烧灼、凝固和切割疗法,是通过不同的仪器,利用各种各样的探头、探针等直接作用于痔核局部,使其组织透热变性、凝固或汽化,达到治疗目的,能起到根治作用。一般只运用于内痔或混合痔的内痔部分。

## 三、冷冻疗法

1969 年某学者首先采用液氮冷冻方法治疗内痔,其原理为利用液氮等制冷物质,引起细胞内脂蛋白成分的变性、细胞冰晶化,导致细胞膜破裂,血管剧烈收缩、血管内形成血栓以致血运中断,痔核组织缺血坏死,达到治疗的目的。

自冷冻疗法首次提出后,它被称为无痛疗法,后被许多文章质疑,并都建议采用麻醉下治疗,在肛乳头和皮赘方面也不太有效,对于内痔而言,其需要昂贵设备且费时,并且还会引起渗液过多、愈合延迟等情况,因此套扎也优于冷冻治疗。虽然该疗法在 1970~1980 年间非常流行,但其疗效维持时间较短,并且液氮使用不当,会造成永久性坏死。因其设备复杂、疗效欠佳、并发症较多,目前临床已较少使用。

## 四、红外线疗法

红外线作用于人体,可产生热能,而起到治疗作用。红外线对痔的治疗也分为两种,其一是温热疗法,其二是凝固疗法。前者一般是用红外线灯对准病变局部,直接照射,使局部产生温热舒适感,能增强局部血液循环,促进新陈代谢,加强组织营养,达到消炎、消肿、镇痛的作用。适用于各类痔炎性肿痛、脱出嵌顿、肛缘水肿、血栓形成等。后者是用各种类型的红外线凝固器直接作用于痔核,使其局部凝固坏死脱落,达到治疗目的。多适用于各度内痔,尤为 Ⅱ、Ⅲ 度内痔。

## 五、针灸与挑治疗法

### 1. 针灸

早在《黄帝内经》中已经有针灸治疗痔病的记载。《针灸甲乙经》中言"痔痛,攒竹主之;痔,会阴主之",其后在历代医籍中均有记载,如"五痔,刺长强三分"(《千金翼方》),"下血不止及肠风脏毒灸命门"(《备急千金要方》),"五痔便血灸长强"(《类经图翼》),"五种痔瘘灸命门七壮,在脊中与脐对,下血脉虚涩灸百劳二三十壮,断根不发"(《古今医统》)。针灸疗法对痔的急性发作疗效较好。针灸治疗痔常用的穴位有攒竹、龈交、长强、委中、承山等,白环俞、长强、承山,其有镇痛、消炎、止血的功效。

### 2. 挑治

挑治疗法是数十年来发掘出来的民间疗法,挑治疗法包括穴位挑治、区域挑治、痔点挑治、舌下系带挑治疗法等。现代研究认为,挑治疗法并不一定可以使痔核消失,但是能够改善局部血液循环,缓解肛门括约肌痉挛,有活血通络、解痉止痛的效果,对痔病的急性发作效果较好。

## 六、其他物理疗法

其他物理疗法如电子治疗仪、电离子治疗仪、射频治疗仪、频谱治疗仪,以及各种各样的肛管疾病治疗仪和多功能治疗仪等,分别利用电解、电凝、电离、电磁波、内生热效应等治疗原理,以及多种方法相结合的仪器治疗痔病,均有一定的临床疗效。

------------------------------ 参 考 文 献 ------------------------------

陈晓平,许文彬,赵矕,2022.苦参汤熏洗疗法对混合痔术后患者创面愈合及并发症的影响观察[J].贵州医药,46(4):

609-610.

崔麦茂,2012.70例中药熏洗治疗痔疮的临床观察[J].中国医药指南,10(21):254-255.

杜佳琦,张冬梅,张卫刚,2009.裸花紫珠片治疗内痔Ⅰ期出血106例[C]//中华中医药学会.全国第十三次中医肛肠学术交流大会论文集.西安:全国第十三次中医肛肠学术交流大会.

何中鑫,刘汉顺,2022.自拟痔瘘消毒洗剂混合痔术后熏洗对创面愈合及术后肿痛的影响[J].辽宁中医杂志,49(8):126-129.

姜亚欣,刘佃温,刘翔,等,2019.槐榆清热止血胶囊治疗混合痔100例[J].医药导报,28(2):224-226.

刘娟,汪明,彭洪,等,2022.混合痔术后应用中药苦槐熏洗剂与聚维酮碘肛门熏洗的疗效对比观察[J].四川中医,40(6):88-91.

柳亮,2012.清热燥湿中药为主熏洗治疗痔疮84例[J].陕西中医,33(1):63-64.

覃川,向征,王子卫,等,2013.致康胶囊治疗内痔、肛裂出血临床观察[J].中国中医急症,22(1):154.

夏吉续,2013.中药熏洗治疗血栓性外痔的临床疗效观察[J].中国民族民间医药,22(12):75.

张平生,2001.加味熏洗方治疗痔疮46例[J].中医杂志,42(11):697.

张玥,郑兰,张亮亮,2018.活血散瘀汤加减熏洗治疗炎性外痔(气滞血瘀型)的临床观察[J].中西医结合心血管病电子杂志,6(30):152,154.

郑德,沈德海,应光耀,等,2012.促愈熏洗方不同浓度和熏洗时间对痔术后并发症疗效的影响[J].上海中医药大学学报,26(3):54-57.

Russo M, Giugliano F P, Quitadamo P, et al., 2017. Efficacy of a mixture of probiotic agents as complementary therapy for chronic functional constipation in childhood [J]. Italian Journal of Pediatrics, 43(1):24.

痔病的中西医结合治疗

# 第七章 痔病的手术治疗

虽然大部分的痔病可以通过调整饮食、改善生活习惯及药物治疗等保守的方法得到缓解，但对于保守治疗无效的有症状的痔病、伴有Ⅲ、Ⅳ度内痔的混合痔、严重影响患者工作生活的痔病，外科手术仍然是最有效的治疗方案。痔术后肛门疼痛、渗液、出血、肛门狭窄等并发症较多，因此痔的手术方式也在不断改良优化，从传统的结扎疗法到套扎疗法、吻合器治疗、超声引导下痔动脉结扎治疗、直肠上动脉介入栓塞治疗、内镜下痔的注射/套扎治疗等，痔的手术治疗正朝个体化、微创化发展。

## 第一节 痔结扎疗法

### 一、简介

痔结扎疗法又称痔缠扎疗法，是借助扎线阻断痔体经络气血，痔核逐渐坏死脱落，遗留创面修复自愈，从而达到治疗目的的方法。

目前临床上的单纯结扎法主要分为贯穿结扎法和非贯穿结扎法。该术式被认为是临床治疗痔最有效的手术方式之一，但其缺点为较长的恢复时间及明显的术后疼痛。

### 二、文献报道

痔结扎疗法在痔病治疗中的运用最早记载于两千多年前的《五十二病方》，文中记载"牡痔……系以小绳，剖以刀"，明确记述了以结扎疗法治疗牡痔。元代《世医得效方》记载用药线结扎痔核，并明确指出痔核脱落的时间为7日，对于临床有重要的指导意义。至明清时期结扎疗法治疗痔已非常普遍，《外科正宗》中有用头发结扎脱疽、用药线结扎痔核的记载；明代《疡科选粹》记载了外痔扎疗法；清代《医宗金鉴》记载了用药线勒痔根，每日紧线的技术等。

谢卡瓦特(Shekhawat)等的病例报道称，对有明显大便出血症状的Ⅱ、Ⅲ度内痔伴严重脱出的患者采用单纯药线结扎的方式进行治疗，10日后全部患者出血及脱出症状消失，4周内全部症状均得到缓解。术后的长期随访也无相关并发症。

## 三、适应证

适用于Ⅰ～Ⅲ度内痔或混合痔的内痔部分。

## 四、禁忌证

（1）有严重高血压、糖尿病及凝血功能障碍者。
（2）对麻醉不耐受者。

## 五、手术操作步骤

（1）采用局部麻醉、脊椎麻醉或静脉麻醉，取侧卧位、截石位或者俯卧位，局部常规消毒。
（2）麻醉达效后，用组织钳将内痔从肛门内拉出，充分暴露结扎部分。
（3）用血管钳于齿状线上方钳夹痔核基底部，在齿状线区将皮肤黏膜交界处剪开一小口，用缝线在止血钳下结扎，或用针带线从基底中心部位贯穿2次，做"8"字缝合结扎，用力拉紧结扎线，同时缓缓松开止血钳并退出。同法处理内痔痔核。
（4）术后直肠内放置凡士林纱条或红油膏纱条。

## 六、术后处理

（1）饮食：术后1～2日进半流质饮食，以后逐步过渡到普通饮食。
（2）排便：手术当日控制排便，术后第1日开始服用软化大便药物，避免用力排便，以减轻术后疼痛、便血、水肿的发生。
（3）坐浴：术后第1日开始进行中药等药物坐浴，每日2次；痔疮栓每日1粒纳肛。
（4）应用抗生素：酌情。

## 七、注意事项

（1）对于较大的痔核，建议采用贯穿结扎法，以避免结扎线脱落引起术后大出血。
（2）术后应重视排便管理，保持大便松软，以减少便后出血及脱线期大出血。
（3）应避免一次性结扎过多痔核，必要时可联合肛门括约肌松解术，以预防术后肛门狭窄。
（4）单纯的痔结扎疗法只能处理内痔部分，临床中常与外痔切除术或剥离术联合运用处理混合痔。

## 八、并发症处理

（1）出血：术后早期出血多因术中止血不彻底、结扎不牢靠或结扎线脱落引起；术后7～

10 日出血多因结扎线脱落、创面感染等所致。少量出血可采取局部压迫止血、缝扎止血等方法处理,对于大量出血,甚至伴有出血性休克者,除局部止血外,应密切观察生命体征,予吸氧、保暖、保持静脉通道开放、补足血容量、禁食或者流质饮食。

(2)尿潴留:由于术后肛门疼痛、麻醉作用、精神紧张、肛门敷料填塞等,术后会出现排尿不畅,甚至尿潴留。术前及术后应减少补液量、重视术后疼痛管理、术中充分止血以减少敷料填塞,对小便不畅者可给予针灸、热敷等物理疗法,仍不能排尿者,应及早留置导尿。

(3)肛门狭窄:多因结扎点过多,皮肤、黏膜保留不够或不当,术后感染瘢痕形成等引起,术中应避免在同一平面处理 3 个以上痔核,治疗应先采取扩肛治疗,无效者再进行肛门狭窄成形术或狭窄环切开术。

# 第二节  痔套扎疗法

## 一、简介

痔套扎疗法治疗内痔于 20 世纪 50 年代被首次提出,经过临床不断改良后沿用至今。经过数十年的发展与改进,套扎器械从最初的手术钳套扎发展到现在的专用套扎器,包括拉入式套扎器械和吸入式套扎器械,套扎所用的材料不仅有最初的胶圈,还出现了弹力线。本术式基本原理为将胶圈利用器械套于痔根部并对其进行紧缩而中断该处血供,其理论依据近似我国古代的痔结扎术,目的是使痔核缺血坏死脱落后进行直肠黏膜和肌肉组织的瘢痕修复。

## 二、文献报道

一项纳入了 33 篇随机对照试验、4 190 名患者的荟萃分析比较了胶圈套扎术和吻合器痔上黏膜环切术的疗效和安全性。在手术的有效率方面,胶圈套扎术组高于吻合器痔上黏膜环切术组,两者之间差异有统计学意义($P<0.000\ 01$),术后肛门失禁发生率及术后复发发生率结果提示两者之间差异无统计学意义($P=0.44$),在术中观察指标方面,胶圈套扎术组具有更短的手术时间及住院时间,统计学分析提示差异有统计学意义($P<0.000\ 01$)。且就安全性而言,吻合器痔上黏膜环切术组较胶圈套扎术组更容易出现术后出血、肛门狭窄、肛缘水肿及尿潴留等并发症,且胶圈套扎术价格更加低廉,故有学者认为本术式十分值得临床推广。

一些学者开展的一项样本量为 750 例随访期为 2 年的胶圈套扎术回顾性研究发现:92.8%的患者没有出现临床症状,仅有 6.93%的患者出现了疼痛、直肠出血、血管迷走神经症状等并发症,症状较轻且无须住院。因此,胶圈套扎术被认为是Ⅱ度和Ⅲ度内痔较为安全有效的治疗方法。

### 三、适应证

（1）Ⅱ度和Ⅲ度内痔。

（2）伴有内科疾病无法耐受根治性手术的患者亦可酌情使用。

（3）痔切除术中残留的内痔。

（4）混合痔内痔部分、轻度直肠黏膜脱垂、低位直肠息肉。

### 四、禁忌证

（1）有严重心、肝、肾疾病及凝血功能障碍者。

（2）有盆腔放疗史。

（3）严重免疫缺陷。

（4）直肠或肛管有严重感染或炎症性病变。

（5）近期内有硬化剂注射治疗史。

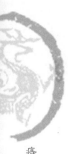

### 五、手术操作步骤

（1）采用局部麻醉、骶管麻醉或静脉麻醉，可根据术者习惯取侧卧位、膀胱截石位或折刀位等。

（2）适度扩肛，显露需套扎的内痔，评估痔核的大小及分布情况。

（3）局部消毒后，先选择较大的痔核进行套扎，套扎部位一般位于齿状线上 1~2 cm 处的痔核上极黏膜，套扎数目以每次 1~3 枚为宜。

（4）套扎完成后可予以痔疮栓纳肛。目前使用的套扎器分为牵拉式套扎器和吸引式套扎器。在肛门镜暴露痔后，前者用组织钳直接夹持内痔用手牵拉入套扎器套管内，然后把胶圈推至痔核基底部完成套扎；后者利用吸引装置，在套管内形成负压后，痔核自行进入套扎器管内进行套扎。两者原理相似，但后者单人即可完成，更为简单易行。

### 六、术后处理

参见本章第一节"痔结扎疗法"的术后处理。

### 七、注意事项

（1）套扎过程中应注意选择合适的位置再击发胶圈，确保套扎后胶圈应完全位于齿状线上方，套扎部位过低会增加术后肛门疼痛。

（2）应避免各套扎部位在同一水平面或套扎部位过于接近，以避免张力过大而引起组织损伤及胶圈滑脱等情况的发生。

（3）术后应重视排便管理,保持大便松软,以避免胶圈脱落期出血。

（4）单纯的痔套扎法只能处理内痔或混合痔的内痔部分,临床中常与外痔切除术或剥离术联合运用处理混合痔。

## 八、并发症处理

（1）内脏神经反射:多于套扎过程中出现,因扩肛及黏膜牵拉引起,主要表现为下腹不适感,伴恶心、头晕、胸闷、心悸、冷汗、面色苍白。体征改变可表现为心率减慢,血压降低。处理方法:治疗前休息良好,正常饮食,治疗过程中如发现以上情况,立即停止操作,平卧30 min 多可自行恢复。紧急情况下可予心电监护、吸氧、阿托品静脉注射等对症处理。特别需要关注的是既往有心血管疾病及高龄患者,代偿能力相对较差,需谨慎操作,严密观察,尽量缩短操作时间,适当减少套扎个数等。

（2）出血:套扎治疗过程中较少发生出血,套扎后的出血发生在术后1 周左右的痔核脱落期,少量出血多可自行缓解,大量出血多因大便干结或排便过于用力引起,也可因胶圈过早脱落、创面血管末端尚未完全栓塞引起,可采取局部压迫止血、缝扎止血等方法处理,对于大量出血,甚至伴有出血性休克者,除局部止血外,应密切观察生命体征,予吸氧、保暖、保持静脉通道开放、补足血容量、禁食或者流质饮食。

（3）肛门疼痛:多因套扎部位过低,涉及齿状线以下的肛管皮肤引起,术中应注意合理套扎部位的选择,疼痛严重者可给予止痛药物处理。

（4）肛门坠胀:术中及术后出现便意、肛门坠胀不适,为最常见的并发症。治疗后平卧休息约 30 min 多可减轻。部分症状可持续数日,但症状多较缓和,常可通过坐浴及口服止痛药得到缓解。术后应告知患者术后便意产生的原因,嘱尽量控制排便。

（5）坏死性盆腔脓肿:是胶圈套扎的罕见并发症,如临床见严重疼痛、高热和尿潴留等症状时,须警惕该并发症的发生,需紧急手术,进行坏死组织的清创处理。免疫缺陷症、中性粒细胞减少症及糖尿病患者盆腔感染的风险会明显增加。

## 九、评价

痔的胶圈套扎术对大多数患者而言可以作为痔切除术的极佳替代疗法。该技术的优点为相对无痛,操作简单,便于推广普及,尤其适用于脱垂性内痔的治疗。但是,必须认识到,它的疗效并不等同于手术切除的疗效。此方法只适用于不伴有外痔的单纯性内痔且对痔核的大小也有一定的要求。痔核体积太小,套扎后容易滑脱,而痔核过大可能无法完全纳入套扎腔内,引起坏死不全,增加出血或感染的风险。此外,对于肛门狭窄的痔病患者并不适用,因为胶圈脱落后形成瘢痕会加重其狭窄情况。尽管如此,因为这种方法具有并发症发生率低、长期疗效好、非常方便并易于被患者接受等优点,对于出血性痔和可复位的脱垂痔,推荐将胶圈套扎疗法作为门诊治疗的首选疗法。然而,对于外痔、肛乳头肥大、肛裂或者较大的痔,毫无疑问其他外科手术治疗将更有效。

# 第三节　痔外剥内扎术

## 一、简介

　　痔外剥内扎术是目前临床上最常用的术式之一。该术式的优点在于可以同时直接剥离齿状线周围外痔和内痔,引流通畅则术后切口感染率低,对肛门收缩功能影响很小。但术后疼痛明显,伤口愈合时间长。

## 二、文献报道

　　该术式虽为国内外手术治疗混合痔的经典术式,但因其本质属于痔切除术,早期的创面较大,所需愈合时间较长,对于术后护理有着较高要求,护理不当则有较高的感染风险。一例病例报道了混合痔外剥内扎术后便血,缝扎止血后继发细菌性肝脓肿。1994年、1996年、2014年也曾有痔外剥内扎术后继发肝脓肿的相关报道。有学者认为可能是由于术后内痔结扎线脱落导致创面暴露,细菌逆行进入门静脉系统而诱发的肝脓肿;亦有学者认为此类情况的发生可能是由被结扎组织坏死后导致的肠道菌群迁移引起。故术者对痔术后患者创面处理应十分谨慎,密切观察患者症状、体征,避免感染的发生。

## 三、适应证

　　(1)脱垂内痔需手法复位者或经常脱出于肛门外的内痔(即Ⅲ、Ⅳ度内痔)。
　　(2)经硬化剂注射疗法或其他非手术疗法,疗效不满意的内痔。
　　(3)内痔兼有息肉、肥大乳头或肛瘘时。
　　(4)混合痔。

## 四、禁忌证

　　(1)内痔伴有急性感染、溃疡、坏死或栓塞等并发症,手术暂缓进行。
　　(2)继发性内痔,如门静脉高压、心力衰竭所致者,需先治疗原发病。
　　(3)妊娠期妇女。

## 五、手术操作步骤

　　(1)采用局部麻醉、静脉麻醉等,取侧卧位、折刀位或膀胱截石位,麻醉后用组织钳夹住痔块部位皮肤,向外牵拉,显露内痔。在痔块基底部两侧皮肤做"V"字形切口,注意只剪开皮肤,不要剪破痔静脉丛。

（2）夹取皮肤,钝性分离外痔静脉丛,沿外痔静脉丛和内括约肌之间向上分离,并将痔块两侧黏膜切开少许,充分显露痔块底部和内括约肌下缘。

（3）用弯血管钳钳夹住痔核底部,在血管钳下结扎或行贯穿结扎,最后剪除痔核,保留结扎线上方 1 cm 左右的痔核残端。若痔块较大,也可用 2-0 薇乔可吸收外科缝线连续缝合痔块蒂部。皮肤切口不必缝合,以利引流。

（4）用同法切除其他两个母痔。一般在切除的两个痔块之间,必须保留一条宽约 1 cm 的正常黏膜和皮肤,以免发生肛门狭窄。创面敷以凡士林纱布或藻酸钙敷料等。

## 六、术后处理

参见本章第一节"痔结扎疗法"的术后处理。

## 七、注意事项

（1）对于较大的痔核,建议采用贯穿结扎法,以避免结扎线脱落引起术后大出血。

（2）术后应重视排便管理,保持大便松软,以减少便后出血及脱线期大出血。

（3）应避免一次性结扎过多痔核,同时应避免痔核结扎点在同一水平面,必要时可联合肛门括约肌松解术,以预防术后肛门狭窄。

## 八、并发症处理

（1）出血:为减少处理外痔时出血,可采用双频电刀或者超声刀切除外痔。术后早期出血多因术中止血不彻底、结扎不牢靠或结扎线脱落引起;术后 7~10 日多因大便干结或努挣引起结扎线脱落,或创面感染等所致。少量出血可采取局部压迫止血、缝扎止血等方法处理,对于大量出血,甚至伴有出血性休克者,除局部止血外,应密切观察生命体征,予吸氧、保暖、保持静脉通道开放、补足血容量、禁食或者流质饮食。

（2）尿潴留:由于术后肛门疼痛、麻醉作用、精神紧张、肛门敷料填塞等,术后会出现排尿不畅,甚至尿潴留。术前及术后应减少补液量、重视术后疼痛管理、术中充分止血以减少敷料填塞,对小便不畅者可给予针灸、热敷等物理疗法,仍不能排尿者,应及早留置导尿。

（3）肛门狭窄:多因结扎点过多,皮肤、黏膜保留不够或不当,术后感染瘢痕形成等引起,术中应避免在同一平面处理 3 个以上痔核,治疗应先采取扩肛治疗,无效者再行肛门狭窄成形术或狭窄环切开术。

# 第四节　外剥内扎术的改良术式

## 一、分段齿形结扎术

环状混合痔是临床上的常见病、多发病,但手术处理难度较大,患者术后并发症也较多。传统外剥内扎术存在齿状线及部分肛垫组织破坏、肛管内上皮组织缺损、肛管支架结构损失较大、手术创面大等缺点,术后易发生肛门疼痛、皮赘残留、肛周肿胀、肛门狭窄等并发症,进而影响预后。而分段齿形结扎术是在传统外剥内扎术式基础上进行改良,能合理地保留皮桥、黏膜桥的部位及数量,保护肛垫组织及肛门功能,有效保留齿状线组织,保护肛门神经感觉功能,减少手术创伤,减轻患者术后肛门疼痛。

1. 适应证

环状混合痔,Ⅲ、Ⅳ度内痔。

2. 禁忌证

(1) 有严重高血压、糖尿病及凝血功能障碍者。

(2) 对麻醉不耐受者。

3. 手术操作步骤

(1) 采用局部麻醉、静脉麻醉等,取侧卧位、折刀位或膀胱截石位,将环状混合痔分成4~5段,用组织钳钳夹痔核中央基底部,在痔核边缘做"V"字形切口,用电刀在皮肤与肌层之间潜行剥离皮下静脉丛,直至齿状线上约0.5 cm处。

(2) 用弯钳纵向钳夹内痔基底部,7号丝线在基底部行"8"字形缝扎,切除部分痔组织,保留残端约1 cm,修剪创面皮缘,适当剥离皮下静脉丛。

(3) 同法结扎其余各个痔核,结扎位置不能在同一平面,使痔核结扎点的连线呈曲线分布,以保证痔核脱落后的创面呈齿形。

(4) 术后肛门创面填塞凡士林纱条。

4. 术后处理

参见本章第一节"痔结扎疗法"的术后处理。

5. 注意事项

(1) 确保各痔核结扎点不在同一平面,以避免肛门狭窄及创面撕裂引起肛门疼痛、出血。

(2) 应保留适当的皮桥及黏膜桥,结扎时保证各个痔核间保留0.5 cm以上的皮桥及0.2 cm以上黏膜桥。

(3) 必要时可联合肛门括约肌松解术,以预防术后肛门狭窄。

6. 并发症处理

(1) 便血:注意区分术后创面的原发性出血和继发性出血。为减少处理外痔时出血,可采用双频电刀或者超声刀切除外痔。术后早期出血多因术中止血不彻底、结扎不牢靠或结扎线脱落引起;术后 7~10 日便血多因大便干结或努挣大便引起结扎线脱落,或创面感染等所致。少量出血可采取局部压迫止血、缝扎止血等方法处理,对于大量出血,甚至伴有出血性休克者,除局部止血外,应密切观察生命体征,予吸氧、保暖、保持静脉通道开放、补足血容量、禁食或者流质饮食。

(2)尿潴留:术后出现的排尿不畅甚至尿潴留常因术后肛门疼痛、麻醉作用、精神紧张、肛门敷料填塞等而致。术前及术后应减少补液量、重视术后疼痛管理、术中充分止血以减少敷料填塞,对小便不畅者可给予针灸、热敷等物理疗法,仍不能排尿者,应及早留置导尿。针刺疗法常选用直刺天枢穴、阴陵泉穴、三阴交穴,斜刺中极穴、关元穴,待得气后留针 30 min。

(3)肛门狭窄:多因结扎点过多,皮肤、黏膜保留不够或不当,术后感染瘢痕形成等引起,术中应避免在同一平面处理 3 个以上痔核,治疗应先采取扩肛治疗,无效者再行肛门狭窄成形术或狭窄环切开术。

## 二、外剥内扎保留齿线术

该术式由金定国首次提出,并由临床医生在实践过程中不断进行改良,其要点是在齿状线上 0.5 cm 处对内痔进行结扎,并在齿状线下方 0.5 cm 处根据病变部位的皮赘与结缔组织的形态和多少切除外痔,保留 0.9~1.0 cm 的齿状线区域。随着临床对肛管功能认识的深入,学者逐渐意识到齿状线对于肛管功能的重要性。保留齿状线完整性的优势在于维持肛门原始功能,但本术式大多没有彻底切除痔组织,导致术后有较大复发的可能。

1. 适应证
(1)脱垂内痔需手法复位者或经常脱出于肛门外的内痔(即 Ⅲ、Ⅳ 度内痔)。
(2)经硬化剂注射疗法或其他非手术疗法,疗效不满意的内痔。
(3)内痔兼有息肉、肥大乳头或肛瘘时。
(4)混合痔。

2. 禁忌证
(1)内痔伴有急性感染、溃疡、坏死或栓塞等并发症,手术暂缓进行。
(2)继发性内痔,如门静脉高压、心力衰竭所致者,需积极治疗原发病,不宜盲目地做此手术。
(3)妊娠期妇女。

3. 手术操作步骤
(1)采用局部麻醉、静脉麻醉等,取侧卧位、折刀位或膀胱截石位。
(2)在内痔痔核上方的痔动脉搏动处缝扎痔动脉,以减少患者术中的出血量和防止其术后大出血。
(3)用 7 号线采用分段齿形结扎法对内痔和其上方的黏膜进行缝扎,以能够悬吊痔核、恢复肛垫的功能为宜。保留肛垫,切除内痔。结扎线的下缘应在齿状线上 0.5 cm 左右。
(4)在距离肛缘 2 cm 左右至齿状线下约 0.5 cm 处做放射状切口,剥离外痔曲张的静脉丛或结缔组织,以保留完整的齿状线和齿状线区。
(5)术毕肛内填塞凡士林纱布等。

4. 术后处理

参见本章第一节"痔结扎疗法"的术后处理。

5. 注意事项

确保各痔核结扎点不在同一平面,结扎时保证各个痔核间保留 0.5 cm 以上的正常黏膜。

6. 并发症处理

(1) 出血:注意区分术后创面的原发性出血和继发性出血。也要仔细观察出血的类型,是创面渗血还是搏动性出血。另外还要注意有无出血倒灌入直肠和结肠内的情况。为减少处理外痔时出血,可采用双频电刀或者超声刀切除外痔。术后早期出血多因术中止血不彻底、结扎不牢靠或结扎线脱落引起;术后 7~10 日便血多因大便干结或努挣引起结扎线脱落,或创面感染等所致。少量出血可采取局部压迫止血、缝扎止血等方法处理,对于大量出血,甚至伴有出血性休克者,除局部止血外,应密切观察生命体征,予吸氧、保暖、保持静脉通道开放、补足血容量、禁食或者流质饮食。及时清除倒灌入肠道的血液或血块并注意防止再次发生出血。

(2) 尿潴留:术后出现的排尿不畅,甚至尿潴留常因术后肛门疼痛、麻醉作用、精神紧张、肛门敷料填塞等而致。术前及术后应减少补液量、重视术后疼痛管理、术中充分止血以减少敷料填塞,对小便不畅者可给予针灸、热敷等物理疗法,仍不能排尿者,应及早留置导尿。针刺疗法常选用直刺天枢穴、阴陵泉穴、三阴交穴,斜刺中极穴、关元穴,待得气后留针30 min。

(3) 肛门狭窄:多因结扎点过多,皮肤、黏膜保留不够或不当,术后感染瘢痕形成等引起,术中推荐于麻醉后先行手法轻柔扩肛,根据实际情况和经验肛管以容纳 2~3 指为度,应避免在同一平面处理 3 个以上痔核,治疗应先采取扩肛治疗,无效者再行肛门狭窄成形术或狭窄环切开术。

## 三、内痔齿形套扎外痔剥离术

内痔齿形套扎外痔剥离术是将内痔套扎技术、齿状线保留理念与外剥内扎术的互相融合,将内痔、外痔分而治之,同时保留了齿状线,减少了术后疼痛等并发症的发生,维护术后肛门的精细控便能力,缩短术后愈合时间。

该术式是上海中医药大学附属曙光医院肛肠的特色诊疗技术之一。

1. 适应证

参见本节中外剥内扎保留齿线术的适应证。

2. 禁忌证

参见本节中外剥内扎保留齿线术的禁忌证。

3. 手术操作步骤

(1) 采用局部麻醉或静脉麻醉等,取侧卧位、折刀位或膀胱截石位。适度扩肛后置入一次性肛门镜,显露痔核及痔上黏膜,确定痔核的数目及具体位置后设定套扎方案。

(2) 术者持自动套扎器将吸入口对准齿状线上 1 cm 痔上黏膜,扣动负压扳机将黏膜吸入套扎器内,扣动套扎胶圈扳机将橡胶圈套扎住痔上黏膜基底部;同法套扎其他痔上黏膜,原则上每次套扎不超过 4 个痔核;各套扎点呈齿形分布,避免在同一平面。

（3）外痔部分做放射状梭形切口,剥离后至齿状线下方 0.5 cm 处。

（4）充分止血后,敷料填塞创面,宽胶布加压固定包扎。

4. 注意事项

（1）应先行痔上黏膜套扎,套扎后可使肛垫上提,外痔切除范围及创面面积的减小,对缩短手术时间,减轻术后疼痛,缓解术后渗血、水肿等并发症具有重要作用。

（2）齿状线区的保留,保护了其精细控便功能,有效改善排便情况,避免感觉性失禁的发生。

（3）术中各套扎点或结扎点呈齿形分布,可有效避免术后线性瘢痕的形成,减小对肛管周径的影响,避免术后肛管狭窄的发生,两组患者术后随访均无肛管狭窄发生。

（4）内痔、外痔在齿状线上下分别得到处理,术后复发率降低。

（5）套扎部位应位于齿状线上 1 cm 以上,如果套扎部位过低,胶圈脱落后套扎部位以下的皮肤黏膜有外翻可能,增加术后水肿、疼痛的发生。

5. 术后处理

参见本章第一节“痔结扎疗法”的术后处理。

6. 并发症处理

参见本节中外剥内扎保留齿线术的并发症处理。

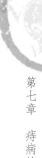

# 第五节　闭合式痔切除术

## 一、简介

闭合式痔切除术是痔手术的典型术式之一,手术过程主要是切除痔核曲张静脉丛后对皮肤及黏膜切口进行连续缝合,曾是欧美国家最常用的痔切除术。

该术式在美国广泛运用,其优点是通过缩小开放手术创面范围同时缩短创面愈合时间,减少术后因创面裸露所引起的创面疼痛及肛周潮湿等并发症。但国内学者担心术后肛门狭窄及肛门感染等并发症的发生率会随着切除的创面及缝合次数增多而上升,因此国内较少开展。

## 二、文献报道

部分临床对照研究提示,在进行闭合式痔切除术后,多达 25% 的患者可能会发生肛门缝合线部分破裂。然而,有研究表明,尽管切口裂开的风险很高,闭合式痔切除术在切口愈合方面仍优于开放式术式。国外有学者认为,该术式术后并发症少,远期疗效证实患者满意度高,出现排便节制功能障碍和再手术率低,可作为痔切除术的“金标准”。

一项系统评价对包含 1 326 名患者的 11 个随机对照试验研究进行分析比较,发现接受闭合式痔切除术患者在术后疼痛减轻程度($P=0.001$)、伤口愈合速度($P<0.000\ 1$)、术后出血风险降低($P<0.02$)等方面均优于外剥内扎术,但手术时间较长($P<0.000\ 1$),而在排便疼痛、住院时间、术后并发症、痔复发及手术部位感染率等方面没有明显差异。

在治疗效果方面,两者同样安全有效;但就患者长期满意度而言,部分临床对照研究提示闭合式痔切除术要优于痔外剥内扎术。事实上,痔外剥内扎术及闭合式痔切除术这两种传统痔切除术均可能发生严重的术后疼痛,为了最大限度地减少术后的疼痛,临床上已将能量器械(如 Starion、Harmonic、LigaSure 等)引入痔切除术中,能够有效减少术中出血,减轻术后疼痛。

## 三、适应证

参见本章第四节中外剥内扎保留齿线术的适应证。

## 四、禁忌证

参见本章第四节中外剥内扎保留齿线术的禁忌证。

## 五、手术操作步骤

(1)术前准备:①少渣饮食 1~2 日;②手术区备皮;③术前肠道准备。

(2)患者采取截石位,术野消毒铺巾,扩肛至可容纳 4 指,置入肛门直肠牵开器,显示相应痔核位置,确认痔核大小、位置及肛内关系。

(3)沿痔核根部向肛门中心方向做梭形切口至齿状线上痔核蒂部血管,沿切口切开肛缘皮肤及黏膜,深度至肛门括约肌表面。

(4)将痔核组织用无创组织钳提起,于肛门括约肌表面剥离痔核血管丛至其蒂部,结扎痔核血管蒂并切除远端痔核,创面予以电刀或纱布压迫止血,注意保留足够皮桥,避免术后狭窄。

(5)创面止血满意后采用 3-0 薇乔可吸收外科缝线,自切口黏膜缘向肛缘方向单层连续缝合。在缝扎痔血管蒂后使用组织剪将所有残留的痔切除,通过在黏膜下和皮下潜行剥离一小段距离并清除其下方静脉,将因痔静脉残留而引起术后并发症的可能降至最低。

# 第六节　高野术式

## 一、简介

该术式由日本医生高野正博于 1989 年首次提出。该术式的优点在于切口两侧进行潜行分离,在剥离副痔的同时又可以做到形成新的皮瓣,避免肛管狭窄,加快创面愈合,减轻术后水肿、疼痛程度。但本术式操作较为复杂,手术时间较长,对施术者技术要求较高,推广有一定难度。

## 二、文献报道

国内一项临床研究,对 190 例痔病患者采用高野术式治疗,结果 190 例患者均治愈,其中 15 例发生尿潴留,8 例发生肛缘水肿,6 例有肛门皮赘残留。

## 三、适应证

参见本章第四节中外剥内扎保留齿线术的适应证。

## 四、禁忌证

参见本章第四节中外剥内扎保留齿线术的禁忌证。

## 五、手术操作步骤

(1)让患者取侧卧位,对其骶尾部进行常规消毒后进行椎管内麻醉。麻醉成功待患者肛管松弛后对其术区、肛管、直肠下段黏膜进行常规消毒,在其术区铺巾。

(2)自外向内做一类梭形切口,从外端开始沿皮下及黏膜下向肛门内锐性分离直达内痔上方,切除或剪破部分痔组织,用可吸收缝线贯穿缝扎根部。

(3)分别提起两侧切缘,剥离两侧皮下及黏膜下的小痔核或静脉丛,并向两侧稍作潜行分离,使之形成一定宽度的黏膜皮瓣。

(4)创面电凝止血后,用缝扎根部的同一带针缝线自内向外锁边缝合一侧切缘至黏膜皮肤移行处后转向对侧,再自外向内锁边缝合对侧切缘至根部,形成一个荷包缝合,收紧缝线,再次结扎根部。

(5)再用该缝线于根部稍上方黏膜面进针,从黏膜皮肤移行处创面出针,使根部及附近组织得以固定,然后连续缝合皮肤切缘,外侧保留 0.5~1 cm 切口不予缝合以作引流。最后在根部结扎线外剪除已分离的痔块。

## 六、注意事项

(1)不宜一次切除过多痔核,需保留足够的皮桥及黏膜桥,切口缝合时需要无张力缝合,以避免肛门狭窄。

(2)术中可切断部分肛门内括约肌以减少术后肛门疼痛。

# 第七节　吻合器痔上黏膜环切术

## 一、简介

吻合器痔上黏膜环切术（procedure for prolapsed hemorrhoid，PPH）最初是治疗直肠黏膜脱垂的治疗方式，1998 年隆哥（Longo）根据肛垫下移学说首次提出将该术式应用于痔的治疗。该术式优点为创伤小、恢复快。吻合器环形切除黏膜属于非开放性伤口，出血少，术后恢复快。但应用吻合器治疗，增加手术成本和患者的经济负担，且长期随访的复发率较传统外剥内扎术高。

## 二、文献报道

意大利一项研究调查了 2000~2016 年 17 年间痔病手术选择变化情况，发现 PPH 在治疗Ⅲ度内痔中的应用占比，从 2000~2007 年间的 30%~35%下降到 2016 年的 5%，分析其原因，可能与该手术可能存在的长期并发症，以及直肠阴道瘘、直肠尿道瘘、前列腺脓肿、盆腔脓毒症、持续疼痛等严重并发症的发生有关。一项关于 PPH 和开放性的痔切除术的系统回顾性分析发现 PPH 手术时间短、术中出血少、术后早期疼痛轻，是一项安全的手术，但长期随访发现患者对 PPH 的满意度可能会随着时间的推移而下降，2 年随访开放性痔切除术似乎与更高的患者满意度相关。另外一项关于 PPH 和传统痔切除术的系统回顾性分析及荟萃分析也发现，与传统痔切除术相比 PPH 短期受益，但两种手术的总并发症发生率相似，而PPH 有较高的术后复发率。

## 三、适应证

Ⅱ~Ⅳ度内痔或混合痔的内痔部分。

## 四、禁忌证

（1）妊娠妇女、儿童。
（2）有顽固性便秘、盆腔肿瘤、门静脉高压、肛周脓肿、肛管狭窄、全层直肠脱垂者，以及既往有 PPH 手术史、不能耐受手术者。

## 五、手术操作步骤

（1）用一个特制的圆形肛管扩张器导入肛门内部，使痔脱垂或肛管黏膜脱垂部分复位。

（2）移去扩张器的内芯，导入肛镜缝扎器，根据程度缝合脱垂黏膜。这一步被称为"制作荷包"，荷包的情况可以根据痔脱垂情况而定。

（3）旋开圆形痔吻合器，使其钉转头深入到荷包线上端，然后将缝线打结。

（4）拉动缝线，使脱垂黏膜层置入吻合器的空腔中，闭合吻合器，由于吻合器有锋利的刀及缝合系统，确定位置后将脱垂黏膜切除。静止 30 s 以缝合止血。将扩张器和吻合器取出。

## 六、注意事项

（1）黏膜下缝合时，应避免损伤女性阴道后壁和男性患者的前列腺和尿道。

（2）荷包缝合应在齿状线上约 5 cm，要在同一水平面上，尽量自出针点原位进针。

（3）荷包缝合水平避免过低，以免造成肛门狭窄。

（4）PPH 对以脱垂为主的痔病最为合适，对合并外痔者，必要时结合外痔切除术。

## 七、并发症及处理

（1）吻合口出血：在击发吻合器后，保持吻合器关闭状态 30 s，可起到压迫止血作用。仍有渗血者，可在渗血处加缝 1~2 针。

（2）直肠阴道瘘：在女性患者荷包缝合牵拉线应避免位于直肠前壁，限于黏膜及黏膜下层，在击发前必须检查阴道后壁是否被牵拉到吻合器内。

（3）肛门狭窄：多由吻合口位置过低，或术后吻合口炎症刺激所致，可尝试扩肛治疗，如不能改善或严重狭窄者，需进行手术切开狭窄环或在狭窄处行橡皮筋挂线处理。

# 第八节　选择性痔上黏膜切除钉合术

## 一、简介

选择性痔上黏膜切除钉合术(tissue selecting therapy stapler, TST)是基于 PPH 和分段齿形结扎术的一种改良手术，由我国肛门病专家王业皇提出。与 PPH 的痔上黏膜环形切除相比，该术式的优势在于选择性地切除需要处理的痔核部位的痔上黏膜，避免了直肠黏膜的环形切除，保留了部分直肠黏膜，保护了肛门功能，降低了术后肛门狭窄及吻合口出血的风险，并且有利于术后患者肛门控便和感觉的恢复，创面更小，预后更佳。

## 二、文献报道

国内一项纳入 195 例Ⅲ、Ⅳ度内痔患者的临床研究显示,TST 组在第一次排便时,以及术后 12 h、第 3 日和第 7 日的疼痛评分明显低于 MMH 组($P = 0.001$),TST 组的疼痛评分低于 MMH 组($P = 0.001$)。此外,TST 组未发现直肠阴道瘘病例。TST 组和 MMH 组的 1 年复发率分别为 3.3%(4/121)和 2.7%(2/74)($P = 1.0$),两者的复发率相当。一项纳入了 22 个随机对照研究的荟萃分析显示,与 PPH 和外剥内扎术相比,TST 在减少术后尿潴留、肛门狭窄、大便失禁等不良事件方面具有优势,而 PPH 在降低痔患者复发率方面的效果最差。

## 三、适应证

非环状脱垂为主的Ⅲ、Ⅳ度内痔。

## 四、禁忌证

妊娠妇女、儿童、有顽固性便秘者,以及盆腔肿瘤、门静脉高压、不能耐受手术者。

## 五、手术操作步骤

(1)术前肠道准备,选择脊椎麻醉或骶管内麻醉,取侧卧位、截石位或俯卧式折刀位,会阴部常规消毒铺巾。

(2)根据痔核的数目和大小选择适合的肛门镜,单个痔核的用单开口肛门镜;2 个痔核用两开口肛门镜;3 个痔核选用三开口肛门镜。

(3)适度扩肛,插入肛门镜,拔除内筒后,旋转肛门镜,使拟切除的痔上黏膜位于开环式的窗口内。

(4)单个痔核在痔上 3~4 cm 行黏膜下缝合引线牵引,2 个痔核可分别进行两处黏膜缝合引线牵引或可用单线一次缝合两处,3 个则可作分段性荷包缝合,如痔核较大脱出严重时可行双荷包引线牵引。缝合仅在黏膜及黏膜下层进行,避免伤及肌层。

(5)逆时针旋开吻合器的尾翼,待吻合器的头部与本体完全松开后,将吻合器的头部插入扩肛器内,将荷包线围绕中心杆收紧打结,通过缝线导出杆将缝线自吻合器本体的侧孔导出,持续牵引,顺时针旋紧吻合器,脱垂的直肠黏膜通过肛门镜的窗口牵进吻合器的钉槽内。此时,感觉旋钮有阻力,吻合器指示窗的指针显示进入击发范围。已婚女性检查是否缝住阴道后壁。打开机身保险,击发,完成切割和吻合。固定吻合器本体等待 30 s 后,逆时针旋松尾翼 3~5 圈,将吻合器拔出。

(6)观察吻合口,如两个吻合口间存在缝合线搭桥,则可以直接剪断;两端凸起部分分别上钳后用 7 号丝线双重结扎。若有活动性出血则行"8"字缝扎止血。肛纳复方角菜酸酯栓,检查手术切除标本并送检病理。

## 六、注意事项

参见本章第七节"吻合器痔上黏膜环切术"的注意事项。

## 七、并发症及处理

参见本章第七节"吻合器痔上黏膜环切术"的并发症处理。

# 第九节　超声引导下经肛痔动脉结扎术

## 一、简介

超声引导下经肛痔动脉结扎术(dopple guided hemorrhoid artery ligatoion, DGHAL)是治疗痔病的新型微创疗法,是集超声波探查、缝扎手术为一体的新的诊疗技术。该技术为非手术切除治疗,不适感甚微,创伤小,术后并发症少,在治疗痔病的同时完好地保存了肛门衬垫组织不受破坏,保持了肛门原有的自制不受影响,有效地避免其他治疗方法容易引起的诸多并发症和严重后遗症。

该术式为无痛微创痔术式,使用超声定位痔动脉,并通过非切除式快速、精确的结扎缝合,使痔上动脉和直肠黏膜被固定缝合于肌层,同时,结扎部位发生慢性炎症与组织纤维化,从而使痔核缺血萎缩而达到治疗目的。

DGHAL 是利用超声探头探查肛门一周的动脉血管超声信号,尤其是痔上动脉终末支的经典位置,即截石位 3、7、11 点,当探头位于动脉位置时,仪器会发出信号,从而准确定位痔核区动脉血管,通过肛门镜的操作窗,可以准确缝扎直肠上动脉及其分支,封闭、阻断进入痔核区域的有效血流。DGHAL 治疗痔病的机制:①痔动脉阻断后进肛垫的血液减少,痔静脉丛内压下降,从而痔的出血、疼痛症状均可随之消失;②缝扎对脱垂的肛垫起到了悬吊作用;③痔动脉结扎后,局部的炎症反应帮助了黏膜与黏膜下层之间的固定;④肛垫的张力降低和复位促进结缔组织再生,从而促进痔的萎缩。

## 二、文献报道

一项纳入了 1 000 例 Ⅱ～Ⅳ 度内痔病例的单中心研究显示,术后有 14 名患者(1.4%)出现急性出血,31 名患者(3.1%)出现疼痛/里急后重,23 名患者(2.3%)出现尿潴留。平均随访时间为(44±29)个月,症状复发率为 9.5%,共 95 名患者出现复发症状,其中 12 名患者出现出血(1.2%),46 名患者出现脱垂(4.6%),37 名患者出现出血和脱垂(3.7%)。Ⅱ~Ⅳ度内痔患者的复发率分别为 8.5%、8.7% 和 18.1%。另外,该研究发现年龄较小、Ⅳ度内痔和高位动脉结扎对结果有负面影响。

虽然 DGHAL 对缓解痔出血有显著的治疗效果,但对伴有脱垂症状的痔的治疗效果欠佳,因此在临床应用中,多联合其他方式治疗痔的脱垂症状,如肛门直肠修补术、外剥内扎术等。国外一项研究对 30 例Ⅲ~Ⅳ度内痔应用 DGHAL 联合肛门直肠修补术进行治疗,结果发现 87.5% 的患者在 30 日后确认症状完全缓解,93% 的患者在手术后 6 个月感觉没有症状。没有患者出现排便困难、尿急或大便失禁等并发症。24 个月随访后,仅 1 例患者出现出血和脱垂复发;93% 的患者对治疗结果表示满意。

另一项纳入了 14 项研究共 1 316 例患者的荟萃分析将 DGHAL 和广为采用的 PPH 微创术式进行了对比,发现 DGHAL 在住院天数、术后 24 h 疼痛评分及术后肛门狭窄发生率方面低于 PPH,而复发率高于 PPH 组。

## 三、适应证

（1）以便血、脱出为主要症状的内痔。
（2）混合痔的内痔部分。

## 四、禁忌证

（1）肛门感染。
（2）合并恶性肿瘤者。
（3）单纯炎性外痔、血栓性外痔。
（4）伴有凝血机制障碍者。
（5）血糖控制不佳者。
（6）妊娠期和哺乳期妇女。

## 五、手术操作步骤

（1）采用静脉麻醉或骶管麻醉,取膀胱截石位。
（2）把带有超声探头的特制肛门镜和超声痔动脉检测仪连接。
（3）将肛门镜缓慢置入肛管直肠内,使超声探头位于齿状线上 2~3 cm。
（4）沿肛门直肠纵轴方向缓慢旋转肛门镜,在超声引导下寻找痔动脉波动点,以探测到搏动最明显处为手术窗口。
（5）消毒进针窗口,用 3-0 薇乔可吸收缝线"8"字缝扎痔动脉,仪器探测出搏动声明显减弱或消失,证明此处动脉缝扎成功。同法处理其他痔动脉搏动点。
（6）对于混合痔的外痔部分,可行外痔切除术。
（7）术毕以痔疮栓纳肛,凡士林纱条填塞创面。

## 六、术后处理

（1）饮食：术后 1~2 日进半流质饮食，以后逐渐过渡到普通饮食。

（2）排便：手术当日控制排便，术后第 1 日开始服用软化大便药物，避免用力排便，以减轻术后出血发生。

## 七、注意事项

痔动脉结扎应选择合适的位置，结扎位置过高，痔动脉不能完全阻断，不能达到解决痔出血的目的；结扎位置过低，由于局部血管分支密集，淋巴管丰富，不仅容易引起术中出血，且增加术后水肿的发生。结扎点选择在齿状线上 2 cm 左右既可以达到确切的止血效果，又可最大限度减少术后疼痛及水肿的发生。

DGHAL 治疗痔病具有创伤小、改善症状迅速、疗效显著和并发症少的特点，但并不能解决所有的痔病，有学者认为其对以出血为主要症状的 Ⅱ、Ⅲ 度内痔最为合适。临床中，有学者将 DGHAL 与痔悬吊术或胶圈套扎术相结合治疗混合痔，其在减少术后并发症、缩短创面恢复时间的同时，取得了满意的临床疗效。

# 第十节　痔硬化剂注射术

## 一、简介

痔硬化剂注射术是痔病最古老的治疗形式之一。公元 982 年，宋代《太平圣惠方》中就有关于砒剂治疗痔病的记载，名为枯痔疗法。其后历经千年，不断演变及发展，是近现代痔硬化剂注射术的前身。

## 二、文献报道

1869 年摩根（Morgan）在都柏林首次报道注射硫酸铁治疗痔病。1871 年某学者采用橄榄油和苯酚混合液进行治疗取得较好疗效，但由于苯酚含量过高，出现了剧烈疼痛、黏膜坏死等严重并发症。为了探索一种理想的硬化剂，中国中医研究院广安门医院史兆岐教授于 1977 年利用中药五倍子和白矾的主要成分成功研制了消痔灵注射液，达到萎缩痔核的目的同时减少对肛管黏膜的损伤，并在日本、韩国得到广泛应用。1998 年日本提取消痔灵的主要成分研制出硫酸铝钾鞣酸（aluminum potassium sulfate and tannic acid，ALTA），其商品名为 Ziohn® ，具有更加明显的炎症反应和纤维化效果。除此以外，其他常用的硬化剂还有 5% 苯酚杏仁油、5%奎宁、尿素、高渗盐水、聚桂醇、聚多卡醇等。

一项纳入80例Ⅰ～Ⅲ度内痔患者的随机对照试验对5%苯酚杏仁油和50%葡萄糖溶液两种注射溶液的治疗效果进行比较后发现,两组患者的围手术期疼痛程度、患者满意度和接受度、出血和脱垂症状的改善率比较差异均无统计学意义,但使用5%苯酚杏仁油注射液治疗的患者中,有3例患者发生肛门黏膜溃疡。一项案例报告报道了一名2岁患儿在使用苯酚作为硬化剂用于治疗直肠脱垂后死亡。一项纳入135例Ⅲ度内痔患者的回顾性研究对5%苯酚杏仁油和硫酸铝钾联合单宁酸两种注射疗法的有效性进行了比较,结果显示,使用两种药物1年后的治愈率分别为20%和75%($P<0.01$),该研究认为,对于Ⅲ度内痔患者,硫酸铝钾联合单宁酸相比5%苯酚杏仁油的效果更好。另一项纳入150例Ⅰ、Ⅱ度内痔患者的随机对照试验对3%聚多卡醇和5%苯酚两种注射硬化剂进行比较后发现,前者具有更好的安全性和有效性。综上所述,不推荐使用苯酚类药物作为硬化剂用于内痔的治疗。

一项观察性研究发现,芍倍注射疗法可有效治疗Ⅰ～Ⅲ度内痔和静脉曲张性混合痔,其中内痔治愈率为100%(96/96),静脉曲张性混合痔治愈率为96.2%(100/104),3日后便血及脱垂的消失率为100%,7日后痔核完全萎缩率为95%,术后有少数患者出现肛门疼痛和排尿不畅,但1日内均自行缓解,未见其他不良反应,术后随访半年治愈率为94.4%(85/90),显效率为5.6%(5/90)。另一项研究发现,芍倍注射疗法对Ⅰ、Ⅱ度内痔患者的治愈率为100%(50/50),显著高于微波治疗组的72%(36/50),术后当日有患者出现肛门坠痛不适和排尿不畅,未见其他不良反应,且3日后便血及痔核脱出症状完全消失,该研究还发现,相比仅接受手术治疗,芍倍注射疗法联合手术治疗Ⅲ、Ⅳ度内痔患者的治愈率更高,且术后患者在创面疼痛、肛缘水肿、尿潴留和肛门狭窄等方面表现更优。由此认为,芍倍注射疗法适用于治疗Ⅰ～Ⅲ度内痔和静脉曲张性混合痔,但该结论还需要更多质量更高的随机对照试验证实。

一项纳入80例Ⅰ、Ⅱ度直肠脱垂患者的随机对照试验发现,芍倍注射疗法与消痔灵注射疗法的近、远期疗效相当,但芍倍组患者发生肛门局部不良反应的比例(10%,4/40)明显低于消痔灵组(45%,18/40)。一项纳入125例静脉曲张性混合痔患者的随机对照试验发现,芍倍注射疗法的治疗有效率(95.59%,65/68)显著高于消痔灵注射疗法(80.70%,46/57),且采用芍倍注射疗法的患者在术后24 h的疼痛程度更轻,术后第3日和第7日的痔核黏膜改善效果更好,在6个月后的随访中,芍倍组患者硬结的发生率(2.94%,2/68)显著低于消痔灵组(66.67%,38/57),其他不良反应比较差异无统计学意义。

另一项纳入136例Ⅰ～Ⅲ度内痔和混合痔患者的随机对照试验显示,芍倍注射液组的治疗有效率与消痔灵组比较差异无统计学意义,但芍倍注射液组术后并发症的发生率显著低于消痔灵组。荟萃分析的结果也显示,相比消痔灵注射液,芍倍注射液治疗Ⅰ～Ⅲ度内痔及混合痔的综合疗效更好,术后不良反应更少。但由于文献质量偏低,上述结论有待更高级别的研究结果验证。

## 三、治疗原理

痔硬化剂注射术的原理是通过将硬化剂注射到痔核黏膜层、黏膜下层、基底部或痔核本身,产生无菌性炎症反应,继发性的胶原纤维化改变,血管栓塞减少内痔血供,致使痔核萎缩,肛管处松弛的黏膜因组织纤维化而固定在肛管壁上,进而缓解脱垂症状。

## 四、药物和制剂种类

注射疗法的药物和制剂种类繁多。根据药物对痔组织产生的作用不同,把引起痔组织坏死的称坏死剂,使组织产生炎症反应,导致纤维化而不引起坏死的称硬化剂。使用坏死剂常发生感染和大出血,特别是广泛的组织坏死和感染,因此,目前多使用硬化剂注射。国内外目前使用的注射药物和制剂见表7-1。

表7-1 国内外常用的硬化剂

| 序号 | 名称 | 主要成分 | 适应证 | 主要机制 |
|---|---|---|---|---|
| 1 | 消痔灵注射液 | 明矾、五倍子等 | 各度内痔、静脉曲张型混合痔 | 产生无菌性炎症反应、纤维组织增生 |
| 2 | 消痔液 | 白矾、五倍子 | 各度内痔 | 止血、凝固蛋白 |
| 3 | 芍倍注射液 | 柠檬酸、没食子酸、芍药苷 | 各度内痔 | 促凝血、止血、抗急慢性炎症 |
| 4 | Ziohn | 硫酸铝钾鞣酸、单宁酸 | 各度内痔 | 诱导无菌性炎症反应,形成肉芽肿和纤维化 |
| 5 | Paoscle | 苯酚杏仁油 | 各度内痔 | 炎症反应,纤维化 |
| 6 | 聚桂醇 | 聚桂醇、乙醇、注射用水 | 各度内痔 | 破坏血管内皮细胞,诱导血管纤维化 |

## 五、手术操作步骤

(1)单纯注射法:主要适用于初期内痔,分为 Albright 法和 Takano 法。Albright 法注射部位在齿状线上 2~3 cm 处黏膜下层;而 Takano 法在齿状线近端 2~3 mm 处向上推注药物。Takano 法比 Albright 法简单。

(2)三步注射法:上海中医药大学附属曙光医院肛肠科杨巍主任根据多年临床经验,总结归纳出"三步注射法"。第一步"断流":注射针尖贴住左手示指同时进针,进针角度约 15°,在痔动脉区回抽无血后注入药液 3~4 mL,用于阻断痔的血供。男性患者于前侧注射时应特别注意进针角度,避免刺伤前列腺,女性前侧注意勿穿透直肠阴道隔。第二步"固脱":于痔核中央进针,进针角度约 45°,至有落空感(不到肌层),抽吸无回血,注药 3~4 mL,用于固定粘连黏膜层和肌层,防止脱垂。第三步"止血":黏膜下层注射完后,缓慢退针至黏膜层,注入药液 3~4 mL 至痔核饱满、血管显露。注射完毕后反复对已注药的部位进行揉压,使药物均匀散开。

(3)四步注射法:史兆岐教授主张消痔灵"四步注射法"。第一步:痔上动脉区注射,将消痔灵注射液注射到内痔上方黏膜下层的动脉附近,使动脉产生无菌性炎性栓塞。第二步:痔区黏膜下层注射,在痔中部进针,刺入黏膜下层后做扇形注射,使药液尽量充满黏膜下层血管丛中,以痔弥漫肿胀为度。第三步:痔区黏膜固有层注射,第二步注射完毕后,缓慢退针,多数病例有落空感,为黏膜退至肌板上的标志,注射后,黏膜呈水疱状。第四步:洞状静脉区注射,用 1:1 消痔灵注射液,在齿状线上方 0.1 cm 处进针,刺入痔体的斜上方 0.5~

1 cm,做扇形注射,一般注射量为 10~20 mL。

## 六、适应证及禁忌证

适用于有症状的内痔患者,特别适用于伴出血症状或有继发性出血风险的患者。禁忌证为血栓性外痔、有血栓形成倾向、肛周感染及炎性肠病患者。

## 七、优点和局限性

痔硬化剂注射术是一种安全性较高的治疗方式,其并发症的发生率较低。然而痔硬化剂注射术也存在一定的局限性,主要是其注射部位定位不当会增加医源性风险和并发症的概率。此外,痔硬化剂注射术的有效性可能与注射的深度、方向和部位相关,但目前尚缺乏不同治疗方法之间的随机、对照试验以给予高质量等级推荐的循证医学证据支持。

## 八、并发症

痔硬化剂注射术后最常见的并发症为感染,多见局部感染,严重者可见直肠坏死及败血症,表现为下腹部弥散性疼痛。其他较严重的并发症有肛周硬结、肛门疼痛、排尿困难等。药物注入前列腺,还会出现血尿、尿频及多尿。还有文献报道过如肝功能损伤、直肠阴道瘘、腹部间室综合征等罕见并发症的发生。

## 九、注意事项

注射硬化剂时需把握好注射角度和深度,如注射过浅,黏膜易形成水疱导致坏死和溃疡。例如,注射过深,会损伤肌肉及邻近脏器,如尿道、阴道及前列腺。注射前必须回抽以确认药物没有进入血管,防止并发症的产生。

# 第十一节　痔的激光治疗

## 一、简介

激光技术应用于痔病治疗主要包括 $CO_2$ 激光和脉冲激光,其优点为出血少,治疗后疼痛轻微及治疗时间短,耐受性较高,可作用于黏膜下组织而不损伤肛门括约肌。近些年,临床上联合多普勒引导用激光治疗闭合痔上动脉终末支,以阻断痔血供,无须缝合而起到萎缩痔核的目的。治疗时,患者呈截石位,使用直径为 23 mm 专用直肠镜置入肛管,直肠镜上有引入多普勒探头的窗口,以识别痔上动脉终末支,一旦确定,则通过激光纤维对每条动脉进行电灼。激光发射采用 980 nm 二极管激光器以脉冲方式通过 1 000 nm 光纤,使动脉周围组织发生变性退化。但有关此方面的报道有限,尚需要随机对照试验及长期随访以明确疗效。

痔的激光成形术是通过在痔黏膜下同步发射 980 nm、1 470 nm 波长的激光,释放径向能量照射来凝固痔静脉丛,导致痔静脉丛闭合,并将直肠黏膜和黏膜下层固定到肌层,使痔体减小,从而达到治疗效果。目前我们临床采用较多的是 Filac 激光,该方法术后疼痛小,可有效解决痔的出血及脱垂症状,患者可较早恢复日常工作和生活,满意度高。

## 二、文献报道

马洛库(Maloku)等 2014 年报道称,痔的激光成形术与传统痔切除术相比,在减少手术时间和术后早期疼痛上差异有统计学意义($P<0.01$),并且在减少术后疼痛与出血方面均好于传统痔切除术。有学者针对 2012~2014 年的 51 名 Ⅱ、Ⅲ度内痔患者在接受激光治疗后的随访中发现:出血和疼痛评分在术后 3 个月、12 个月、24 个月均有明显的降低。在随访 2 年之后,出血的治愈率为 96.7%,所有患者疼痛感消失,脱垂的治愈率为 76.9%。贾汉沙希(Jahanshahi)等也在一项短期临床观察中提到,激光治疗痔病的优势在于更短的手术时间、更少的疼痛与出血、快速的愈合、没有术后肛门狭窄,且复发率较低。总之,与传统的痔术式相比,激光成形术具有手术时间短、疼痛及出血少,对患者工作生活影响小,并发症少等优势。但仍需警惕术后并发症的发生,国外有文献报道 35 岁痔病患者在行激光成形术 18 个月后因直肠血肿导致肠梗阻发生。

## 三、适应证

Ⅱ、Ⅲ度内痔,混合痔的内痔部分。

## 四、禁忌证

有凝血功能障碍者;内痔嵌顿伴感染者。

## 五、手术操作步骤

(1)术前常规备皮、清洁灌肠,取侧卧位或膀胱截石位,采用静脉麻醉或脊椎麻醉。

(2)术者及助手佩戴防护眼镜。

(3)调试激光发射器,调整激光波长为 1 470 nm,连接光纤。

(4)用电刀在光纤的入口处做一长约 0.5 cm 小切口,将放射状纤维插入黏膜下层,推进至痔垫,然后激活;同法处理其余痔核。

## 六、并发症处理

1. 肛门短期疼痛
(1) 应用非甾体抗炎药缓解疼痛。
(2) 中药熏洗坐浴以活血止痛。
2. 肛周血栓形成
(1) 服用地奥司明等静脉增强剂促进血栓吸收。
(2) 中药熏洗坐浴以活血止痛。
(3) 严重者可进行血栓外痔剥离术,术后常规抗感染治疗,疼痛明显者使用非甾体抗炎药。

# 第十二节　内痔的消化内镜下治疗

## 一、简介

随着内镜技术的进展,临床医生逐渐将内痔的痔结扎术和注射技术与内镜技术相结合,内镜在痔的治疗中优点众多,不仅图像清晰,操控灵活,操作准确,还可以根据内痔程度选择倒镜和顺镜治疗,大大提高了手术的精准性和安全性。

## 二、适应证

内痔并脱出和(或)出血等症状,包括Ⅱ、Ⅲ度内痔及混合痔的内痔部分。

## 三、禁忌证

(1) 严重的心、肝、肾疾病及凝血功能障碍者。
(2) 有盆腔放疗史。
(3) 严重免疫功能缺陷者。
(4) 直肠及肛管有严重感染及炎性病变者。

## 四、不同的手术治疗

### (一) 内痔内镜下胶圈套扎治疗

内痔内镜下胶圈套扎治疗是将经典的内痔套扎技术与内镜检查的优势相结合,具有更好的操控性和更佳的手术视野。

1998 年首次报道使用内镜下套扎技术治疗内痔。在接受Ⅱ度和Ⅲ度内痔治疗的 20 名患者中,19 名患者(95%)达到内痔临床降级,18 名患者(90%)症状明显缓解。一项研究通过可逆内镜套扎治疗 83 例出血性内痔,结果表明该法对 80%的Ⅱ度内痔患者有效。进一步分析表明,与Ⅲ度内痔相比,该方法在治疗Ⅱ度内痔患者方面更有效。另外两项纳入了576 名和 759 名Ⅱ～Ⅳ度内痔患者的临床研究,结果表明内镜下内痔套扎技术具有简单、安全、有效、复发率低等优势,值得临床推广。近期一项纳入了 116 名患者的最新队列研究发现,内镜下内痔套扎技术是治疗有症状的Ⅱ、Ⅲ度内痔的可行、安全和有效的方法,但从业者需要警惕早期和晚期并发症的轻微风险。

1. 手术操作步骤

(1)套扎部位:可根据内痔情况行痔核套扎、痔上黏膜套扎、痔核及痔上黏膜联合套扎。

(2)套扎方式:可进行倒镜套扎和顺镜套扎,推荐倒镜套扎。反转内镜进行倒镜套扎可避免套扎时累及齿状线,减轻术后疼痛,且视野广阔,能看清痔核全貌,并且操作灵活。

2. 注意事项

(1)推荐选用胃镜进行套扎治疗,以方便倒镜操作及附件的安装使用。

(2)套扎部位应位于齿状线上方,以减轻术后疼痛。

(3)在行痔上黏膜套扎后,如果痔核依然较大,可对痔核再次套扎。如果伴有痔核糜烂出血,可在痔核行硬化剂注射。

(4)避免一次性将全部内痔行密集套扎治疗。

3. 并发症处理

(1)出血:少量出血可局部使用膏剂或栓剂治疗。

(2)外痔性血栓形成:可给予坐浴、膏剂及静脉增强剂治疗。血栓嵌顿且经保守治疗无效者需要外科手术治疗。

(3)肛门不适:肛门局部坠胀、疼痛、水肿等症状可给予坐浴、栓剂或膏剂治疗,必要时使用止痛剂。

(4)尿潴留:短暂尿潴留可给予热敷或针灸治疗,严重者需要留置导尿。

## (二)内镜下内痔的硬化治疗

有学者首次尝试使用逆行内镜注射 23.4%高渗盐水对 19 名有症状的Ⅰ～Ⅲ度内痔患者进行治疗,结果表明该技术在缓解出血方面非常有效,并且可有效缓解内痔脱垂,患者耐受性好,满意度高,并发症少,无严重并发症。贝宁(Benin)等对 250 名Ⅱ～Ⅳ度内痔患者使用了内镜下的注射治疗,证实了该方法的安全性、有效性和低并发症率。随后,其他研究证实了内镜下注射 50%高渗葡萄糖、硫酸铝钾和其他硬化剂治疗内痔的良好疗效和低并发症发生率。

1. 手术操作步骤

(1)Ⅰ、Ⅱ度内痔,由于痔核体积相对较小,可在倒镜的情况下行痔核黏膜下或痔核内注射,注射时可采用单个痔核单点注射的方法。

(2)Ⅲ度内痔,由于痔核体积较大,脱垂明显,可多点注射以将硬化剂均匀注射到痔核全部,倒镜注射硬化剂难以全面渗透到痔核全部,可结合顺镜在痔核脱垂部位注射。

(3)硬化剂原液每点注射剂量在0.5~1.5 mL,一次治疗硬化剂总量不超过10 mL。

2. 注意事项

(1)硬化剂注射时应在齿状线上方进针,以减轻注射时和术后出现肛门疼痛。

(2)硬化剂注射后行手指按摩可增加硬化剂对痔核的渗透,提高疗效。

(3)行硬化剂注射治疗时推荐使用4~6 mm的黏膜注射针,以避免注射过深引起直肠肛周感染、脓肿和肛管深溃疡。

## 五、评价

消化内镜下治疗内痔主要包括胶圈套扎、硬化剂注射和红外线疗法等,其中胶圈套扎和硬化剂注射是国内主要采用的方法。有临床研究提示内镜下内痔套扎治疗对Ⅱ度或Ⅲ度内痔患者的疗效及安全性更佳,因术后胶圈脱落引起的出血及肛门疼痛多出现在Ⅰ度内痔患者。国外的相关研究显示内镜下胶圈套扎治疗Ⅱ度内痔有效率为93%~100%,治疗Ⅲ度内痔有效率为78%~83%,并且具有术后疼痛轻,住院时间短的优势。临床研究显示,与胶圈套扎相比,内镜下硬化剂注射在改善Ⅰ~Ⅲ度内痔脱垂症状的有效率偏低,但可显著降低术后疼痛、出血等不良反应,而两者联合运用则可有效降低Ⅱ度内痔的复发率。

虽然多项研究证实了消化内镜下治疗内痔具有明显的优势和广泛的应用前景,但多数研究都是单中心、小样本研究,缺乏高质量的循证医学证据。此外,大多数研究集中于内痔的内镜治疗,而关于混合痔的内痔部分的研究较少。

# 第十三节　直肠上动脉介入栓塞术

## 一、理论基础

血管增生学说是痔栓塞治疗的理论基础。解剖学、组织学研究还表明痔血管缺乏肌层,呈典型的血管窦结构,既不是动脉也不是静脉,而且痔出血是典型的鲜红色,提示为含氧量较高的动脉血,血气分析也提示痔血主要是动脉血。痔的血供主要是痔上动脉终末支和痔中动脉的一些分支。

病理研究中发现,痔中的微血管密度增高,有研究显示痔的微血管密度明显高于对照组肛垫的微血管密度,表明痔中有着显著的新血管生成,同时在痔组织的血管壁上发生了新生的血管,这为后来研究痔的发病机制的学者提供了一个新的方向。另外有人对痔病患者和健康人分别使用彩色多普勒超声检测血流动力时发现,痔病组的患者动脉血流量高于对照组。还有研究发现痔组织中的血管增生标志物CD105高于正常肛门组织,说明痔组织中存在血管增生的现象。

## 二、技术保障

经血管导管介入下的栓塞技术是实现痔血管栓塞断流的技术保障。经血管导管介入下的栓塞技术是在数字减影血管造影系统( digital subtraction angiography , DSA)辅助下通过血管入路经动脉或静脉穿入导管,沿着血管方向直达病灶,通过使用合适的栓塞材料使病灶的血供中断的一种治疗技术。此方法对于血供丰富的,以血管新生、增生、迂曲,甚至破裂为主的病变尤为适合,我们认为痔病就是这样一种以血管丰富、血管新生为特点的血管性疾病,运用 DSA 动脉血管造影技术能够精准显示痔血管丛的位置和形态,采用局部血管栓塞治疗,从理论上讲非常适合。有学者证实了肛垫血供几乎由直肠上动脉独立供应,痔病患者肛垫内的血管管径和血流速度也明显高于正常人群,国内外有文献报道运用栓塞技术治疗难以控制的急性下消化道出血的报道,因此有选择地合理采用血管栓塞术治疗难治性的痔出血拥有理论依据和实践基础,它是切实可行的。目前导管介入下的治疗技术日新月异、高速发展,技术日臻完善,它改变了手术的路径,实现了微创治疗,定位精准、快速康复、疗效显著。

## 三、适应证

(1)具有手术指征的患者。
(2)保守治疗无效的患者。
(3)以便血为主证,各类治疗难以奏效者。
(4)其他手术存在一定限制或禁忌证。
(5)有贫血或重度贫血者。
(6)各种原因导致的急性大出血者。

## 四、禁忌证

(1)糖尿病等严重疾病无法控制者。
(2)特别严重的心脑血管疾病患者。
(3)孕妇。
(4)穿刺部位有严重感染者。
(5)凝血功能异常者。
(6)造影剂过敏者。
(7)无法保持手术体位者。

## 五、设备与器械

(1)DSA 检查系统。
(2)血管鞘。

(3) 微导管。

(4) 微导丝。

(5) 造影剂。

(6) 栓塞药,如无水乙醇、吸收性明胶海绵等。

## 六、术前准备

术前需要清洁灌肠,肛门镜或电子肛门镜采集图像,完善手术常规术前检查。

## 七、手术操作步骤

(1) 在有 DSA 设备的手术室,一般经股动脉经皮穿刺置入微导管和微导丝,造影后进行局部栓塞。

(2) 手术路径为股动脉经主动脉经肠系膜下动脉抵达直肠上动脉路径,或股动脉经主动脉经髂内动脉抵达阴部动脉路径。一般选用直肠上动脉路径。

(3) 术闭拔出导管,穿刺部位加压包扎后送回病房,特别注意局部加压,防止出血。

## 八、评价

直肠上动脉栓塞术治疗难治性痔出血为痔病的治疗提供了新的途径,优点是精准选择路径、不发生局部组织的直接损伤,具有微创、精准的特点。但是,栓塞的熟练程度、栓塞物的选择、栓塞程度的精细把控等都是依赖一定经验和技术的,也需要在大型医院拥有一定技术条件下开展,栓塞后综合征的处理也是比较棘手的问题。因此,我们建议该术式需要严格手术指征,不推荐作为一种常规术式,而是作为一种有效的补充可供临床选择,特别适合于无法耐受经肛门手术或术后无法再接受经肛治疗的患者,也适合于体质较差、贫血严重、其他治疗无效的患者。

# 第十四节 枯痔疗法

枯痔疗法是中医治疗痔病的特色疗法之一,首载于宋代的《魏氏家藏方》,明代陈实功《外科正宗》首次详细记载了枯痔疗法、枯痔疗法的药物成分和制作工艺及操作方法。中华人民共和国成立后枯痔疗法得到了广泛的应用和发展,枯痔疗法根据药物的剂型和操作方法的不同,分为枯痔散、枯痔钉和枯痔液。传统的枯痔疗法包括枯痔散、枯痔钉,由于传统的枯痔药物中含有砒(三氧化二砷),20 世纪 80 年代后由于限制有毒中药的使用,枯痔药逐渐改良为无砒药物。枯痔散由于损伤范围较大,逐渐被弃用。枯痔钉经研究后改为无砒制剂,具有相同的疗效。枯痔液为注射疗法之一,其作用机制与枯痔钉疗法相同,枯痔液中主要含有白矾。

## 一、枯痔散疗法

枯痔散疗法是以枯痔散用水或油调成糊状，涂敷于痔表面，使痔逐渐坏死脱落而痊愈。

1. 枯痔散的成分

枯痔散的主要成分为砒和白矾，佐以雄黄、朱砂、硫黄、乳香、冰片等。《外科正宗》曰："白矾二两、蟾酥二钱、轻粉四钱、砒霜一两、天灵盖四钱（清泉水浸，以天灵盖煅细，水内浸煅七次）。"1958年陈济民为了避免砒中毒，改进了枯痔散的主要成分，制成无砒枯痔散（花蕊石、明矾、胆矾、雄黄、雌黄、皮硝、麝香、冰片等），但无砒枯痔散渗透力弱，特别是对巨大痔核的疗效较差。

2. 枯痔散的作用机制

枯痔散调成糊状，敷于痔核表面，药物渗透到痔核组织内，使痔核发生干性坏死，坏死组织分离、脱落，形成创面，再用其他药物外用使创面修复而痊愈。

3. 枯痔散的适应证和禁忌证

枯痔散适用于各种类型痔病，禁用于有严重脏器疾病者、孕产妇、哺乳期妇女。

4. 枯痔散敷药方法

患者排尽粪便，取侧卧位，用器械使痔核脱出肛外，清洁痔核表面并消毒，用棉纸和纱布浸湿后嵌于痔核和正常组织之间，将调成糊状的枯痔散涂于痔核表面，厚度以不见痔核黏膜为度，涂完后用纱布覆盖，外覆棉垫。每日换药1~2次，将分泌物和药物洗净，按照前面方法反复涂敷枯痔散，直至痔核变黑、干枯、分离、脱落，再上生肌散直至伤口愈合。

5. 治疗过程

一般经历三阶段。

（1）枯萎坏死阶段：第一次敷药后，痔核黏膜由鲜红转为紫红色，2~3次后痔核肿胀，色泽逐渐加深，伴有大量黏液样或血性分泌物，敷药5~6次后痔核转为黑色，肿胀减轻并萎缩干硬，分泌物减少。

（2）脱落阶段：痔核干枯变黑后，逐渐与正常组织分离，并有暗红色血性分泌物渗出，干痂脱落，出现新鲜肉芽组织。

（3）修复、愈合阶段：新鲜创面的肉芽组织外用生肌散修复创面。

## 二、枯痔钉疗法

枯痔钉疗法是中医治疗痔病的特色疗法之一，宋代《太平圣惠方》中记载了用砒溶于黄蜡，捻为条子，纳痔瘘疮窍中的枯痔钉疗法。明代《外科正宗》则系统整理"三品一条枪"，并完善为枯痔钉疗法。对枯痔疗法的全面研究则是中华人民共和国成立后才开始的，1952年重庆周济民首先报道了枯痔疗法，20世纪60年代起我国福建的邓少杰、钱本忠、李孝风，浙江的陆琦，上海的枯痔钉协作小组等对枯痔钉的药理作用和作用机制做了许多研究，并取得进展：①改进枯痔药物，制成无砒枯痔钉，减少了含砒枯痔钉的毒副作用。②提出了枯痔钉是通过异物刺激而导致痔皱缩的新理论，初步阐明了枯痔钉疗法的机制。③改进了枯痔钉的插药方法和器械。

1. 枯痔钉的成分

古代医籍中的枯痔钉和枯痔散均含有砒,现代无砒枯痔钉主要有含矾枯痔钉和异物枯痔钉。

2. 枯痔钉的作用机制

1956 年福建的钱本忠、李孝凤先后对枯痔钉的作用机制进行了研究,分别得出枯痔钉插入痔核后产生"角化作用"及"无菌性液化坏死,继而纤维组织新生而治愈"的结论。1964 年前后邓少杰、钱本忠在研制无砒枯痔钉成功治疗痔的基础上,提出了"异物枯痔"并取得了成功,得出了"异物炎症反应与疮道引流是枯痔钉治疗内痔痔核的主要机制"的结论。

3. 适应证

Ⅰ~Ⅳ度内痔和混合痔的内痔部分。

4. 禁忌证

各种急性疾病、严重慢性疾病、肛门直肠急性炎症、腹泻、痢疾患者,以及出血体质患者、孕产妇和哺乳期妇女。

5. 操作方法

①患者取侧卧位,充分暴露肛管,常规消毒、铺巾。②显露并固定内痔。③消毒并插钉:插入的长度以不穿透痔核为度,注意不能插入肌层,一般斜插。④插钉要点:根据痔核大小决定插钉数目,先插痔核中心点,然后左右均匀插钉,不能插入齿状线处,分期插钉要间隔 2 周以后。⑤检查复位包扎:主要检查是否插钉过深或过浅,将插钉后的痔核回纳入肛,注入痔疮膏或纳入痔疮栓,外用纱布覆盖、固定。

6. 术后处理

术后 24 h 内卧床休息,控制大便,防止枯痔钉脱落和痔脱出嵌顿。术后 1 周内抗感染治疗。大便后坐浴和肛内注入痔疮膏。插钉 2 周后复查,如未完全萎缩可以再次插钉。

## 三、枯痔注射疗法

参考本章第十节"痔硬化剂注射术"。

# 第十五节　铜离子电化学疗法

## 一、简介

铜离子电化学疗法(electro-chemical therapy by cupricion, ECTCI)是由传统医学中枯痔钉法改进而来,优点在于手术时间较短,对患者日常生活影响小,有效改善了枯痔钉法疼痛明显、预后欠佳等缺点。ECTCI利用电场的作用,将铜离子通过铜针导入痔核中使其入血,与血清蛋白等成分发生电化学反应,出现局部酸中毒,从而使血流速度下降、络合物区域性沉积,促使血管上皮细胞变性及血栓形成,血管闭塞,痔核萎缩、纤维化以对周围组织起到保护作用,达到止血效果。

## 二、适应证

Ⅰ~Ⅲ度内痔及混合痔内痔部分,静脉曲张性混合痔,特别适用于心、肺、肾功能不良,年老体弱等不能耐受其他手术或其他疗法失败的患者。

## 三、禁忌证

对麻药不耐受者。

## 四、手术操作步骤

(1)取截石位或者侧卧位,常规消毒、铺巾。

(2)将大号喇叭口肛门镜置入肛门,进行消毒后确定痔核位置,将3~4对铜针电极沿肛门镜边缘呈45°角刺入齿状线上方痔核,深度1.5 cm,用铜离子治疗仪治疗280 s后取下铜针,棉球压迫针眼以防止铜离子液体溢出。以同样方法逐次治疗其余痔区。同一痔区可根据出血、充血状况同时反复治疗。一般治疗不少于3次,最多可达7次。

(3)治疗结束后取出肛门镜,治疗过程中观察痔核部位的反应情况,一般可看到电极周围组织呈现ECTCI治疗出现的蓝绿色变化。

(4)对合并有外痔,或混合痔的外痔部分,可配合外痔切除术予以治疗。

## 五、术后处理

(1)饮食:术后1~2日进半流质饮食,以后逐渐过渡到普通饮食。

(2)排便:手术当日控制排便,术后第1日开始服用软化大便药物,避免用力排便,以减轻术后疼痛、便血的发生。

(3)坐浴:术后第1日开始进行中药等药物坐浴,每日2次;痔疮栓每日1粒纳肛。

(4)应用抗生素:酌情。

## 六、文献报道及评价

ECTCI对内痔出血及轻度的内痔脱垂具有明显治疗作用,但并不能解决混合痔的外痔部分,临床运用中多联合外痔切除术治疗混合痔,与传统的外剥内扎术相比,该疗法术后疼痛、出血等并发症显著减少,李志刚等运用该疗法结合痔核剥切术治疗混合痔,与传统的外剥内扎术相比,两组临床疗效无明显差异,但观察组术中出血量少,术后并发症发生率低、住院时间短。另外,该疗法安全性高,对于年老、体弱及具有内科合并症等不耐受传统手术治疗的痔病患者,可作为一个安全有效的治疗选择,王芳丽等运用该疗法治疗合并冠心病、糖尿病、肾衰竭、白血病等疾病的痔病患者 179 例,治愈 157 例,显效 18 例,好转 4 例。

## 参 考 文 献

李志刚,王倩倩,吴玉泉,等,2015.铜离子电化学疗法结合痔核剥切术治疗混合痔临床效果评价[J].中国现代普通外科进展,18(6):473-476.

王芳丽,李东冰,谢振年,2010.铜离子电化学疗法治疗有多种合并症的痔患者 179 例[J].陕西中医,31(3):317-319.

Benin P, D'Amico C, 2007. Foam sclerotherapy with Fibrovein (STD) for the treatment of hemorrhoids, using a flexible endoscope[J]. Minerva Chir, 62(4): 235-240.

Berkelhammer C, Moosvi S B, 2002. Retroflexed endoscopic band ligation of bleeding internal hemorrhoids[J]. Gastrointest Endosc, 55(4): 532-537.

Jahanshahi A, Mashhadizadeh E, Sarmast M H, 2012. Diode laser for treatment of symptomatic hemorrhoid: a short term clinical result of a mini invasive treatment, and one year follow up[J]. Pol Przegl Chir, 84(7): 329-332.

Maloku H, Gashi Z, Lazovic R, et al., 2014. Laser hemorrhoidoplasty procedure vs open surgical hemorrhoidectomy: a trial comparing 2 treatments for hemorrhoids of third and fourth degree[J]. Acta Informatica Medica, 22(6): 365-367.

Nakeeb A M E, Fikry A A, Omar W-H, et al., 2008. Rubber band ligation for 750 cases of symptomatic hemorrhoids out of 2200 cases[J]. World J Gastroenterol, 14(42): 6525-6530.

Ponsky J L, Mellinger J D, Simon I B, 1991. Endoscopic retrograde hemorrhoidal sclerotherapy using 23.4% saline: a preliminary report[J]. Gastrointest Endosc, 37(2): 155-158.

Shekhawat N S, Singh M, Gupta R, et al., 2017. Management of internal bleeding piles by ligation and plication followed by Matra Basti-A case report[J]. Ayu, 38(3-4): 139-143.

Trowers E A, Ganga U, Rizk R, et al., 1998. Endoscopic hemorrhoidal ligation: preliminary clinical experience[J]. Gastrointest Endosc, 48(1): 49-52.

痔病的中西医结合治疗

# 第八章　痔术后并发症的处理

文献报道有 5%~10% 的混合痔患者保守治疗效果欠佳,最终需要手术治疗。而混合痔手术因为对邻近组织的牵拉、损伤,以及排便对创面及周围组织的机械性损伤,可导致术后各种并发症,并且会严重影响肛门直肠生理功能的恢复及伤口的正常愈合。故了解并发症的原因,及早预防,并采取中西医结合治疗是十分必要的。现将痔术后几种常见并发症的病因、治疗及预防总结如下。

## 一、疼痛

疼痛是混合痔术后最常见的并发症,也是患者恐惧手术最重要的原因之一。有研究表明,在术后 3~10 h 内患者开始感受到疼痛,约 65% 的患者可出现中重度的疼痛。

1. 原因

(1) 解剖因素:肛周局部的解剖结构复杂,神经及血管分布丰富,是术后疼痛形成的基本要素。肛瓣与肛柱下端共同形成锯齿状的环形齿状线,是重要的解剖标志。齿状线以上受内脏神经支配无刀割样疼痛,齿状线以下受躯体神经支配,感觉十分敏锐,受到手术刺激后可产生剧烈疼痛,甚至引起肛门括约肌痉挛,导致肛门局部血液循环受阻,引起局部缺血而使疼痛加重。

(2) 排便因素:混合痔术后因手术刺激及患者的恐惧心理,肛管往往处于收缩状态,故排便时可引发撕裂样的剧痛,如大便质硬则疼痛更加明显,并进一步加重患者排便的恐惧心理,形成恶性循环。排便时的疼痛还可使肛门括约肌在排便后长时间处于收缩状态,导致排便后的持续疼痛。

(3) 炎症反应:术后创面会有大量炎症因子的释放,这些炎症因子既可以作为化学感受性刺激传入,导致疼痛;还可以使创面组织中的纤维感受器敏感性增加,导致中枢敏化,从而造成持久且剧烈的疼痛。

(4) 手术因素:混合痔外剥内扎术过程中钳夹、结扎,括约肌暴露后受到各种刺激导致痉挛性疼痛。吻合器手术吻合口过低,注射疗法中注射位置不正确等均可引起术后疼痛。术中对肛门部皮肤损伤过度,牵拉组织过多也可引起术后疼痛。

(5) 其他反应或并发症影响:术后切口感染、组织水肿及瘢痕均会引起患者创面疼痛不适。

2. 中医病机

中医学认为混合痔术后疼痛属于"金伤"范畴,其病机主要分为"不通则痛"和"不荣则通"两方面。《医学传心录》云:"痔疮者,湿热之气所主也……必因湿热而生。"湿热之邪下注肛门,影响局部气血运行,筋脉横解而成痔。原湿热之邪未净,术中金刃伤及经络,气血运行不畅,裹湿热之邪,作用于创面,发为疼痛。混合痔术中气血耗伤,术后脏腑虚弱,整体气血亏虚,局部筋络肌肤失养,则发为疼痛。

3. 治疗

手术后轻微的疼痛一般不需要药物治疗,主要以心理疏导、言语安慰为主,缓解患者的紧张情绪。中度以上的疼痛则根据不同的情况做出如下处理。

(1)镇痛药物:术后可根据患者的疼痛程度予以不同的镇痛药物,一般可予以非甾体抗炎药口服或者静脉滴注治疗,如布洛芬、对乙酰氨基酚等;重度疼痛可使用哌替啶或曲马多等药物治疗,或使用镇痛泵治疗。

(2)中药熏洗:中药熏洗的方剂种类繁多,多数中医院均有自行研发或使用的熏洗方剂,一般均以清热解毒燥湿、行气活血止痛药物为主。仇菲等在临床研究中发现,上海中医药大学附属曙光医院常用方剂促愈熏洗方可以明显减轻混合痔术后创面疼痛。

(3)中药口服:对于混合痔术后疼痛,临床上常以清热利湿、调和气血为主,辅以补益气血、消肿止痛。朱智敏等研究发现术后口服痔康复元方能明显缓解患者术后创面疼痛。

(4)针刺镇痛:针灸疗法基于经络学说的理论基础,具有调和气血、止痉镇痛的作用。常用穴位有承山、长强、八髎及二白等。亦可使用耳针,在耳郭上找出反应点,用毫针刺激后经埋皮内针固定。

(5)排便疼痛:为防止或减轻患者术后粪便嵌顿与大便干结引起的创面疼痛,嘱患者清淡饮食,增加水的摄入量,并可酌情使用软化大便的药物干预治疗。排便前,可予以温水或者中药坐浴,解除括约肌痉挛,减轻排便时的阻力;排便后继续坐浴,清洁创面减少异物的刺激。如大便干结难以排出,可使用甘油灌肠剂或者开塞露治疗。

4. 预防

(1)术前的充分沟通,做好患者的思想工作,消除其恐惧心理,积极配合医疗工作。根据患者的耐受程度,选择合适的麻醉方法。

(2)严格遵守手术操作规范,尽量减少对正常组织的过度牵拉或损伤。痔核组织切除过多时,为避免术后肛门狭窄,可酌情切断部分内括约肌和外括约肌皮下部。

(3)术后嘱患者可多食香蕉、蜂蜜等润肠通便之物,避免大便干结。术后换药动作轻柔,减少对创面的不必要刺激,正确放置药棉,并保持创面引流通畅。医患之间及时进行有效的沟通,消除患者疑虑。

## 二、尿潴留

尿潴留是混合痔术后除了疼痛以外最常见的并发症,指手术后由各种因素引起的排尿不畅或不能自行排尿,尿液存留于膀胱内。多发生于手术当日。

1. 原因

(1)疼痛因素:肛门神经、会阴神经、阴茎和阴蒂背神经共同起源于阴部神经,故肛门与尿道括约肌有密切联系,而术后创面的剧烈疼痛会反射性引起逼尿肌及尿道内括约肌的异常活动,导致尿潴留的出现。

（2）麻醉影响：椎管内麻醉除能阻滞阴部神经引起会阴部感觉丧失及肛门括约肌松弛外，还能同时抑制盆腔内脏神经，引起膀胱平滑肌收缩无力和尿道括约肌痉挛，导致排尿不畅。这是术后早期尿潴留发生的主要原因。

（3）补液量过多：在排尿反射恢复正常之前，术中及术后静脉输入液体过快过多，则会引起膀胱尿液提前充盈，导致尿潴留的发生。

（4）填塞辅料压迫：混合痔手术因为压迫止血，肛门直肠内往往需要填塞一定的辅料或纱条，若填塞过多，可压迫尿道直接影响排尿；并且因为异物的刺激，可反射性地引起膀胱颈部和尿道括约肌痉挛而产生尿潴留。

（5）精神环境因素：如患者术后精神高度紧张，或因为生活环境的改变，不习惯于在床上或病房内排尿，则会引起肛门及尿道括约肌不能松弛而发生尿潴留。

（6）其他因素：前列腺增生、年老体弱及便秘等都可能是导致术后尿潴留发生的因素。

2. 中医病机

中医学认为混合痔术后尿潴留属于"癃闭"的范畴，关于病因病机，《素问·五常政大论》中指出："其病癃闭，邪伤肾也。"《灵枢·五味》中指出，酸入肝，肝主筋，多食用酸性食物，会导致癃闭。此指出了邪气伤肾和饮食不节会导致小便不利，膀胱及三焦气化不利为主要病机。张仲景在《伤寒杂病论》中指出水湿互结、膀胱气化不利、痰瘀夹热及脾肾两虚均会出现小便不利。基于前人的理论基础，现代医家认为癃闭虽然有诸多病因，其基本病机为膀胱气化功能失调，病位主要在肾与膀胱，病理因素有湿热、热毒、气滞及痰瘀。

3. 治疗

（1）一般处理：一般混合痔术后可鼓励患者适当饮水，及时排尿，如8 h仍未排尿，腹部胀满，可予以局部热敷；或让患者听流水声，以起到暗示和条件反射等诱导作用，从而达到排尿目的。

（2）松解辅料法：部分患者因为肛门直肠内填塞辅料或者纱条过多过紧，条件允许下可予松动辅料或轻轻拉出纱条少许，可明显缓解尿道压迫及肛门括约肌痉挛的情况，达到排尿目的。

（3）针灸疗法：针灸是混合痔术后尿潴留的常用治疗方法，疗效确切。针灸不仅可以疏通局部经脉、缓解肛门疼痛，使膀胱气化功能正常，还能改善肛肠病术后盆腔神经功能，增强平滑肌收缩力，缓解尿道括约肌痉挛，从而恢复正常的排尿功能。常用穴位有中极、关元、气海、三阴交及足三里等。

（4）药物治疗：可使用新斯的明肌内注射，兴奋膀胱逼尿肌，以帮助排尿；或使用α1肾上腺素受体拮抗剂，改善慢性膀胱阻滞者的功能和症状。尿潴留属中医学"癃闭"范畴，为膀胱气化不利所致，治以调理膀胱，行气通闭。八正散能够清热利湿，止痛通淋，临床上使用能明显降低术后尿潴留的发生率。

（5）导尿术：上述治疗无效，并且叩诊膀胱充盈平脐时，或者患者症状明显，可行导尿术。首次导尿不应超过1 000 mL，以防止发生膀胱血肿。

4. 预防

（1）手术前与患者充分沟通，告知术后可能出现的不良反应，消除患者的紧张情绪和思想顾虑,让患者术前适应环境。

(2) 手术操作规范,动作轻快、细致,尽量减少不必要的损伤。术中充分止血,减少肛门直肠内辅料或纱布的填充,避免压迫尿道。

(3) 选择合适的麻醉方法,避免术中及术后补液量过多。

## 三、大出血

混合痔术后大出血是指局部出血达 500 mL 以上,包括渗血和动脉出血,是最严重的并发症,其发生率为 0.5%~2%。根据出血时间的不同主要分为原发性出血和继发性出血。原发性出血主要发生于术后 24 h 内,继发性出血主要发生于手术 24 h 后,通常多发生于术后 1 周左右的脱线期。术后大出血不易早期发现,部分患者出血后会向上蓄积于直肠壶腹部,当直肠壶腹部达到一定的量后(300 mL 以上),患者可出现便意、肛门坠胀不适感,如不及时处理,可有休克表现。

1. 原因

(1) 术中止血不彻底。术中使用肛门镜压迫血管未能有效发现出血点;或术中止血不彻底,对活动性出血点处理不充分;或创面过大,渗血过多;或术中使用肾上腺素,使血管收缩,术野清晰,而术后药物作用消失,血管扩张出现大出血。

(2) 内痔套扎线脱落。内痔套扎组织过少,术后麻药代谢后肌肉收缩使套扎线滑脱;或者内痔结扎线头松动滑脱出血。

(3) 术后包扎无效。术后加压包扎压力不够,压迫时间过短,未能有效压迫止血而引起出血。

(4) 术后 1 周左右内痔结扎线脱落时,排便用力或者剧烈活动导致创面内血管断端处血栓脱落,引起大出血。或 PPH 术后吻合钛钉提前脱落,吻合口未完全闭合,排便时粪便摩擦使吻合口撕裂,血管断端重新开放出血。

(5) 局部检查方法不当,换药粗暴,指诊、肛门镜检查或扩肛时使用暴力,损伤正常组织引起大出血。

2. 治疗

首先应立即判断患者意识、生命体征及出血量。对于出血性休克的患者,应立即组织抢救,迅速建立静脉通道进行扩容、止血治疗。并急查血常规、凝血功能等指标,必要时予以输血。生命体征平稳的患者,应及时进行局部止血治疗。

(1) 对于有明显出血点的患者,可进行缝合止血。临床上以丝线缝合止血为主。止血前应彻底清除肠道内积存血液、血凝块或粪便等物,然后找到出血点进行"8"字缝合止血,交叉点应位于出血点所在血管之上,缝合针数不宜过多,否则可能会损伤黏膜引起新的出血。

(2) 对于出血点不明确或广泛渗血患者,可通过肛管填塞或者简易器械进行压迫止血。临床上常使用凡士林纱布包裹长约 10 cm 粗肛管,包裹至直径约为 3 cm,然后外涂一些凡士林油或消炎膏,缓慢放入肛管。有时为防止纱布滑入直肠,可将纱布卷和肛管用丝线缝合一针。

(3) 因感染导致的出血应及时予以大剂量抗生素控制炎症,同时应卧床休息,控制排便。

（4）对于出血量大，血压下降明显，甚至休克者，应进行紧急抢救，主要包括补充血容量和止血两方面。一定要尽早边止血边抗休克，不能等待纠正休克后再去止血，否则徒劳无功。

3. 预防

（1）术前必须详细了解患者病史，并且进行详细的体格检查。有凝血功能障碍或者正处于抗凝治疗的患者，应全面评估明确是否可以手术。

（2）术中遵守操作规范，动作轻柔，定位准确，避免不必要的损伤。术中创面应彻底止血，避免遗漏，特别是术中使用肾上腺素的患者，应尤其注意。

（3）术后嘱患者清淡饮食，避免大便干结，必要时可予以适量通便药物。术后换药时动作轻柔，切忌使用暴力。

## 四、肛缘水肿

混合痔术后肛缘水肿是指术后切缘皮肤出现水肿、充血、隆起或肿胀疼痛的症状。其发生多与肛周局部血液循环不畅、淋巴回流障碍引起的充血性水肿或肛缘局部感染引起的炎性水肿有关，两者常同时存在，互相渗透形成肛缘水肿。

1. 原因

（1）术前准备不充分：血栓性外痔、炎性外痔及嵌顿痔炎症未完全控制而仓促手术者，术后炎症加重，形成炎性水肿。

（2）手术损伤：手术过程中，剥离、结扎、切除病变组织，造成局部损伤，导致创缘局部静脉循环不畅、淋巴回流障碍、血管组织渗透压增加，组织液渗出过多而造成肛缘水肿。

（3）血管丛剥离不全：皮下曲张的静脉及小血栓未完全剥离，残留的静脉与淋巴网被损伤，局部的静脉循环不畅、淋巴回流受阻，引起水肿。

（4）皮桥活动度过大：为了将皮桥下痔核切除干净，术中潜行切除皮桥下痔组织，导致皮桥呈悬空状态，这种皮桥在排便时易受到挤压、扭曲、擦伤，进一步引起水肿。

（5）缝合张力较大：缝合时切口张力较大，影响局部静脉循环和淋巴回流，引起水肿。

（6）内括约肌痉挛：内括约肌收缩、痉挛，肛管压力增高，使穿越内括约肌达直肠黏膜下层、肛管内层、皮下的动静脉和相应的淋巴回流受阻，从而产生肛门内括约肌的闸门关闭效应，加重肛缘水肿。

（7）敷料压迫过程：术后敷料压迫过紧，麻醉消失后肛门皮肤不能恢复到正常位置，导致肛管皮肤或皮桥嵌顿于肛门口，静脉与淋巴回流障碍，形成水肿。

（8）术后忍便：术后患者因惧怕疼痛而久忍大便，导致粪块内结于肠道，久蹲而致肛门组织充血，或因努挣时腹压增大，压迫肛门周围组织，而致局部静脉循环不畅、淋巴回流障碍，而致水肿。

（9）麻醉不当：在局部麻醉中，局部麻醉药物注射过浅，又过分集中，使药物潴留于皮下组织间隙而发生水肿。

2. 中医病机

中医学认为混合痔术后肛缘水肿的形成主要有三方面原因。①气滞血瘀：手术多损伤经络,经络之气不能正常运行,积滞于局部,气滞则血液亦不能正常运行,有形之物凝聚于患处局部,可见局部肿胀。②湿热下注:痔病患者体内多由湿热之邪致病,手术可去除有形之痔,但不能尽去无形之湿热邪气。手术后局部皮肉经络受损,更易受湿热之邪滞留,故出现水肿。③气血不足:手术损伤正气,导致气血不足则无力运输津液及血液等有形之物,积滞于局部故见水肿。

3. 治疗

(1) 中医治疗

1) 中药口服:临床上根据肛缘水肿的病因病机,辨证论治,治疗上多以清热利湿、活血化瘀、益气理气、润肠通便方剂为主。

2) 中药熏洗:临床熏洗方以清热燥湿、凉血止血、解毒消肿止痛为主要原则。常用方剂有苦参汤、促愈熏洗方等。

3) 油膏外敷:患处外敷黄柏膏、黄连膏或金黄膏具有明显效果。

(2) 西医治疗

1) 七叶皂苷钠、柑橘黄酮及地奥司明均具有增强静脉张力、促进淋巴回流、改善局部微循环、减少组织液的渗出、减轻局部水肿的作用。

2) 物理疗法:采用低功率激光、红外线、微波等照射,频谱治疗等,对消除痔术后水肿亦有较好的效果。

3) 手术治疗:对经上述处理而水肿不消者,必要时可在局部麻醉下行修剪切除术。伴有血栓形成时,应及时切开,去除血栓,促进愈合。如果有脓肿形成者,应及时切开排脓,防止感染扩散。

4. 预防

(1) 术前预防:对长期便秘或腹泻的患者,应先对症处理。伴有感染的患者,应先采取措施积极控制感染,待炎症消退后再行手术治疗。术前与患者充分沟通,消除患者紧张焦虑情绪,积极配合整个治疗过程。

(2) 术中预防

1) 注意麻醉方法,注射局部麻醉药时,浸润要均匀,不要在一处皮下大量注入麻醉药,避免注射过浅。

2) 尽量剥离痔组织,彻底剥离曲张的静脉或血栓,潜行剥离皮桥下的痔组织,对于皮桥过宽无法潜行剥离的情况下,可在保留的皮桥中间做一减压切口,以便引流通畅。

3) 皮肤与皮桥复位,手术完成后理顺肛管皮肤与皮桥,并推回至肛管内,尽量减少肛管内填压过多止血海绵或纱布。止血彻底后,在肛管内放置一条油纱布即可。

4) 低张力缝合,保留足够的皮桥数量及宽度,如缝合创面,要对创缘皮肤做适当的分离,以减小张力。

5) 松解内括约肌,对内括约肌痉挛或肛管压力较高的患者,术中要注意松解部分内括约肌。

6) 术中注意无菌操作,动作规范,轻柔细致,减少手术时间。

(3) 术后预防:术后嘱患者多饮水,多食蔬菜水果等有助排便的食物,忌久蹲努挣,排便后清洗干净;对于排便困难的患者,常规予以润肠通便、软化大便的药物帮助排便。

## 五、粪便嵌塞

混合痔术后排便困难是常见的并发症,因为恐惧心理及疼痛不适,患者便意减弱,加之环境及饮食的变化,术后就会出现排便困难,如处理不及时,粪便存留时间过长就会发生粪便嵌塞,甚至引起宿便性溃疡。积极治疗有利于伤口的恢复。

1. 原因

(1) 麻醉反应、伤口疼痛及卧床等致食欲缺乏,肠蠕动减弱,导致大便困难。

(2) 术后肛门直肠神经末梢受损引起疼痛,使肛门括约肌痉挛,造成排便困难。

(3) 患者情绪紧张,恐惧排便,延长了排便的时间,导致粪便水分被吸收过多。

(4) 混合痔手术损伤齿状线附近组织,导致排便反射减弱或破坏。

(5) 既往有便秘病史。

2. 中医病机

中医学将排便困难纳入"大便难""大便不利"的范畴,而痔术后排便困难主要是因为金刃刀伤伤及肛门脉络,血瘀气滞,气血运行不畅,腑气不利,推动失常;加之气血亏虚,津液生成不足,肠燥失润,则肠腑推动异常,导致粪便干结不通。其治疗主要以生津养血、益气通便为主。

3. 治疗

(1) 中药辨证论治:肛肠术后气血津液大量丢失,阴虚血少,加上术前、术后的禁食禁饮,导致气血津液减少,肠道失于濡养,津亏而肠燥,至大肠传导失司,粪便水分减少,从而使大便秘结。其治疗主要以生津养血、益气通便为主。临床上常用增液汤加减治疗,效果明显。

(2) 有便秘史者,术后可提前使用润肠通便、软化大便的药物进行干预。

(3) 经上述治疗大便仍不能排出者,可用开塞露或液状石蜡,或者肥皂水进行灌肠处理。

(4) 如大便质硬或黏滞粪便嵌塞,需戴手套后将大便捣碎掏出。然后应用开塞露或甘油灌肠剂灌肠,将残留粪便排出。

4. 预防

(1) 第一次排便前晚,可提前使用润肠通便、软化大便的药物进行干预。

(2) 多食含纤维丰富的蔬菜水果。

(3) 适当活动以增加肠蠕动,并指导患者养成良好的排便习惯。

(4) 肛门疼痛的患者可于便前温水坐浴,等疼痛缓解后再进行排便。

## 六、肛门狭窄

肛门狭窄是指混合痔术后肛管或直肠管腔变窄,失去弹性,导致大便困难,大便变细,甚至梗阻。

1. 原因

(1) 环状混合痔患者术中切除过多,保留皮肤少,术后瘢痕组织挛缩引起肛管狭窄;或者内痔结扎黏膜过多,或都位于同一水平面,或者结扎过深,伤及肌层,或者 PPH 手术黏膜切除吻合不当,出现瘢痕性狭窄。

(2) 内痔注射硬化剂或坏死剂操作不当,注射过深或剂量过大,使直肠黏膜产生广泛性炎症,组织硬化失去弹性,造成狭窄。

(3) 术后大面积感染形成黏膜下脓肿或者直肠黏膜大面积坏死,也是形成狭窄的重要原因。

2. 治疗

(1) 肛门狭窄程度较轻者,可采取保守治疗,以及用肛管或者扩肛器进行扩肛治疗。

(2) 术后 10~15 日,每 2~3 日用手指扩肛 1 次,可防止因创面粘连而引起的狭窄,扩张时也应注意力度,由轻到重,扩肛器管径也由小到大,避免暴力损伤。

(3) 狭窄程度较重者,需进一步手术干预。常用的手术方式有肛管狭窄切开术、肛管狭窄纵切横缝术及 V-Y 皮瓣成形术等。

3. 预防

(1) 术中应设计好切口,尽量减少对正常组织的损伤,保留足够的皮桥和黏膜,预防狭窄的发生。

(2) 当结扎痔核过多时,结扎位置不要位于同一层面,结扎位置也不宜过深。

(3) 术后定期检查,对有粘连和狭窄趋势者,要及时进行扩张治疗。

(4) 术后如果出现感染应及时治疗,防止感染进一步扩大引起组织坏死。

(5) 嘱患者术后不可长期服用泻药来维持排便。

## 七、肛门坠胀

混合痔术后因机械或炎症刺激引起局部里急后重、胀满不适等表现,称为肛门坠胀。一般术后短期内患者都会有坠胀不适感,属于正常现象。若持续不能缓解,应查找产生的原因。

1. 原因

(1) 机械刺激:术中结扎组织过多,或术后换药填塞纱条、药物等异物的刺激,或术后局部组织的瘢痕挛缩,或粪便嵌塞等。

(2) 炎症刺激:术后创面发生充血水肿,或引流不畅,或假性愈合继发感染等。

2. 治疗

(1) 对于坠胀明显者可予以中药口服治疗,一般使用清热利湿、解毒消肿的方剂进行治疗,如止痛如神汤加减。

(2) 物理疗法:激光、磁疗、热敷等均可促进局部血液循环,对缓解坠胀有一定作用。

(3) 手术治疗:对于创面引流不畅继发感染者,应及时手术引流。对于局部瘢痕挛缩,保守治疗效果不显著,可予以手术治疗。

3. 预防

(1) 术中操作规范,细致轻柔,结扎组织尽量少,避免术后瘢痕过多。

(2) 换药时药棉填塞不宜过多,保证引流通畅即可。

(3) 术后注意大便通畅,避免大便过硬或腹泻对肛门的刺激。

（4）注意休息，避免过多的活动。

---------------------------------------- 参 考 文 献 ----------------------------------------

仇菲,郑德,瞿胤,等,2017.“促愈熏洗方”对混合痔和低位单纯性肛瘘术后创面愈合的影响[J].中国医药导报,
　　14(36):5.
朱智敏,杨巍,2019.痔康复元方干预痔术后创面愈合进程的临床研究[J].中医药导报,25(17):76-80.

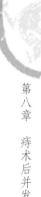

第八章　痔术后并发症的处理

# 第九章 痔病的围手术期处理

痔病患者从决定接受手术开始,就要经历情绪上的压力、麻醉和手术创伤的刺激,包括术前患者的紧张、焦虑、睡眠障碍等不良情绪,术中创伤、失血等,以及术后疼痛、营养、排泄障碍等,这些都会使机体处于应激状态而影响一些生理过程,如神经内分泌、血流动力学、代谢和免疫改变。围手术期是围绕手术的一个全过程,从患者决定接受手术治疗开始,到手术治疗直至基本康复,包含手术前、手术中及手术后的一段时间,可以覆盖术前 5~7 日至术后 7~12 日。现代快速康复理念是一个跨学科的、多模式的概念,将现代患者教育概念与新的麻醉和镇痛方法与微创手术技术相结合,旨在加速术后恢复和降低一般发病率。快速康复涉及围手术期的各个环节,侧重术前患者教育,强调运用非创伤和微创手术方式,优化麻醉方案并实现有效的镇痛治疗,提倡正常血容量和预防术中缺氧与低温,鼓励患者术后早期恢复运动,术后早期予肠内营养,避免各类插管等。最终目标是降低机体应激反应,减轻疼痛和不适,缩短住院时间,这些都要通过强化围手术期处理来实现。

痔病患者在这个阶段要经历手术麻醉、创伤、术后疼痛、二便的排泄、创面愈合等。因此,痔病围手术期处理旨在为痔病患者提供身心整体调护,增加患者的手术耐受性,减少手术对机体的创伤和应激反应,使患者以最佳状态度过围手术期,预防或减少术后并发症,促进患者早日康复。

# 第一节 术前准备

## 一、术前评估及宣教

患者的个体差异往往会导致医疗结果的不确定性,因此,由患者本人或家属共同参与的对手术风险及耐受性的评估,将会更全面地考虑患者的偏好和价值观,这将有利于产生最优化的治疗方案。这种"共享决策"模型可以被认为是优质护理的一个标志,它可能有助于减少医疗资源的浪费,并制订出个体化的治疗方案。术前宣教在改善康复、疼痛和心理痛苦方面的作用是显而易见的,它旨在加强、澄清和帮助解释有关拟定的手术过程、可能的替代方案、患者的受益及可能的并发症等信息。

1. 术前评估

痔病术前评估内容包括疾病的严重程度、患者基础状况、最优化的治疗方案及其预后。

对疾病严重程度的评估来自局部体征及临床表现的信息,对基础状况的评估则要结合既往史,包括曾经接受过的手术治疗、慢性疾病、正在服用的药物及目前的身体状况,最后还要结合患者的经济状况、工作生活安排,甚至家人的意见,最终目标是让患者能尽快回到正常的社会活动中(图9-1)。

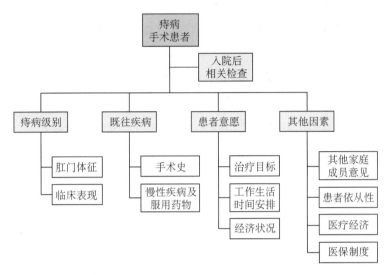

图9-1 术前评估内容

（1）痔病级别:确认痔病的严重程度与制订手术方式密切相关,需要将局部体征及临床表现的信息结合起来做评估。目前多以 Goligher 分类法对内痔进行分级,它以痔的便血、脱出严重程度为分度依据。这种分类方法对患者来说更为通俗易懂,有助于对治疗目标或者治疗结果的沟通(表9-1)。

表9-1 内痔分度与治疗目标

| 内痔分度 | 便血 | 痔核脱出 | 治疗目标 |
|---|---|---|---|
| Ⅰ度 | 有 | 无 | 缓解便血 |
| Ⅱ度 | 有 | 有脱出,可自行回纳肛内 | 缓解便血,去除脱出物 |
| Ⅲ度 | 有或无 | 有脱出,无法自行回纳肛内,需要外力推入 | |
| Ⅳ度 | 有或无 | 有脱垂、需要手动复位,且在咳嗽、走路或讲话等某些力量之后,脱出物仍会脱出 | |

有多种手术方式可以达到相同的治疗目标,手术方式的选择与痔病的复杂程度有关,而这部分信息往往患者最不了解,甚至很难理解和接受。越来越多的医生愿意在术前通过病例照片,或者术前、术后对照的方式,将痔的状态呈现给患者,让患者有更具体的感受和认知,从而有利于医生进行其他风险告知,更好地进行术前评估。

（2）既往疾病:痔病的手术治疗由于病灶小,手术时间短,失血少,机体的应激反应对神经内分泌、血流动力学、代谢和免疫不至于产生具有生命威胁性的影响,大部分患者可以顺利度过整个治疗及康复过程。近几年人口普查表明,我国65岁以上(一般被视为老龄人口)人口占比持续提升,第七次全国人口普查显示,老龄人口占比不仅首次突破10%(达到

13.5%），而且增幅高达4.63%，显示人口老龄化正在加速。中国城市居民常见肛肠疾病流行病学调查显示，25~64岁人群患病率相对较高，但随着年龄的增加，痔的发病率有增高趋势，老年人逐步成为接受痔病手术的人群。老年人普遍存在心脏病、高血压、糖尿病、痛风、睡眠障碍等慢性疾病，经常服用的药物包括扩血管药、降压药、抗凝药、镇静药等，这些药对治疗过程可能产生的影响需要得到足够重视，尤其是抗凝药（单抗或双抗）会增加术中、术后出血，是痔病手术治疗中风险最大的并发症，需要积极预防。围手术期常用抗凝药见表9-2。

表9-2　围手术期常用抗凝药

| 药物 | 应用指征 | 作用机制 | 半衰期 | 逆转方法 | 术前停药时机 |
| --- | --- | --- | --- | --- | --- |
| 普通肝素 | 动脉栓塞或VTE预防和治疗；心房颤动血栓治疗、桥接治疗 | 抗凝血酶Ⅲ介导的Xa因子选择性抑制剂 | 1~2 h | 硫酸鱼精蛋白 | 静脉用药：2~6 h，皮下用药：12~24 h |
| 低分子肝素/依诺肝素 | DVT治疗与预防 | 抗凝血酶Ⅲ介导的Xa因子选择性抑制 | 2 h | 硫酸鱼精蛋白（仅部分有效） | 24 h |
| 华法林 | 心房颤动或瓣膜置换术后卒中预防；DVT/PE预防与治疗；心肌梗死复发预防 | 维生素K拮抗药 | 20~60 h | 维生素K、4F-PCC、FFP | 择期手术前5日，术后12~24 h恢复术前剂量 |
| 达比加群 | 心房颤动卒中预防；DVT/PE预防与治疗 | 直接凝血酶抑制剂 | 8~15 h | Idarucizumab、血透、4F-PCC | 24~48 h |
| 利伐沙班 | 心房颤动卒中预防；DVT/PE预防与治疗 | 直接Xa抑制剂 | 5~13 h | 4F-PCC | 24~48 h |
| 阿哌沙班 | 心房颤动卒中预防；DVT/PE预防与治疗 | 直接Xa抑制剂 | 12 h | 4F-PCC | 24~48 h |
| 依度沙班 | 心房颤动卒中预防；DVT/PE预防与治疗 | 直接Xa抑制剂 | 10~14 h | 4F-PCC | 24~48 h |
| 阿司匹林 | 预防MI/TIA/CVA | 环氧酶抑制剂 | 3~10 h | 血小板输注 | 7日 |
| 氯吡格雷 | 急性冠脉综合征的防治；冠脉和支架血栓的二级预防；外周动脉疾病的治疗；TIA和CVA预防 | 不可逆ADP受体阻滞剂 | 8 h | 血小板输注（仅部分有效） | 5~7日 |
| 普拉格雷 | 冠脉和支架血栓的二级预防 | 不可逆ADP受体阻滞剂 | 7 h | 血小板输注（仅部分有效） | 5~7日 |
| 替格瑞洛（原称替卡格雷） | 冠脉和支架血栓的二级预防；外周动脉疾病的治疗；TIA和CVA预防 | 非竞争性可逆ADP受体阻滞剂 | 9 h | 血小板输注（更有效） | 5~7日 |

注：VTE，静脉血栓栓塞症；DVT，深静脉血栓形成；PE，肺栓塞；MI，心肌梗死；TIA，短暂性脑缺血发作；CVA，咳嗽变异性哮喘；4F-PCC，四因子凝血酶原复合体浓缩物；FFP，新鲜冰冻血浆；ADP，腺苷二磷酸。

既往手术史，特别是肛门直肠部的手术，会造成肛门黏膜、肌肉、皮肤的缺损，可能存在潜在的肛门功能缺损或感觉异常。若有相关手术史，需充分告知患者肛门相关损伤的增加风险，并对手术中可能遇到的情况及手术方案的改变进行告知。

（3）患者意愿：由于网络时代获得各类信息的便利，大部分患者在遇到问题时都会到网上去寻找答案，以期免去医院就诊的麻烦，或是找到解决问题的方法，部分患者在就诊前对

治疗方案的选择已有倾向性。患者意愿是他们在自身治疗目标、工作生活安排及经济状况等各方面因素综合影响下的决定,不同的手术方案在术后并发症及康复时间上有所差异,所以在术前评估时需要考虑患者意愿,以获得最优化的治疗方案。

(4)其他因素:由于患者行事能力的限制,患者的知情同意可能还要受到其他家庭成员,或者代理人的影响。治疗方案的选择需要考虑患者的依从性,如复杂性环状混合痔患者面临着创面更多,随访时间更长的问题,患者是否能遵医嘱做创面护理、饮食调控、定期随访,与他的创面修复有密切关系。依从性好的患者可以获得更好的治疗效果,而依从性不好的患者可能会出现创面愈合延迟、感染等不良后果。另外,医疗政策的调整也会影响患者的治疗意愿及医生的治疗决策,如单病种管理等。

2. 术前宣教

痔病术前宣教的首要目标是让患者充分了解治疗过程及手术方案,理解自己在整个治疗过程中所发挥的重要作用,以提高患者的依从性及对治疗结果的接受度。宣教内容包括术前准备、术中可能发生的情况及处理、术后护理及康复方法。

在手术之前应向患者介绍围手术期治疗的相关知识,包括:①详细地告知术后各阶段可能会产生的不适、应对方法、康复时间等。②促进康复的各种健康宣教。③鼓励患者早期口服进食及下床活动。通过术前宣教可以减少患者的焦虑及疼痛,由于康复理念的改变,一些围手术期的处理措施可能与传统的方法有很大的不同,如术后正常饮食及排便、不再常规行肠道准备、出院时间可能提前等,这些均须向患者及家属介绍并取得配合。

## 二、术前饮食准备

痔病患者术前饮食以清淡、易消化为宜,避免油腻、辛辣之物刺激胃肠道而致黏膜充血、腹泻等,影响手术进行。选择骶管麻醉、脊椎麻醉、全身麻醉的患者在术前 6 h 禁食,术前 2 h 禁水即可。

## 三、术前肠道准备

手术前的肠道准备是为了减少肠道细菌负载量,尽量减少创面感染和吻合口裂开的风险。痔病患者的手术区域局限在肛管部分,因此手术当日正常排便就能获得手术区域的清洁效果。但因为治疗需要,或者避免排便时创面疼痛,部分医生希望患者在术后 3 日内控制排便,因此也会在术前 1 日给予清洁灌肠,或者手术当日再行灌肠。机械性肠道准备可导致脱水和电解质紊乱,尤其对于老年患者。对于结直肠手术的患者循证医学证据都表明肠道准备无益处,因此对于痔病患者,除非是有严重便秘者,不主张术前灌肠。

## 四、术前药物使用

1. 术前镇静药的使用

长效镇静药物如阿片类药物、长效镇静剂和催眠药物的副作用会妨碍恢复,导致住院时间延长。痔病的手术多为择期手术,手术时间短,对有精神类基础疾病,或者突发的情绪异常者,以及急诊手术患者需要对症用药以方便实施治疗,短效抗焦虑药不能延长恢复时间或住院时间。

2. 预防性抗生素的使用

痔病手术切口属于污染切口,使用对需氧菌和厌氧菌都有效的预防性抗生素可以减少感染并发症,抗生素的最佳组合尚未确定,但建议使用第二代头孢菌素和甲硝唑。《抗菌药物临床应用指导原则(2015年版)》认为单一剂量的预防与多剂量方案具有同样的效果,预防性用药应在手术前30 min使用,3 h之内可以完成的手术,术中无须重复使用抗生素。

## 五、麻醉方案制订

痔病的麻醉可采用肛周局部麻醉、硬膜外阻滞麻醉、全身麻醉等方案,随着患者对就诊舒适度要求的提高,以及无痛病区的广泛推广,全身麻醉越来越多地运用到痔病手术麻醉中。患者可以规避手术中的紧张、躯体不适及日后可能产生的不良回忆,这对患者的心理康复有积极作用。使用局部麻醉进行神经阻滞可以减少神经内分泌代谢反应及分解代谢的激活,减少对器官功能的损害,然而局部麻醉对炎症反应的抑制作用不大。

## 六、手术方式制订

痔病的手术治疗具有个体化倾向,手术方案的制订以缓解症状、减少组织损伤、保护肛门功能为目标,总的原则为"治疗有症状的体征"。目前痔病的手术治疗如下。

1. 痔切除术

原则上将痔核完全或部分切除,常用手术方式如下。

(1)外剥内扎创面开放式手术。

(2)创面半开放式手术。

(3)创面闭合式手术。

(4)外剥内扎加硬化剂注射术。

(5)环形痔切除术,包括半闭合式环形痔切除术、闭合式环形痔切除术,但因并发症多,目前临床已基本摒弃。术中应注意合理保留皮肤桥、黏膜桥的部位及数量可缩短创面愈合时间。

2. 吻合器痔手术

(1)PPH:用吻合器经肛门环形切除部分直肠黏膜和黏膜下组织。适用于环状脱垂的Ⅲ、Ⅳ度内痔和反复出血的Ⅱ度内痔。术后应注意防止出血、坠胀、肛门狭窄、感染等并发症。

(2)TST:对肛肠疾病患者Ⅱ~Ⅳ度内痔、混合痔、外痔、环状痔、严重痔脱垂、脱肛等都有着理想的治疗效果。该术式通过切除松弛、断裂的肛垫组织,重建并将肛垫复位,提升黏膜,改善痔核脱垂症状。手术区域在齿状线以上无痛区,故术后基本无痛,创面直接闭合故无创,是目前临床优选治疗严重痔病的微创术式。

3. 多普勒引导下痔动脉结扎术

利用多普勒专用探头,于齿状线上方2~3 cm探测到痔上方的动脉直接进行结扎,阻断痔的血液供应以达到缓解症状的目的。适用于Ⅱ～Ⅳ度内痔。

4. 其他

硬化剂注射术、套扎术(胶圈套扎、弹力线套扎)、激光凝固术等。

# 第二节　术中处理

## 一、手术体位

痔病的手术体位以侧卧位和截石位最常用,侧卧位对患者和施术者都比较方便,特别适用于年老体弱患者。截石位对肛门会阴部的暴露更充分,对术者及助手也更友好。但要注意对双腿的保护,支架的高度、角度,双腿绑缚的位置、松紧程度都要合适,避免造成大腿肌肉、神经损伤,以及深静脉血栓。

## 二、手术切口

痔病手术的皮肤切口多由切除外痔,或修剪皮瓣后形成,常采用"V"形切口,平整的创面最有利于引流。皮肤切除部分尽可能薄,不要涉及过多的肌肉,术后排便时肌肉的牵拉会增加创面疼痛感,且持续时间长。

## 三、术中保温

由于手术室环境温度低,患者穿着衣服少,患者在手术期间核心体温会下降1~3℃,术中低温可使凝血功能发生异常、诱发心血管突发事件、抑制免疫功能、增加感染率等,同时可引起患者疼痛和不适而导致麻醉苏醒延迟,延长出院时间等,最终影响患者的手术安全和预后。低温导致人体在复温过程中产生应激反应,有损害凝血机制和白细胞功能、增加心血管负担等不良作用。术中及术后早期的保温,具有减少术中出血、术后感染、心脏并发症,以及降低分解代谢的作用。因此,术中尽可能避免患者全身暴露。在痔病手术中,上半身可以覆盖薄的小被子,足部包裹手术巾,减少裸露皮肤面积,以减少机体热量散失。

## 四、手术操作

术中操作轻柔,减少正常组织钳夹,避免组织过度牵拉,有效止血,不任意扩大手术范围,都有助于保护肛管正常组织,避免或减轻术后水肿范围及程度,减轻术后肛门不适或疼痛,有利于术后康复。

# 第三节 术后处理

## 一、术后镇痛

由于肛门解剖的特殊性,疼痛一直是痔病术后的主要并发症,也是患者术后经历的最大应激。肛门术后疼痛引发中枢敏化会造成肛门的慢性疼痛,这已成为临床一个棘手的问题。因此,术后镇痛对患者术后康复将产生积极的影响。术后镇痛提倡多模式的镇痛方案,止痛的重要原则是非甾体抗炎药为术后镇痛的基础用药,尽量减少阿片类药物的应用,以减少阿片类药物引起的并发症如肠麻痹等,从而促进患者早日康复。

## 二、术后营养治疗

早期肠内营养是快速康复的重要内容,痔病患者术后可正常饮食。个别患者因惧怕排便造成创面疼痛,会有意识地减少饮食量,从而诱发低血糖造成头晕、乏力,增加如厕时跌倒风险。因此,在护理上要鼓励患者正常饮食。可以根据个体需要增加辅助营养,如补充纤维素以增加粪便量促进排便,添加高质量蛋白有利于创面修复。

## 三、术后早期活动

据研究发现,卧床休息不仅会增加胰岛素抵抗和肌肉损失,还会降低肌肉力量、肺功能和组织氧合,增加血栓栓塞的风险。对痔病患者来说,长时间卧床会造成肠道蠕动障碍、便意感减弱,早期下床活动有利于促进排便。建议患者三餐前后在病区内适当活动,以增强食欲并促进食物消化。每日安排好活动及排便时间,鼓励患者自行排便,尽快恢复术前的作息规律。

## 四、术后创面处理

术后创面常规的中药熏洗,可缓解创面疼痛、清洁伤口、减轻水肿。术后换药与创面修复密切相关,彻底清创、充分引流,能够为肉芽组织提供有利的生长环境,是术后换药的主要目的。换药时动作宜轻柔,适当的辅料填塞可预防瘀肉增生。

# 第四节　出院后的随访管理

## 一、出院标准

排便通畅,或者在口服药物的协助下可以正常排便;排便结束时创面出血可自然停止;口服止痛药后疼痛程度不影响正常的工作生活及休息;可以自由活动并按医嘱进行门诊随访;患者达到以上要求并同意出院时,应给予出院。

## 二、出院随访

1. 随访时间

目前痔病手术患者的平均住院天数在1周左右,而创面完全修复的平均时间为4周左右,故出院后遵医嘱随访是确保创面正常修复的重要保障。无法每周随访的患者需要居家自行换药,如有异常感觉及时到门诊复查。建立出院后1周常规电话随访,门诊随访一般将持续到创面完全修复。

2. 随访要点

(1)创面修复情况:瘢肉增生、假性愈合都会延长创面修复时间,需要及时修剪瘢肉,分离假性愈合的皮瓣,使创面恢复到平整、通畅的开放状态。如有残留的缝线造成患者不适,需要拆线,并修剪增生的肉芽组织。TST术后未脱落的残钉会造成肛门下坠感、便血、疼痛等,随访时需要仔细检查,必要时予以拆钉。

(2)肛门管径变化:痔核结扎个数多于3个的痔切除术,或者PPH,术后短期内都有可能造成肛门管径缩小,待结扎圈、吻合钉脱落,重建肛管黏膜延展性后,肛门管径在排便时的扩张程度可以恢复到术前状态。有部分患者因为肛门扩张不理想,仍会出现排便堵塞感、创面撕裂疼痛,此时需要做直肠指诊扩肛,或建议患者以扩肛器每日自行扩肛,每日1~2次,每次10~15 min,有助于肛门管径恢复。

(3)排便情况:排便是否通畅直接影响创面修复过程,如疼痛、出血、上皮生长等,随访过程中要关注患者排便情况。若大便干燥难解,需要服用缓泻剂;若大便次数多且质稀,需要注意饮食调整,成形软便更有利于缓解肛门不适,促进术后康复。

# 第十章　女性特殊时期痔疮诊治

在我国,混合痔的患病率在 49.14% 左右,其中女性痔病发病率约占 67%,明显高于男性,而孕产期妇女痔病的发病率高达 76%,并随着怀孕次数的增加,痔病临床症状也随之严重。

痔病引起的剧烈疼痛极大影响孕产期妇女的身心健康;痔病导致的反复便血也可引起孕妇贫血,进而影响胎儿发育;痔病的发生、加重、脱出更增加孕妇分娩时的心理负担,甚则影响妊娠、分娩,威胁孕妇及胎儿安全。

妇女在生活过程中,骨盆脏器受压迫和血流受阻的机会较多,不断造成骨盆器官充血和瘀血,影响肛门的血液循环,直肠受到压迫,排便不畅。这些都是诱发肛肠病的因素。

## 一、月经期女性痔病的诊治

1. 病因

(1)盆腔充血:月经期盆腔充血、肛门直肠黏膜组织也处于充血、水肿状态,直肠黏膜易被粪块擦伤出现便血或黏膜糜烂。

(2)激素影响:月经后期黄体形成,卵巢分泌孕激素抑制肠蠕动,直肠刺激感受器的敏感性降低,易引起便秘而产生其他变证。

(3)外部感染:肛周会阴部受经血浸渍,卫生用品的摩擦及皮肤过敏反应等,易致局部组织充血、水肿或感染。

2. 治疗

月经期不宜行手术治疗,中药熏洗坐浴亦受限制,应以一般治疗及药物治疗为主,待月经期结束后择期手术。

(1)一般治疗:改善饮食结构,多饮水,避免便秘和腹泻。食用富含纤维素的食品,特别是膳食纤维,如植物根茎类、麦麸等,可增加粪便容积、刺激结肠集团蠕动、加强结肠黏膜的屏障作用,流行病学调查对预防结直肠肿瘤也有一定作用。避免饮酒和食用辛辣食品,因为酒和辣椒等食物主要以原型排出体外,可产生直肠黏膜刺激症状。

保持局部清洁、干燥,患者可练习提肛,恢复括约肌张力。

(2)药物治疗:保护直肠黏膜,减轻黏膜炎性和水肿反应的药物有复方角菜酸酯栓(商品名太宁栓)。作用机制为可形成一层保护膜覆盖于直肠黏膜表面,并持续 8~12 h,减轻黏膜炎症反应和水肿,缓解出血。其他以抗炎为主要目的的栓剂对治疗痔也有一定作用。

改善痔动静脉吻合,降低毛细血管后静脉张力,促进痔静脉回流,减轻痔水肿和出血的药物主要为口服药物,如地奥司明片(商品名爱脉朗)、草木樨流浸液片(商品名消脱止-M)等。

酌情使用抗生素。内外痔合并感染或存在肛窦炎、肛痈等情况下应使用抗生素抗感染。保持大通便畅,必要时服用缓泻剂,如乳果糖类,以恢复正常排便习惯。

## 二、妊娠期女性痔病的诊治

### 1. 病因

痔病发生的主要机制目前尚不清楚,目前的学说包括肛垫下移、痔静脉曲张、细菌感染、血管增生等。痔病的病理改变在于静脉丛扩张、瘀血、局部水肿,进而引起疼痛、便血、痔核脱出、肛周不适等临床症状。孕产期是女性一生极为特殊的生理时期,这一时期痔病发病率显著提高可能与以下因素有关。

(1) 子宫增大:在妊娠情况下,孕妇腹内压增高,随着子宫体增大,盆底下降,使门静脉及下腔静脉回流受阻,血流减慢,直肠上、下静脉丛瘀血,导致痔病形成或加重。同时妊娠期过重的负荷,也可进一步增加肛垫压力,引起充血肥大。

(2) 血流增加:据报道,妊娠期女性整体血容量可增加25%以上,加之盆腔压力升高,使痔静脉丛回流受阻,导致肛垫组织血管扩张,因而出现肿胀、脱出等不适。同时妊娠期血液的高凝状态也进一步提高了肛门周围静脉栓塞、肛垫组织缺氧的风险,诱发了痔病。

(3) 激素作用:受孕产期体内多种激素的影响,血管扩张、盆底组织松弛,为肛垫下移提供了条件。目前有研究发现,女性肛垫静脉丛存有大量雌激素受体,受孕产期高雌激素水平的不断刺激,激发交感神经兴奋,使局部肛垫组织缺血、缺氧,造成肛周血液瘀滞、组织水肿、黏膜坏死。

妊娠后期,孕妇会阴部呈不同程度的充血、水肿;在分娩的过程中,肛提肌向下、两侧扩张,肌束分开,纤维受力拉伸,会阴体相对变薄。

(4) 便秘因素:妊娠期体内激素的改变可促进肠壁平滑肌舒张,同时增大的子宫压迫肠道,两者均可使肠蠕动减少,导致或加重便秘;分娩后因产道裂伤或会阴切开可引起剧烈疼痛,令产妇产生惧便感,减少排便次数;孕产期饮食不节及久坐不动等不良生活习惯都可使胃肠蠕动减慢,导致便秘的发生。便秘严重,排便时或增加腹压或延长排便时间,都可使肛垫下移或脱出,导致痔病发生。

祖国医学认为,痔病的发生多因脏腑本虚,加之负重远行,久坐久立或长期便秘,或临厕久蹲,或饮食不节,导致脏腑功能失调,风湿燥热下注于大肠,瘀阻魄门,筋脉懈惰发而为痔。其发病因素主要与湿、热、风、气虚、血虚等相关,而孕产期是女性特殊的生理时期,这一时期痔病的发生有其独特的诱发因素。《医宗金鉴》就有"又有产后用力太过而生痔者"的论述。《外科启玄》曰:"痔曰肠澼是也,妇女因产难久坐,或经行时气怒伤冷受湿,余血渗入肛边而生。"说明孕产期生活习惯、情绪喜好的改变也是导致痔病发生的一大原因。孕产期妇女气血亏虚,生化乏源,如《疮疡经验全书》曰:"又有妇人产育过多,力尽血枯,气虚下陷,及小儿久痢,皆能使肛门突出。"说明妇人生育过多,导致中气不足,气虚下陷无以摄纳可引起内痔脱出不纳。此外,历代医家均认为便秘是导致痔病发生的原因之一。《诸病源候论》曰:"忍大便不出,久作气痔。"窦汉卿则指出:"恣意耽看,久忍大便,遂致阴阳不合,关格壅塞,风热下冲,乃生五痔。"

在妊娠后期,因胎儿增大压迫直肠,除了排便困难之外,同时使直肠肛门静脉血回流发生障碍,这样不仅容易发生痔,而且可使原有的痔病进一步加重。

2. 治疗

产妇产后腹内压降低,静脉回流恢复,痔核一般会缩小或萎缩,无须治疗,加之孕产期妇女手术有早产、流产等风险,因此,孕产期妇女痔病以保守治疗为主。

(1)一般治疗:妊娠期便秘及不良的排便习惯是引起或加重痔病的重要因素。因此,调整饮食结构,摄入足量的膳食纤维、水分,保持大便通畅,减少排便时间是预防和治疗孕产期痔病的重要方式。避免久坐、久站、久蹲,适当变换体位,经常做提肛运动也可减少痔病发病次数,缓解痔病症状。

(2)药物治疗:是Ⅰ、Ⅱ度内痔治疗的主要方法,可通过内治与外治并重,全身与局部用药结合的方式缓解局部症状,而大部分药物可通过胎盘影响胎儿,故妊娠早期应尽可能采用对妊娠影响较小的药物进行治疗。静脉增强剂如草木樨流浸液片、银杏叶萃取物、微粒化纯化的黄酮成分,通过降低痔静脉的扩张、瘀滞,可有效改善微循环的血流动力,减轻局部炎症,对于治疗孕产期痔病具有明显的临床疗效,且安全性较高。

《医学源流论》曰:"外科之法,最重外治。"根据局部的症状和体征可以适当选择外用药,熏洗中药、药膏、药栓皆可起到消肿止痛、收敛止血的功效。中药熏洗即将中药汤剂如五倍子汤、苦参汤等加水煮沸,先熏后洗。其作用原理是药液通过局部皮肤吸收发挥有效作用,借助热力松弛括约肌,开放毛孔,促进血液循环,并清洁肛周。因此,较之全身用药不易到达局部、外用药膏成分渗透欠佳,中药熏洗具有明显的优势。

哺乳期妇女慎行混合痔手术,其中一个原因就是预防创面感染的用药影响乳汁。中药对此有一定的优势,如黄芪益气活血,茯苓利水消肿,党参补中益气,木香、醋香附、防风行气止痛,槟榔行气利水,陈皮、枳壳健脾和胃,升麻清热解毒,并调和诸药。诸药合用,共奏清热解毒、消肿溃坚、活血止痛之功。以上诸药均无哺乳期使用禁忌且不违反中药使用原则。

(3)手术治疗:妊娠的前3个月与产前的3个月,若子宫收缩过于强烈极易导致流产、早产,故此期为痔病手术的相对禁止期。国内外研究建议对妊娠期合并痔患者应采取保守治疗,若妊娠中期痔病急性发作,患者痛苦难以忍受,经反复保守治疗无效时,方考虑手术治疗。在妊娠期手术可选择在妊娠的第20~30周。此期相对安全。

目前,临床中对妊娠期痔病常采取传统混合痔外剥内扎术、内痔套扎术、痔上黏膜环切钉合术等。传统的外剥内扎术创伤较大,术中易刺激子宫收缩导致流产,同时术后肛门疼痛、组织水肿、肛门狭窄发生率高,而通过对外剥内扎术进行改良,可较为彻底地切除病变成分且保留肛管正常皮肤,减少术后并发症。痔套扎术相对安全,切口减少甚至消失,符合治疗痔病的"微创"理念,对于无法耐受有创手术的妊娠期妇女具有一定优势。痔上黏膜环切钉合术是针对肛垫下移学说提出的手术方式,近年来也有研究发现痔上黏膜环切钉合术用于妊娠期痔病具有疗效显著、创伤小、并发症发生率低等优点。

妊娠期痔病手术麻醉宜采用肛周局部阻滞麻醉,患者宜取截石位,术中注意动作轻柔,防止对子宫的过多刺激。术后尽量避免使用抗生素,并注意胎心及宫缩情况,术后给药需选择疗效确切、对胎儿无明显影响的药物,避免流产和早产。

孕产期痔病既要治疗痔病,又要求安全生育,若手术治疗可因手术刺激和麻醉药品的使用,易导致流产、早产、胎儿畸形等不良反应,所以临床治疗以保守治疗为主,兼顾保胎、养胎,即使病情所需,进行手术治疗也需轻巧小心,并且高度重视医患沟通,在患者及家属充分理解和知情同意原则下,方能考虑手术治疗。

## 三、哺乳期女性痔病的诊治

研究表明,妇女产后痔病的发生率高达76%,给产妇带来诸多不便,又增加了产妇的痛苦,而且此时涉及哺乳问题,不建议西药治疗和手术治疗。此外,产后痔病若不及时治疗或者治疗不当,都会加重患者的病情,甚至会导致终身不愈。临床上治疗产后痔病的关键是尽早发现、尽早对症治疗。

1. 病因

(1)反复检查:产程三合诊的反复检查、刺激,直接损伤周围组织,易致黏膜破溃、充血或感染。

(2)分娩因素:分娩时胎儿对产道、直肠的直接压迫与损伤,可影响会阴部神经损伤并使盆底肌群、肛垫支持组织松弛,进而导致肛垫下移。产时反复用力,腹压增大,也可加重痔静脉瘀血。多种因素共同加剧了产后痔病的发生。

(3)腹压增大:产后痔病产生的原因多为妊娠后子宫增大,腹压增加,压迫下腔静脉及门静脉,使静脉压力升高,痔静脉回流受阻,痔静脉扩张瘀血形成痔;压迫肠道,活动量减少,肠蠕动减慢,粪便在肠道停留时间过长。

(4)便秘因素:由于腹腔空虚,便意感变得迟钝,加上腹壁松弛,活动减少,排便无力和排便困难的症状增多,常常数日无排便。或因孕期食物过于精细,不定时排便等而导致便秘。或因产褥期活动量降低导致肠蠕动减弱引起便秘。便秘引起排便困难,蹲厕过久,导致痔病发生。

(5)肛门组织受损:分娩期子宫收缩逐渐加强,产妇屏气用力,胎头压迫,腹肌收缩,腹压急剧增加,从而损伤了痔的支持结构,导致痔核脱出发生嵌顿;而分娩后肛门组织受伤,肛门组织外翻水肿,引起的肛门疼痛,不敢定时大便,导致便秘。产后盆底肌群受损,筋膜弹性减弱,未及时开展功能恢复锻炼。

2. 治疗

妇女产后痔病的发生率高,而此时由于产妇处于产褥期,暂不宜手术;且因涉及哺乳问题,止痛药的用药方面受到严格限制。如不及时处理,由痔病带来的疼痛、坠胀、便血、肛门瘙痒等会对产妇的身心健康和生活质量造成严重影响。

(1)保守治疗:产褥期产妇经历分娩后,身体气血亏虚,身体功能较差,开展手术可能影响产后恢复,增加并发症的患病风险;患者存在不同程度的心理压力,短时间内可能难以接受手术,且分娩后产道受到不同程度的损伤,部分患者甚至出现不同程度的会阴撕裂和肛周括约肌损伤,不利于术后肛管形态和功能康复,还有就是出现阴道出血、恶露等问题,可能增加术后创面感染风险,因此目前以保守治疗为主。

常见的治疗方案为50%硫酸镁局部湿敷,其具有高渗性,能有效吸收局部组织水分,缩小痔的面积;其中 $Mg^{2+}$ 是 $Ca^{2+}$ 的拮抗剂,外敷可以抑制神经介质的传递和平滑肌收缩,从而舒张平滑肌,促进局部循环;消肿、改善微循环功能;同时促进炎性介质的吸收,有效达到消肿、止痛、消炎的目的。中医药治疗痔病具有悠久历史。中药外用方,如消痔洗剂、桃红四物汤加味、黄连、制乳香、制没药、苦柏汤多具有清热解毒、凉血逐瘀的作用,配合热力作用松弛肛门括约肌,扩张毛孔、小血管,加速血液及淋巴循环,进而促进外痔组织炎症的吸收,起到持续治疗的效果,可明显改善患者临床症状。

现有临床观察证实手法还纳治疗痔病疗效明显。张文惠报道手法还纳治疗产后嵌顿痔,总有效率为100%,2日内显效率为71.43%。赵军红也报道手法还纳产后痔有效率为96.7%,痊愈率为83.3%。因此,在给予患者湿敷处理后也同样加用手法还纳治疗,嘱呼气以尽量放松腹肌、减轻腹压,戴上涂有液状石蜡的无菌手套,轻轻按摩痔核水肿最轻处,并由此处顺时针方向缓慢向肛管内推送痔核,直到其完全还纳。手法还纳痔核,可有效缓解痔静脉的回流受阻,改善局部血液循环,减轻患者疼痛及局部水肿。及时有效的手法还纳起效迅速,明显增加了产妇舒适度,提高了产妇的生活质量。但是还纳后患者经活动或排便后痔可能再次脱出,需再次还纳。

便秘使痔加重,半数产褥期妇女有便秘,其中多数有痔。经常便秘有痔者超过80%。为此,产褥期要多食用纤维素多的食物,少食辛辣食物,每日定时排便,排便时间要缩短,尽量使用坐式便器。以上措施无效时,可使用缓泻剂,开始用量应比普通用量小,逐渐增量。缓泻剂以能使粪便软化、膨胀为好。

复方角菜酸酯栓(太宁栓)是一种有效的直肠黏膜保护剂,其主要活性成分为角菜酸酯,可黏附在肛管直肠黏膜表面形成膜状结构,留置时间可达 $8\sim12$ h,有效避免排泄物对直肠黏膜带来的机械性及化学性刺激,且复方角菜酸酯栓形成的膜状结构可以包裹粪便,起到润肠作用,促进大便排出。此外,复方角菜酸酯栓中含有氧化锌(ZnO)和二氧化钛($TiO_2$)成分,可有效减轻黏膜充血症状,减缓肛管直肠炎症反应,促进创口愈合。

(2)手术治疗:针对产褥期外痔的手术治疗,目前仍存在较大争议。部分学者认为,产褥初期产妇血液处于高凝状态,$3\sim7$ 日后恢复正常,这一期间开展手术能够降低手术出血量,便于术后快速止血与创面愈合。

若保守治疗失败,患者症状加重时,应行除去血肿血栓等的紧急外科手术。外科手术应尽量避免在急性期施术,并根据出血、疼痛持续的情况,新生儿、母体及家庭情况等决定手术时期。严重的环形痔可行痔环形切除术。

分娩后即进入产褥期及哺乳期,应选择对婴儿影响小的药物局部治疗及一般治疗,若患者经保守治疗效果不佳,症状严重,可酌情采用器械治疗,如注射法及套扎等。注射法多采用消痔灵注射法(分四步注射),该方法较安全有效,适用于内痔出血,Ⅰ~Ⅳ度内痔,静脉曲张性混合痔。欧美不少临床研究表明,在众多的非手术疗法中,胶圈套扎法被认为是疗效最好的方法,仅次于手术疗法。用胶圈套扎法治疗痔病有两种方法,即传统胶圈套扎法和自动套扎器法。前者由于器械简陋,方法落后,容易导致误操作而产生并发症,目前较少应用。自动套扎器的应用是对传统套扎法的一大改进。自动套扎器法的优点:套扎过程实现了自动化,省时、省力、简便;单人或两人即可完成操作,耗时约需 10 min;治疗后痛苦轻微,不破坏直肠与肛管的正常结构和外观,不遗留瘢痕,并发症极少。自动套扎器法适用于单纯内痔

（Ⅰ～Ⅲ度最佳）和以内痔为主的混合痔,尤以单发或非环状痔为首选。

## 四、更年期女性痔病的诊治

### 1. 病因

绝经后常见混合痔及肛门异物脱出,便秘多见,与绝经内分泌紊乱抑制肠蠕动功能,会阴直肠周围肌肉老化松弛使肛垫等组织下移有关。但与妇女其他生理期相比,绝经期肛肠疾病的发生率较低。

女性更年期往往内分泌与神经系统功能失调,有排便感而又有便不尽的感觉,造成频繁去厕所的现象,也是诱发肛肠病的因素,绝经期内分泌紊乱,抑制肠蠕动功能。

会阴直肠隔松弛,部分患者形成直肠前突,排便困难,久蹲努挣,痔静脉丛瘀血或肛垫下移;会阴直肠周围肌肉老化松弛,使肛垫等组织下移;老年体弱或户外活动量减少,影响肠蠕动功能。

中医认为,女子生理特点以阴血为用,病理上则易产生阴血不足,肠道失去濡养及血虚肠燥,发生便秘等症。血为气之母,血虚则气亦不足,气虚失摄而致肛门异物脱出、便血;气为血之帅,气虚则气血运行无力,瘀阻魄门,与肛门浊气相搏结,致络脉交错;或产后饮食不节,脾胃湿热内生,下注大肠,气血纵横,经络横解而为痔。肝藏血,主疏泄,对女性生理起主要调节作用,若肝郁或肝血不足,易发生经脉瘀滞、失养而发为痔。

### 2. 治疗

与妇女其他生理期相比较,绝经期肛肠疾病的发生率较低。老年患者可多练习提肛运动,恢复括约肌张力。

习惯性便秘患者,应改善饮食结构,食用富含纤维素的食品,必要时服用缓泻剂,以恢复正常排便习惯,但不可长期服用。目前较为认可的药物是容积性泻剂,如乳果糖类,而慎用大黄类或刺激性泻药。老年患者可运用中药熏洗法治疗痔病。熏洗法在我国有数千年历史,早在《五十二病方》中就有熏洗的方法。《素问·阴阳应象大论》有"其有邪者,渍形以为汗",治疗痔病疗效显著。

------------------------------- 参 考 文 献 -------------------------------

张文惠,2013.产后嵌顿痔3种治疗方法的效果比较[J].实用医药杂志,30(5):411-412.
赵红军,贾志贤,郝彦考,等,2012.手法回纳加中药熏洗治疗产后痔病疗效观察[J].中国美容医学,21(16):223.

# 第十一章　特殊体质、类型的痔病诊治

痔是临床上最常见的肛肠疾病之一，对于痔的诊治学界已经达成初步共识，并在临床得以推广。然而对于不同体质、类型及合并症的诊治，上海中医药大学附属曙光医院肛肠科杨巍教授首先提出"不同痔、不同治"的理论。即是根据不同年龄、性别、合并疾病特点采用相应的治疗策略。

## 一、儿童痔病

儿童痔病的临床表现多以便血为主，多因儿童年龄小，处于生长发育阶段，肛管静脉发育尚不完善，静脉管壁较薄弱，静脉瓣发育不全，长期便秘，可导致黏膜破溃，静脉迂曲成团形成痔。

中医认为小儿气血未充，脏腑娇嫩，因饮食偏嗜，燥热内结，下迫大肠导致大便秘结，干结粪便致使肛管黏膜破溃，引起便血，日久可形成静脉团块，舌苔多白腻，脉弦数。治疗时，儿童痔病以保守治疗为主，保持大便通畅，对症处理。多因儿童阶段肛管较薄弱组织修复后容易形成瘢痕导致不可逆的肛门狭窄，因此，待成年后手术更合适。

保守疗法具体内容如下。

（1）养成良好的进食习惯：不挑食、不偏食，多食蔬菜水果。

（2）保持肛周局部清洁干燥：静脉壁弹性组织逐渐纤维化而变弱，抵抗力不足，而致扩大曲张，加上其他原因使静脉曲张逐渐加重生成痔块。

（3）保持大便通畅，建立良好的排便习惯：培养儿童定时排便，不要长时间坐在便盆上玩耍。排便困难时不可用刺激性泻药通便，如番泻叶、芦荟、酚酞片等，这些药物可能会引起腹泻、酸碱平衡失调，最终脱水。

（4）熏洗法：又称坐浴法，是将中药煎汤熏洗肛门会阴部，通过热和药的作用，促进血液循环，使气血流畅，达到肿消痛减的目的。先用蒸汽熏肛门局部，待水温适合时再行肛门局部坐浴。每日便后或早晚2次，每次5～10 min，小儿皮肤娇嫩，注意水温，不要烫伤皮肤。

（5）按摩法：按摩可以改善局部血液循环，对于预防和治疗痔病都有益处。婴幼儿自己不能收缩肛门，增加括约肌功能，家长应经常做肛门按摩来改善局部的血液循环。方法是排便后先用温水清洗局部，再用热毛巾按压肛门按顺时针和逆时针方向各按摩10次，每日1～2次。

## 二、老年人痔病

老年人痔病一般指70岁以上高龄老人患痔病，其特点是一般病程较长，症状较重，同时往往合并重要脏器功能不同程度退化、衰减,甚至有免疫力低下、抗感染能力差等特点。高龄患者全身机能储备降低,多系统的慢性内科疾病并存,是术后高并发症和可能死亡风险的重要因素。

中医认为老年痔病由于老年人患病日久,脏腑虚弱,无力纳摄,导致内痔反复脱出,无力还纳,脏腑虚弱,邪气乘虚而入,下注于肛门而为痔。气虚是老年人痔病的发病因素之一,以脾失健运,中气不足为主。老年人的机能衰退及某些慢性疾病等,都会导致中气不足,气虚下陷,无力纳摄而引起内痔脱出,无力还纳。血虚常因失血过多或脾胃虚弱化生无力所致,在痔病中,多由于老年人生化之源不足,容易导致血虚,血为气之母,血虚则气虚,气虚无力固摄血液,血溢脉外,更导致气虚,反复恶性循环,而致气血两虚,肠道失养,大便燥结,从而引发痔病。

1. 保守治疗

老年人痔病治疗以保守治疗为主,保持大便通畅,调整饮食结构,摄入足量的液体和膳食纤维,以易吸收、易消化食物为主,以及形成良好的排粪习惯,对于调节饮食及生活习惯不能缓解的便秘,应予以缓泻剂:小麦纤维颗粒、乳果糖、聚乙二醇散剂等。对于顽固性便秘老年痔病患者可以适当使用开塞露助便。刺激性泻药,如酚酞片、番泻叶、大黄等慎用,切忌长期应用刺激性泻药,因其可能导致结肠黑变病。通畅的排便对预防痔和痔的非手术治疗有重要意义。口服药物,如静脉活性药物纯化微粒化黄酮成分( micronized purified flavonoid fraction, MPFF) 又名柑橘黄酮片,MPFF 对痔症状和体征的显著改善作用已在大量的临床研究中得到证实。中成药,如云南白药胶囊、痔宁片,以及辨证应用口服中药可以有效改善老年人 Ⅰ、Ⅱ度内痔症状。坐浴疗法是老年痔病保守治疗有效方法,包括温盐水坐浴、高锰酸钾坐浴及中药坐浴,坐浴后可以对症应用药栓肛塞、药膏涂抹患处。

2. 手术治疗

以往的经验认为患者达到 70 岁,痔切除术的潜在不利影响开始超过它的优点。考虑对老年患者进行手术所涉及的额外风险,传统观点认为手术不应在老年患者中进行。麻醉并发症在这个年龄段更为常见,老年男性术后容易出现尿潴留。随着年龄的增长,肛门括约肌张力下降,这增加了痔切除术后大小便失禁的可能性。由于 70 岁以后的预期寿命缩短,长期受益将受到限制。因此,虽然老年人不禁止痔切除术,但只有在干预指征极强时才应进行。因此,老年痔病患者选择手术治疗的并不多。如今随着社会的发展和人们生活及医疗水平的提高,人口逐渐趋于老龄化,再加上人们对更高生活质量的向往,越来越多的老年痔病患者选择手术治疗,手术治疗以硬化剂注射、RPH 等创伤较小的微创手术为主,对于Ⅳ度或者嵌顿、血栓形成的仍需要痔切除术治疗。

老年人痔病手术难点:患者病程较长,很多人病程可达40~50年,病情迁延日久,手术时症状较重,以混合痔和环状痔为多,常伴有直肠黏膜脱垂,甚至出现外痔部分血栓形成、内痔部分嵌顿、痔核炎性水肿等;老年痔病患者多伴有多系统的慢性疾病,包括冠心病、高血压病和糖尿病等常见老年病。老年患者过去 6 个月发生过心肌梗死的应禁忌手术,脑血管意外史也是痔切除术的禁忌证,这不仅是因为直接的手术风险,而且还因为随时可能发生进一步的卒中;老年人痔病患者各项身体机能衰退、功能恢复缓慢,对麻醉及手术的耐受力差,术后容易出现肺部感染和心、脑血管等方面的并发症;积极与患者及陪护家属沟通,详尽了解病情、既往史,帮助患者及家属准确理解术后注意事项,积极正确配合手术实施及术后注意事项;老年痔病术后创面修复较慢,愈合时间相对较长,同时血管弹性差,创口容易渗血。故应该重视老年人混合痔并发慢性病的治疗,术前明确慢性病的性质、程度,以及患者对麻醉和手术的耐受能力,术中操作应尽量简单、力求快速,保证术中安全,术后做好心电监护,监测患者的生命体征及血糖变化,观察是否有尿潴留、便血及心肺功能等变化,预防为主,及时处理各项并发症,使患者能够安全度过围手术期,使老年患者的痔病治疗更加安全、有效。

## 三、痔病合并肝硬化

肝硬化是指各种原因引起的肝细胞弥漫性坏死、再生,诱发纤维结缔组织增生、小叶结构破坏、重建假小叶形成及结节增生。该病以肝功能受损和门静脉压力升高为主要表现。晚期的肝硬化患者常出现消化道出血、肝性脑病、继发感染等严重并发症。痔是肝硬化患者常见的肛门直肠病变。当肝硬化时门静脉的分支在肝内受到挤压,门静脉血液回流通路受阻,使消化道静脉内压力升高,静脉扩张、迂曲、瘀血形成了门静脉高压。在肛管直肠处即表现为痔静脉的曲张、破裂和出血。由于发病的原因特殊,与一般痔病患者相比其出血往往较多,这主要因为肝硬化患者的凝血因子缺少;脾功能亢进引起血小板减少;毛细血管脆性增加;血中纤维蛋白原减少。肝硬化痔病患者出血有一共性:第一次出血经治疗缓解后,半年内必定再出血,且再出血发生率远高于第一次。因此,临床上对合并肝硬化的痔出血患者相当重视。

1. 保守治疗

首先应该在治疗肝硬化基础上进行治疗。以止血、护肝为主,预防感染、抗病毒为辅:静脉滴注氨甲环酸或酚磺乙胺以止血;选用还原型谷胱甘肽、甘草酸苷制剂等护肝降酶;口服或静脉滴注头孢类抗生素预防感染;使用恩替卡韦、阿德福韦酯等抗病毒。根据患者病情轻重给予对症支持疗法,以维持血浆胶体渗透压,以及水、电解质的平衡。中药坐浴,痔疮栓肛塞配合痔疮膏外涂,可有效改善痔病症状,对于保守治疗无效者行手术治疗,外用云南白药被证实有效。

2. 手术治疗

现代医学研究发现门静脉侧支循环并非直肠静脉一条途径,基于此理论结扎法适用于门静脉高压引起的痔出血。超声多普勒引导下痔动脉结扎术是一种新治疗痔的选择。硬化剂注射对于肝硬化引起的出血是有效的选择。一项研究证明,芍倍注射液有收敛固涩、凉血止血、活血化瘀之功效,局部注射可使供应痔核的动脉血管发生无菌性栓塞,从而阻断痔的血液供应以达止血之目的。痔病合并肝硬化患者 RPH 和固定术不被推荐。

## 四、口服抗凝药物的患者痔病

口服抗凝药物引起痔病主要表现为便血为主要症状,多因心脏瓣膜病置换术后或者脑梗死等,需要长期抗凝治疗,因口服抗凝药物,并发便血症状,症状加重,甚至造成贫血,影响生活和工作。临床表现以便血为主,伴有抗凝药物服用史。

1. 保守治疗

保守治疗应作为口服抗凝药物痔病患者的主要治疗方式,治疗应听取内科医生的建议合理应用或停用抗凝药及选择合适的替代方案。

2. 手术治疗

对于保守治疗不成功的口服抗凝药物的痔病患者,可接受抗凝治疗的经肛痔动脉结扎术患者痔复发的可能性更小。因此,对于保守治疗不成功且难以中止抗栓治疗的痔患者,可考虑使用硬化剂注射疗法或经肛痔动脉结扎术,并参考相关指南制订抗凝药物的停药措施;胶圈套扎术术后脱落可致二次出血,不建议采用胶圈套扎术治疗口服抗凝药物的痔病患者。

对患有心脑血管疾病的患者在出现痔出血或准备接受手术时更应关注其是否服用抗凝药。对曾长期服用过的手术患者还应检测抗凝血因子,并提醒患者在内科疾病允许的情况下提前 1 周停药或再配合止血治疗,方可接受手术治疗。对于需要长期服用抗凝药物治疗的,围手术期的替代治疗可采用低分子肝素钙替代疗法:术前 1 周停用口服抗凝药物并在 24 h 后改用低分子肝素钙每 12 h 皮下注射,术前 12 h 停用。当 INR ≤ 1.4 时,即刻给予肝素皮下注射,术后 12 h 恢复肝素皮下注射,术后 3 日如无明显切口出血,则重新开始口服抗凝药物。当 INR ≥ 2 时,停用所有的抗凝药物。

## 五、痔病合并贫血

因痔病反复便血引起的贫血,又称为贫血痔,患者痔黏膜组织外观如同眼结膜一样呈苍白黏膜像。但胸闷、心悸、气促、乏力、汗出等严重的贫血症状在临床上不一定出现。可能因为患者病程较长,机体已耐受相关症状,需要排除其他造血异常,如失血性、溶血性等原因所致的贫血,进行诊断性治疗,即给予痔相关治疗后贫血症状能改善。贫血痔患者便血持续时间较长,便血剧烈,便血方式以喷射样为主,并且存在明显的症状加重期;专科查体痔核黏膜的糜烂、出血情况较多,痔核脱出明显;贫血类型上多属小细胞低色素性,其中缺铁性贫血最常见。贫血痔对机体的危害除了痔病最常见的脱出和便血外,还有肛周瘙痒,肛门肿胀、疼痛不适,嵌顿,痔黏膜坏死感染等,最重要甚至危及生命的还要归于贫血,其可导致休克。由于贫血导致血液携氧能力下降,血容量下降,失血的速度均会对血液、循环、呼吸等系统造成较大的影响,严重影响患者的日常生活甚至威胁生命。

中医理论认为混合痔伴贫血的病因是先天禀赋不足导致的脾胃虚弱、肾气亏虚、脾脉络虚而无力,导致中气不足,脾不统血,气滞血瘀于肛周而形成肿物脱于肛外,血瘀不畅,肛周处持续便血,进而并发虚劳出血、血虚等症,最终导致贫血的发生。因此,中医认为对于本病的治疗应以养血健脾、补肾升中、调补气血为主要原则。痔病合并贫血患者临床表现主要以便血、脱出为主,伴随证候以肛门疼痛、便秘、胸闷、心悸、气促、头晕、乏力多见,在舌质表现上以舌淡、舌红多见,舌苔以薄、黄或腻多见,脉象以弦细、滑或细数多见。

对于痔出血表现的患者,通过详细询问病史及查体后,排除其他部位出血可能,首诊应急查血常规、凝血、血型,以明确是否合并贫血、凝血功能是否异常,为输血进行准备。如合并轻度贫血,可予药物口服补血止血,同时择期手术治疗。如合并中度贫血,根据患者的生命体征及症状严重程度,必要时予输血治疗,同时完善贫血相关检查、肠镜检查,排除手术禁忌证后择期手术治疗。对重度贫血者,予心电监测、输血治疗,同时完善贫血相关检验、肠镜检查以排除肠道其他病变,必要时完善 CT 血管造影或磁共振检查以排除血管异常等,排除手术禁忌证后尽快手术治疗,手术以止血为主要目的。

### 1. 保守治疗

治疗痔出血所致的贫血,积极治疗合并病,纠正贫血症状,对不宜手术者采用口服中药或局部药物保留灌肠治疗,以期达到止血效果;对于混合痔继发中度贫血,应用止血药联合输入红细胞悬液可有良好的疗效;对混合痔继发轻度贫血,可单纯用中医合并铁剂口服进行调理。对于急性发作性持续出血继发重度贫血的患者,积极补充血容量,待血红蛋白浓度升到 80~90 g/L,及时采用手术治疗。

### 2. 手术治疗

注射术、痔切除术、超声多普勒引导下痔动脉结扎术都是贫血痔的有效术式,手术的首要目的是止血,在痔核急性发作出血时,手术可以及时堵住出血的"漏洞",从根本上解决出血。贫血痔经过有效的手术后,贫血可很快恢复,术后 6 个月后可达正常水平,若血红蛋白未能恢复正常,则应该进一步或者重新检查以明确导致贫血的具体病因,避免误诊、失治、误治。

## 六、痔病合并血友病

血友病是一组罕见的遗传性出血性疾病。主要由于体内遗传性缺乏凝血因子Ⅷ、Ⅸ、Ⅺ或其功能异常而引起凝血功能障碍,临床上以自发性出血或轻微创伤后过度出血为特点。痔病合并血友病患者,临床表现以反复出血为主要症状,血量较多,甚至以喷射状为主,较正常痔病患者更难止血。因为患者不知情或者隐瞒病情而引起的术后出血在临床有报道,往往单纯外科止血不能达到止血目的,需要配合内科治疗。

血友病患者出血严重程度与凝血因子缺乏程度相关,临床上根据血浆凝血因子水平分为重型(≤2%)、中型(>2%~5%)、轻型(>5%~25%)及亚临床型(>25%~45%)。重型患者表现为严重的自发性出血;中型患者于微创或外科术后继发中等程度出血,偶尔可有自发性关节出血;轻型患者在大的创伤后或大外科手术后可有轻度出血,无自发性关节、肌肉等出血;亚临床型患者平时可无明显出血倾向,但在手术或外伤后可出现持久的出血,严重者可危及生命,具有较强的隐匿性。血友病治疗原则主要为预防和治疗出血及出血相关并发症,替代疗法即补充缺失的凝血因子,其是目前血友病最有效的治疗手段。血友病为遗传性凝血功能障碍性疾病,临床以凝血时间延长、自发性出血或轻微创伤后过度出血为特点。未经诊治的血友病患者手术后常会出现伤口持续渗血甚至大出血,严重危及患者的生命安全,因此正确认识本病至关重要。

### 1. 保守治疗

保守治疗的前提是完善内科治疗,对于血友病,国际上公认的治疗方案为输注重组人凝血因子Ⅷ,包括按需治疗和预防治疗。按需治疗即在出血事件发生时输注凝血因子,目的在于及时止血;预防治疗能够有效降低血友病患者出血次数。使患者凝血功能趋于正常。痔病症状治疗,主要是保持大便通畅,对症应用坐浴、药栓、药膏等。

## 2. 手术治疗

手术治疗则以微创手术为主,只有严重出血保守治疗无效者才选择手术治疗,术前除反复详细追问病史及家族史外,应常规完善包括凝血筛查在内的检验检查,并仔细分析异常检验结果以充分评估手术条件。一旦诊断明确在充分补充凝血因子前提下开展手术可较大程度避免术后大出血的发生。推荐硬化剂注射治疗、激光烧灼术、超声多普勒引导下痔动脉结扎术,对于胶圈套扎术及痔切除术等有脱落期出血风险的术式不作推荐。术后密切观察创面情况,必要时在内科医生指导下应用凝血因子以预防术后出血。

## 七、痔病合并炎性肠病

炎性肠病(inflammatory bowel disease, IBD)是一种病因尚不明确的慢性非特异性肠道炎症性疾病,包括溃疡性结肠炎(ulcerative colitis, UC)和克罗恩病(Crohn's disease, CD)。前者是一种慢性非特异性结肠炎症,病变主要累及结肠黏膜和黏膜下层,范围多自远段结肠开始,可逆行向近段发展,甚至累及全结肠及末段回肠,呈连续性分布,临床主要表现为腹泻、腹痛和黏液脓血便。后者为一种慢性肉芽肿性炎症,病变可累及胃肠道各部位,以末段回肠及其邻近结肠为主,呈穿壁性炎症,多呈节段性、非对称性分布,临床主要表现为腹痛、腹泻、瘘管、肛门病变等。两者均可合并不同程度的全身症状。痔合并炎性肠病患者除脱出、便血的临床表现外还伴有炎性肠病的特异性临床表现,如腹泻、腹痛并伴有分泌物等。

中医溃疡性结肠炎参见泄泻病,而克罗恩病参见肠痈病,多因患者感受外邪,饮食所伤,情志失调,劳倦伤脾。脾胃受损,湿困脾土,肠道功能失调,湿热下迫大肠、肛门致病,主要病变在脾胃、大小肠、肛门。舌苔白腻,脉滑数或濡。

### 1. 保守治疗

炎性肠病患者伴有症状性痔应当首选保守治疗,治疗应以炎性肠病和痔病一同治疗,目的在于缓解症状,而非根治。炎性肠病治疗掌握好分级、分期、分段治疗的原则:如诊断标准所示,分级指按疾病的严重度,采用不同药物和不同治疗方法;分期指疾病分为活动期和缓解期,活动期以控制炎症及缓解症状为主要目标,缓解期应继续维持缓解,预防复发;分段指确定病变范围,以选择不同给药方法,远段结肠炎可采用局部治疗,广泛性结肠炎或有肠外症状者则以系统性治疗为主。中药辨证施治在炎性肠病保守治疗中被证明有效。

### 2. 手术治疗

炎性肠病活动期行痔手术是危险的,手术造成的创面并发症及伤口延迟愈合,直肠狭窄甚至复发等问题可能会导致比痔更难处理的问题,使用外科手术需慎重考虑。对于手术患者术前必须详细告知患者相关并发症和可能存在风险。对于缓解期的炎性肠病患者,当保守治疗不能缓解痔症状时,可以选择性行痔切除术、痔套扎术、经肛痔动脉结扎术或注射术,不建议采用 PPH 或 TST;而对于克罗恩病患者的痔病应当尽量采用保守治疗,并积极治疗原发病。手术患者需要在炎症控制期进行,以免手术创面溃疡难愈合,甚至出现败血症等并发症。

## 八、痔病合并获得性免疫缺陷综合征

痔病在男性获得性免疫缺陷综合征患者多见,主要表现为肛门有物外脱、便血。患者因心理等原因不愿就医,或者有就医时隐瞒病情等情况出现,而延误治疗。

治疗时,对于合并获得性免疫缺陷综合征的痔患者,应首选保守治疗。保守治疗包括口服缓泻剂、静脉活性药物,坐浴及肛塞痔疮栓或药膏等,口服中药治疗未见报道。保守治疗无效时,可采用微创器械治疗,其也是获得性免疫缺陷综合征患者的有效选择。也可以考虑手术治疗,由于获得性免疫缺陷综合征患者手术等创口愈合不良发生率较高,有创干预可能增加肛门直肠败血症和组织愈合不良的风险。建议手术在具有资质的专科医院并由专科医生进行。

## 九、放化疗期间痔急性发作

痔急性发作多见于劳累、大便长时间努挣、分娩等情况,近几十年来,随着人类社会老龄化和肿瘤发病率的上升,采用肿瘤放化疗的患者也日益增加,临床痔急性发作人群的构成也发生了一定的变化,放化疗后出现痔急性发作的患者也屡见不鲜。

放化疗期间痔急性发作的主要表现为痔嵌顿,或伴有便血、腹泻、大便困难。不少肿瘤患者在放化疗之前原本就存在痔脱垂等临床症状,或曾经有医师建议手术治疗而未采信,或先前有脱出症状时因症状有时轻有时加重而未予重视。不少患者经历了肿瘤诊断的身心打击和放化疗致身体体质的下降后,患者身体诸多生理功能都会发生不同程度的下降,出现腹泻、便血等症状,有部分患者及时就诊治疗。但是也有一部分患者未予重视,直至出现大便后肛内块状物脱出后无法回纳,继而出现坠胀、疼痛的痔嵌顿状态,这类患者及家属往往会产生比一般嵌顿痔患者更加焦虑的情绪。其原因主要是症状严重超出心理预期或担心痔急性发作而影响后续计划中的放化疗,继而影响肿瘤的治疗。

根据我们目前的文献资料和临床体会,放化疗期间痔急性发作是可以采用非手术治疗达到较好治疗效果的。治疗主要包括针对痔本身的治疗和全身支持治疗,以及相关对症治疗。对于痔本身,内服药物和外治法均可采用,如口服黄酮类药物促进静脉血液和淋巴液回流,外用各类痔疮药膏消肿止痛,肛塞痔疮栓以保护黏膜。针对诱发痔的因素,如腹泻、便秘等症状,应选择止泻或通便药物对症治疗。针对放化疗的其他副作用,应积极采用升白细胞、提高免疫力等措施。此外,全身的营养支持治疗也是必不可少的,中医药在这方面有独特的疗效,中医强调整体观念,重视扶助人体正气,配合中医药治疗对于放化疗可起到减毒增效的效果。

痔病的中西医结合治疗

# 第十二章　名医治疗痔病的特色和经验选读

## 第一节　柏连松痔病治疗特色和经验

柏连松,上海中医药大学附属曙光医院终身教授,上海中医药大学博士生导师,上海市名中医,第一、三、四、五批全国老中医药专家学术经验继承工作指导老师,上海中医药高级研修班指导老师,上海市非物质文化遗产传统医药夏氏外科代表性传承人(师从全国著名老中医夏少农教授),曾担任上海中医药大学附属曙光医院肛肠科主任。柏连松教授从事中医外科、肛肠科临床工作50余年,创立了完整的中医肛肠病诊疗体系。其研制的纯中药栓剂"消痔锭"1986年获上海市优秀中成药新产品二等奖,并载入《中华人民共和国药典》,主编《简明肛肠病学》《实用中医肛肠病学》《中医肛肠科学》《柏连松谈肛肠病》《痔·肛裂·肛瘘》。

### 一、柏连松对痔的认识

关于痔的治疗原则已经取得比较统一的认识,即"无症状、无体征的痔无须治疗,有症状的痔的治疗目的重在消除和减轻痔的主要症状而非根治"。柏连松认同这一认识,现代医学认为肛垫是人与生俱来的,是人类固有的正常结构,由于各种原因或诱因后出现了肛门出血、脱出症状时才有了痔,从《说文解字》对痔的解释可以看出,痔为病。柏连松主张当肛垫病理性肥大出现出血、脱出等相关症状时才称为痔,两者概念不能混淆。正是由于上述原因,治疗时要坚持一个原则:治疗痔主要在于消除或减轻痔的症状,任何根治痔的想法都是不科学的,都会过度治疗,而出现各种并发症。

1. 病因的认识

柏连松认为古代中医经典已经系统全面地阐述了肛肠病的病因病机,归纳起来主要是以下几方面:①风、寒、暑、湿、燥、热是主要致病因素。②脏腑本虚是肛肠病发生的内在因素。③后天失养尤其是不良生活、排便习惯,是肛肠病发展和加重的主要因素。他强调脏腑本虚中的脾胃虚弱较常见,致病因素中湿邪是主要致病因素。随着现代人生活水平、生活方式、饮食结构的改变,痔的病因病机也有了一定的改变,从痔的症状特点看,要重视瘀在痔的发病机制中的作用。临诊时辨证与辨病相结合,重视患者病症、舌苔、脉象,综合考虑,辨证用药。

2. 痔分类、分期、证候分型的认识

柏连松认为痔应当分类、分期,原因在于痔的不同病理类型表现在其临床症状不同,痔

的分期是一种传统的、对痔发展阶段的判断依据,将痔的病理类型表现出的临床症状和痔的发展阶段结合起来,来更好地进行诊断和鉴别诊断。痔的出血和脱出症状既相互独立、又相互影响,在进行辨证时能更准确地判断证候,确定治疗大法,同时又是手术治疗方式选择的依据。

3. 对痔的中医内治法的观念

柏连松在中医肛肠病专业从医 50 余年,形成了独有的柏氏治疗特色,总结出中药在痔不同阶段使用不同治法治疗痔的规律。确立了益气健脾、清热利湿的治疗大法,在益气养阴、清热凉血治疗 Ⅰ 度内痔便血,益气健脾、升提固脱治疗 Ⅱ、Ⅲ 度以脱出症状为主的内痔,以"曙光 1 号熏洗方"的中药湿热敷方治疗痔术后诸症。临床有治痔的痔病专方、痔血宁合剂、四味痔血汤、曙光 1 号熏洗方、复方消痔栓(消痔锭)。

4. 对小儿痔病的认识

小儿由于机体发育不成熟、脏腑功能娇嫩、病证易实易虚等,导致出现肛肠疾病,尤其是肛门出血和块状物脱出,与成人的痔在发病机制、病情演变、预后均有显著不同。柏连松认为在治疗小儿肛肠病时要重视患儿的抚育、饮食结构、生活习惯、排便习惯、肛门卫生保健的指导和教育,不把药物治疗放在重要的环节,反对对小儿肛门不慎重的手术治疗。

5. 对孕产妇痔的认识

柏连松重视育龄期女性孕前痔病的预防保健和治疗,强调饮食习惯、生活方式在妊娠前期痔病防治中的作用;对症状轻的、药物治疗效果好的,辨证运用中药,使患者症状得到缓解;对于重度痔病,药物治疗效果不明显,妊娠后期症状可能加重的痔,建议受孕前考虑手术治疗,防微杜渐。

由于妊娠期是一个特殊时期,柏连松强调痔的防治的重要性,强调健康饮食、良好生活习惯对妊娠期预防痔发作的重要性。妊娠期对药物治疗的选择要慎之又慎,强调中医药治疗,清热利湿、养阴安胎、凉血止血、消肿止痛,要求药物中正平和。外用药物多以黄柏膏外敷,肛门外湿热敷,取其方便而速效。如患者急性发作,药物不能取效,在妊娠 8 个月后也可以手术治疗,但是需要和患者、家属、产科医师充分沟通,既不可妄施手术,也不能延误治疗时机。

另外,产后妇女气血亏虚,津液耗伤,肠道津液亏虚,无水行舟,大便干结,痔病发作,不可一味清热凉血,而应益气养阴、养血活血、润肠通便,大便润畅则肿痛自消。

6. 对痔手术治疗的认识

柏连松通过半个世纪的临床和实践,总结经验提出了"治疗痔应以减轻患者痛苦、缩短疗程、延缓复发为宗旨"的学术思想,创制了治疗混合痔的柏氏四联疗法(外剥、内扎、注射、长效麻醉疗法),通过研究证明柏氏四联疗法和传统中医手术治疗相比,在术后疼痛、不适症状的改善,便血量的减少等方面,具有明显优势。

## 二、痔的手术疗法

柏连松教授自 20 世纪 70 年代针对结扎疗法治疗混合痔术后大出血等并发症,开始对混合痔的结扎方法进行改进。20 世纪 70 年代前后混合痔各种手术方式术后出现大出血的情况大约在 2%,由于那时多以门诊手术为主,术后患者常于夜间出现大出血,待家属发现患者大出血到接受救治所需时间较长,给患者身心带来很大伤害。柏教授强调痔结扎的平面不宜过高,若创面过大,患者排便时局部承受张力和牵拉力都较大,容易造成创面撕裂出血;内痔结扎的深度不能超过痔深部的肛门内括约肌,以免损伤深部血管,在脱线期血管不能充分血栓形成及机化,血栓容易脱落出血。他根据中医"酸可固涩"的理论,从五倍子和明矾中提取有效成分,研制出"曙光1号"内痔注射硬化萎缩剂,于结扎后的痔核动脉区和痔基底部进行稀释后注射,同样减少了术后大出血的概率。混合痔的外治部分剥离时注意剥离的高度,位置应该超过齿状线上0.5 cm,不应过低,以防疼痛引起括约肌痉挛,造成创面撕裂出血。经过不断改进后逐渐形成柏氏四联疗法。

## 三、柏氏四联疗法

柏氏四联疗法是行外痔剥离、内痔结扎、注射硬化萎缩剂及长效麻醉疗法。其是柏连松从事中医肛肠病专业50余年,对传统及现代对混合痔手术方法不断改进后形成的混合痔手术新疗法,适用于混合痔。

1. 操作要点

用组织钳提起设计需要切除混合痔的外痔顶端,自皮赘下缘向齿状线方向做放射状细梭形切口,下端至痔体外0.5 cm,钝性加锐性剥离皮下组织及曲张静脉丛,分离皮下组织至齿状线上方0.5~1.0 cm,尽量保留齿状线结构。用弯血管钳完整钳夹痔核基底部,用7号丝线在止血钳下做"回"字形贯穿缝扎或直接结扎,剪除大部分结扎的痔核,留下适当长度的结扎线以方便术后观察;再运用同样的方法处理其他部位的痔核。分别在截石位3、7、11点母痔的痔动脉区,痔结扎的基底部,用消痔灵与1%利多卡因以1∶1配成注射液进行注射,分三步注射。

第一步,痔核上方的痔动脉区(截石位3、7、11点),注射进针角度一般与肛管平行,使痔上动脉硬化萎缩,就可以减少痔区的血供,使痔组织能较彻底地萎缩,同时还可以防止复发。

第二步,于痔核结扎的基底部注射,每处用量2~3 mL。

第三步,在每个外痔剥离切除创面注射长效麻醉剂(医用亚甲蓝注射液2 mL+2%盐酸利多卡因注射液10 mL配成)各1~2 mL。修除外痔切口的皮缘,使切口对合。

2. 临床特点

柏氏四联疗法较传统痔的外剥内扎术具有明显临床优势。

首先,是术中外痔部分做放射状细梭形切口,改变以往的"V"形切口,使外痔切口创面明显变小,采用皮下剥离组织及静脉丛,尽量保留齿状线区的正常解剖结构和生理功能,尽可能地保留肛管皮肤、齿状线及其附近黏膜组织,保持了肛管的完整性,使创面的疼痛缓解,加快了术后创面愈合的速度。

其次,在传统痔外剥内扎术的基础上,增加了在痔动脉区、痔核结扎基底注射内痔硬化萎缩剂"曙光1号"或消痔灵等,具有消炎、收敛、止血、止痛、抑菌作用。柏连松教授在临床实践中发现,注射疗法中使用注射药物剂量很少,一般属于坏死剂,注射药物为大剂量,多属于硬化萎缩剂。

最后,又增加长效麻醉疗法,可减轻术后肛门局部疼痛,也减少了由疼痛带来的其他术后并发症。此手术疗法关键在于定位准确,结扎范围、深度要适度,防止损伤过多,结扎位置避免在同一水平面,并注意保留肛垫间的黏膜桥,尽量减少对黏膜的过多损伤,以免形成黏膜脱垂、瘢痕挛缩、肛门狭窄。

### 四、痔手术中应注意的有关问题

1. 关于嵌顿痔的治疗

关于嵌顿痔,有两种不同的处理意见,传统认识认为痔嵌顿痔体充血肿大、痔黏膜充血糜烂,或者已经出现轻度炎症,恐术后出现感染或局部并发化脓性感染、门静脉炎症等时,主张保守治疗,包括复位、局部外敷药物治疗等,待组织水肿消退后再行手术治疗。

目前认为,痔嵌顿充血糜烂仅限于痔核黏膜,且充血局限于浅层,局部肿胀为无菌性水肿或伴有肿胀痔核内血栓形成,如果行外剥内扎术,能解除局部水肿,使疼痛减轻,缩短疗程。

2. 妊娠期和产妇痔的治疗

由于痔在妊娠过程中雌激素和孕激素等变化,胎儿压迫盆腔血管,妊娠期痔可以加重。在妊娠前4个月,药物的服用要非常慎重,若痔加重,建议改善饮食、局部温水热敷以改善局部血液循环,或辨证论治采用中药治疗也能改善局部症状。柏连松认为在妊娠全过程中均应当慎用药物治疗,特别是西药。在某些情况下可以根据病情辨证施治,以清热凉血中草药治疗能够取得良好的效果。肛门局部应予以温水或中药湿热敷,以促进症状缓解。如患者反复发作,用药后不能缓解,可于妊娠后期(9个月以后)进行手术治疗,且术前需要和患者及家属充分沟通,取得患者、家属和产科医生同意后方可手术。

3. 痔上动脉分支的结扎问题

有人认为在痔的外切内扎术中同时结扎母痔区的痔上动脉可以阻断血流,减少术后出血,降低术后复发率。也有学者认为内痔的12个点位的血流差异无统计学意义,母痔区的痔上动脉对内痔形成没有影响,故痔上动脉结扎未必能够阻断痔区的血液循环及降低术后复发率。

4. 关于肛垫在手术中的存在问题

现在普遍认为痔的手术治疗需要重视肛垫的保护,柏连松认为痔手术应当合理保留肛垫,首先应当掌握好痔手术适应证,术中勿过度治疗,防止内痔切除过多、过深,正常情况下肛垫由屈氏韧带固定在肛门内括约肌表面,适度的手术治疗不会过度切除肛管内的衬垫组织而引起肛门关闭功能的下降。由于肛垫是人体固有的组织,即使彻底切除肛管的肛垫组织,也不能根治痔和杜绝痔的复发,任何根治痔的努力都是不科学的、徒劳的,反而引起更多的术后并发症和后遗症。

## 第二节　林氏痔科梁林江痔病治疗特色和经验

梁林江,主任医师,1940年1月出生,祖籍江苏海门,全国著名中医痔科专家,上海市基层名老中医。1993 年荣获国务院颁发的政府特殊津贴,1995 年荣获上海市博览城"科技功臣"称号,1997 年被命名为上海市虹口区卫生学科带头人,2000 年荣获"上海市劳动模范"称号,2002 年荣获全国五一劳动奖章,2008 年荣获"全国中医肛肠教育突出贡献名专家"称号,2018 年被评为上海市虹口区名中医,2020 年被评为上海市基层名老中医。

梁林江自 1959 年起跟随中医痔科世家林氏痔科第四代传人林之夏学习,1965 年从上海市中医带徒班毕业后,留在上海市第四人民医院中医痔科,继续跟随林之夏老先生工作,成为林氏痔科第五代传人。其后,担任中医肛肠科主任 20 年、学科带头人 21 年,2018 年被聘为学科发展顾问,至今已从事中医肛肠专业 64 年,建立梁林江上海市基层名老中医经验传承工作室。他认真继承业师的临床经验和学术思想,并加以研究提高,最终形成了一套独具特色的中西医结合痔科手术疗法。梁林江主任对各种痔科疾病均有深入的研究,在痔、瘘、裂等常见疾病的诊断及治疗上,他都积累了极为丰富的临床经验,对复杂性肛瘘及环状混合痔等疑难病症,更是研究精深、治疗独特。

## 一、林氏痔科流派概况

上海于元代建县,自 1843 年 11 月 17 日被迫开埠后,处在特殊的社会、政治、经济、文化环境下,商品经济快速发展,尤其是西方医学的引入,使上海逐渐成为不同流派医学的实践中心。据文字记载,上海中医始于唐代,兴于宋末元初,盛于明清。上海开埠后,各地名医纷纷入驻上海,尤其是抗战时期,江浙一带具有深远家学渊源的名医落户上海,林氏痔科也是在这个时期进入上海悬壶开业。

林氏痔科的起源可追溯到清代咸丰年间,其祖先由南方迁至江浙一带,最后定居于浙江平湖,世代以痔科为业,在浙江平湖一带有很高的知名度。第一代林月泉及第二代林明甫均以医为业。林氏痔科不仅诊治技术效验精当,而且各类外科用药也十分灵验,尤其是林家的生肌散有很好的止血促愈作用,两者相辅相成,使林氏痔科声名鹊起。尤其到第三代传人,林明甫之子林墨园将林氏痔科引入上海,在新大沽路 506 弄(永庆坊)开设痔科诊所,尤其擅长复杂性肛瘘的治疗,知名度不断提升,也奠定了林氏痔科在沪上的痔科名医地位。1956 年公私合营时,第四代传人林之夏进入上海市第四人民医院主持中医痔科工作,是上海早期建立的中医痔科之一。后由第五代传人梁林江继续担任学科带头人、科主任,逐渐形成科教研一体的学科团队,为林氏痔科流派传承做出了巨大贡献。第六代传人钟盛兰自 1996 年工作以来一直致力于传承工作,林氏痔科传统痔瘘治疗术于 2018 年被纳入上海市虹口区非物质文化遗产保护项目,第七代传人也在茁壮成长。

## 二、林氏痔科痔病治疗特色

林氏痔科最早的技术源于传统中医治疗方法,痔瘘治疗以外用药为主。早期的中药麻醉深度浅,镇痛效果差,故手术治疗范围局限,以药线行痔结扎术或瘘挂线术为主要手术方式。虽然该技术在当时有很好的临床疗效,但对严重的痔瘘病灶无法彻底清除,疗程长,痛苦大。随着西学东渐,林氏痔科积极吸取新技术,在手术中采用局部麻醉剂,结合切开切除的方法,将传统的痔核结扎改为痔核切扎术,从而缩短了疗程,减轻了痛苦,提高了疗效。梁林江在临床实践中针对传统方法中产生的并发症不断进行技术改进,逐步完善痔病手术治疗方法。

1. 内痔结扎法

(1) 祖传内痔药线结扎法:先使痔充分暴露于肛外,用丝制药线打一圈套住痔。另用一尖头骨针将线圈一边抵于痔根部,随后在痔与肛管皮肤交界处剪一小口,将线圈扣于切口内收紧,退出骨针,扎紧打死结。若痔平,先用"引线"(缝针)穿药线,在痔根部缝一针,打结予以固定,退去"引线"将药线从两侧底部围绕痔结扎,方法同上。

(2) 内痔高位围绕切扎术:梁林江在林氏痔科痔核结扎法的基础上,做了进一步改进,其中高位围绕结扎法是核心技术,具体操作要点如下。

1) 钳夹:以大血管钳平行于肛管,紧贴痔核两侧黏膜凹陷处行以钳夹,钳夹深度约至痔核的2/3处。

2) 剪切:沿钳夹处剪开痔核根部黏膜至血管钳顶端,游离痔核大部。

3) 单纯围绕结扎:以10号丝线置于血管钳顶端,即痔核根部,单纯围绕结扎残留的1/3痔核,由肛外向肛内围绕结扎,再反向结扎,均打结两次。

4) 切除:剪去游离端约2/3痔核,剩余残端纳入肛内。

2. 环状内痔分离结扎法

(1) 传统环状内痔分离结扎法:痔呈环状者,先用药线由圆头"引线"从两颗痔相连处之底部,黏膜最薄处穿引,将线围绕痔从另一侧相连底部黏膜最薄处引出。然后打圈结扎,方法同上。再用同法在原针孔穿引,逐一结扎。从结扎第二颗痔起,用双股药线穿引,一股先结扎痔,另一股由底向面,将已被结扎的两颗痔相连处结扎。再按同法依次将相连痔分隔成数颗。痔结扎时,切勿扎及肛管皮肤,以免增加肿痛。

(2) 改进后环状内痔分离切扎法:林氏痔科的分离方法在当时已属于先进的手术技术,但梁林江在临床实践中发现原来的分离方法步骤复杂,痔核多的病例操作更加困难。他将西医的外科分离技术运用到环状内痔分离操作中,形成改进后的分离切扎法运用至今,具体操作要点如下。

1) 分离钳夹:先将环状内痔分成若干区域,在选定区域内,以两把血管钳并列钳夹相连痔核间黏膜最薄弱处。

2) 痔核钳夹:再以血管钳紧贴其中一个痔核两侧黏膜凹陷处行以钳夹,钳夹深度至分离钳夹的顶端。

3) 剪切:将并列的两把血管钳中间相连的内痔黏膜剪开,再将钳夹的痔核沿钳夹处剪开黏膜至分离钳夹顶端,游离痔核大部。

4) 结扎:以10号丝线结扎残留内痔根部,剪去游离痔核大部。

再以同样方法结扎另一半分离后的痔核,并以同法处理其他相连的内痔。

3. 根据外痔类型采用不同修剪式式

早期痔科并不注重对外痔的修剪,梁林江在跟随老师学习的过程中,发现术后外痔区的水肿加重了患者的痛苦,也影响了创面修复。于是,他根据外痔的不同形态将外痔分为皮赘性外痔及静脉曲张性外痔,分别采用切除术及剥离术进行处理。对于环状外痔,提出分段切除的概念,创面之间必须留有皮桥,切忌连成一片。外痔切除方法,宜由肛外向肛内进行平行切除,并在每个切除段创缘向外做放射状引流口,修剪两侧皮瓣,尽量使创面平整,引流通畅。

4. 改进要点及其技术优势

(1)改进要点:林之夏在传统内痔结扎的基础上,也吸纳了当时广泛运用的"8"字围绕贯穿法,将两者结合使用。梁林江跟随林之夏学习及工作后,发现"8"字围绕贯穿在术后痔核脱落期大出血的概率可高达 1%~3%。为了降低这个风险,梁林江将内痔结扎法做了很大的改进,保留了原来的单纯结扎,无须侵犯深层黏膜,大大降低了痔核脱落期大出血发生率。高位单纯围绕结扎法、环状内痔分离切扎法成为改进内痔切扎术的核心技术,适用于各类痔疾,该术式操作简便,疗效可靠,安全,易于推广。

(2)技术优势:单纯围绕结扎法,将上 1/3 的内痔基底部予以围绕结扎,下 2/3 的内痔基底部予以平行剪开,由于痔核结扎圈范围缩小,犹如结扎血管,待痔核脱落时,创面均已栓塞,从而明显降低了大出血的发生率。

分离结扎法使复杂的环状痔核变成简单的单个痔核结扎,结扎范围缩小,将大创面化解为若干个小伤口,可减少术后出血,降低大出血风险。

1)减轻术后并发症,避免后遗症:围绕结扎的位置在齿状线以上,为无痛区;注重外痔区的修剪,术后无明显水肿;分段分离的方法可以减轻创面张力,这些因素都能减轻术后疼痛。通过分离切扎内痔,避免术后肛管狭窄;分段切除外痔,避免术后肛门狭窄、肛门皮肤缺损导致的直肠黏膜外翻。

2)有利于创面修复:单纯围绕结扎痔核,在黏膜表层平面操作,痔核脱落后创面平整,不易产生肉芽增生等;注重外痔区修剪后,使创面引流良好,这些因素都有利于创面修复,缩短疗程。

3)适用范围广:单纯围绕结扎法适用于各种类型的内痔,尤其是一些创面平塌、结扎困难的痔也可以使用改进方法处理。

## 三、梁林江痔病治疗经验

1. 急性嵌顿发作时手术意义

环状混合痔极易发生嵌顿水肿。以往西医常采取姑息保守处理,而不主张手术治疗。中医却不然,大多采取积极的手术疗法,并认为痔核嵌顿时手术要比非嵌顿时手术更为有利。西医不主张手术的理由,认为痔核嵌顿发炎容易引起术后感染;中医主张手术的根据,认为痔核嵌顿发炎,并非细菌感染所致,而是由于痔核脱出,未予及时恢复,致使血运受阻,不通则痛,手术能即刻消除肿胀,减轻疼痛,恢复局部血液循环及淋巴回流,很少发生感染。

2. 对保留内外"桥"的认识

对于环状混合痔内外痔区的处理与要求有所不同,对内痔采取分离切扎应力求彻底,对外痔采取分段切除,目的是保留肛管皮桥及肛缘皮桥,切忌"一刀切"。前者不必过多强调保留"黏膜桥"。但为防止内痔脱落创面粘连而变窄,于术后 2 周以示指伸入肛门检查肛管周径及指诊顺畅度颇为重要。如果为使肛缘平整而过度切除外痔,将会导致皮桥过少或根本不存在,以后创面愈合瘢痕挛缩,必引起肛口狭窄排便困难。

3. 不宜过度手术

梁林江认为,痔病是良性疾病,对于良性疾病的治疗,最基本的原则就是不能给患者造成不必要的伤害,增加不必要的痛苦。无症状的痔对人体健康没有明显影响,所以我们的治疗也就应该针对有症状的痔体,需要锁定治疗边界。因为我们对自己的身体结构、功能及其相互间影响的结果还没有透彻了解,肛门这一方寸之地,"寸土寸金",我们更要温柔以待。部分环状混合痔分次治疗更有益于患者的远期疗效及肛门功能保护,在此基础上,梁林江主张分次手术。术前充分告知患者,明确分次手术的必要性。为避免术后未处理痔核的水肿,术前对切除区域要有很好的设计,术中尽量顺着皮肤、黏膜的自然凹陷进行钳夹,对要保留的部分减少不必要的牵拉,术后将痔核充分回纳肛内。

总的来说,林氏痔科流派传承至今已有160多年,每一代传承人都在前人基础上进行技术改进。梁林江针对痔核脱落期大出血的并发症、环状混合痔术后肛门狭窄的后遗症等临床问题,潜心钻研,不断实践,最终形成一套以内痔高位围绕切扎法、环状内痔分离切扎法、环状混合痔分段分离外切(剥)内扎术为核心技术的较为完整而独具特色的痔病中西医结合手术治疗方法。

# 第三节　杨巍治疗痔病的学术思想与临证经验

痔病是肛肠科最常见的疾病,发病率较高。"十男九痔""十女十痔"不仅说明痔有着较高的发病率,"鸡冠痔""珊瑚痔"等拟形称谓也反映出不同人的痔是不相同的。各不相同的痔病患者临床症状千差万别,治疗方式也各有千秋。针对不同的痔病,采取个体化的治疗方案可有效缓解患者病痛。个体化的治疗方案并根据拟订方案进行精准的外科手术,从而达到损伤更小、疗效更准确、住院时间更短的目标,也体现了现代医学"微创化""无创化"的发展趋势。随着现代药物、手术技术的不断进展,如何针对不同痔病的患者选择合适的药物、合适的手术仍是目前肛肠科医生研究的重要方向。

杨巍,上海中医药大学附属曙光医院肛肠科主任,上海市名中医,第六批及第七批全国老中医药专家学术经验继承工作指导老师,全国名老中医药专家传承工作室专家,中央保健会诊专家。杨巍教授从事肛肠病工作已有近40年,曾先后师从陈泽超、夏少农、柏连松教授,肛肠诊治技术及理念特色鲜明。针对痔病,杨巍教授提倡个体化诊治,并总结提炼出"能药不术,能早不晚,能简不繁,能小不大"的治疗方针,临床疗效显著。

## 一、内外兼治,能药不术

### 1. 一般调护

杨巍教授认为,痔的发病与个人的生活习惯、饮食偏嗜、日常作息等息息相关。因此,对痔病的预防,杨巍教授强调未病先防,主张平素饮食清淡、保证每日蔬菜水果的摄入,避免过量饮酒、进食辛辣刺激之品等;同时,应培养良好且规律的排便习惯,严格控制时间,专心排便,避免久坐久蹲及排便过度用力等。另外,多做提肛运动,有利于锻炼肛门括约肌功能,促进肛周血液循环;最后,规律健身,增强体质,保持心情愉悦,提高防病抗病能力,也可有效预防痔的发生。

2. 中医药治疗

《丹溪心法》中指出"痔漏,凉大肠,宽大肠","治法总要,大抵以解热调血顺气先"。杨巍教授认为凡通过药物能高速快效缓解痔病症状者,先予以药物治疗为主,若反复药物无效者方考虑外科手术治疗。基于此理念,针对早期或轻度痔病的治疗,她提出"能药不术"的四字方针。

(1)内治法:痔病不同证型中以湿热下注型最为常见,正如《临证指南医案》所述:"痔病下血,湿热者居多。"患者多表现为便血色鲜,量较多,肛内肿物外脱,可自行回缩,肛门灼热,舌质红,苔黄腻,脉弦数。杨巍教授认为痔病的治疗应紧扣病因病机,治疗以清热利湿、凉血止痛为主。除了静脉增强剂、肛门栓剂、药膏、熏洗药物外,杨巍教授在临床治疗内痔出血时常使用院内制剂"痔血宁合剂"(后更名为痔血安合剂)。

痔血宁合剂即上海中医药大学附属曙光医院特色自制制剂,由炒槐角、地榆、侧柏叶、黄芩、黄柏、地黄、升麻、火麻仁、黄芪、仙鹤草、茜草等组成,主要功效为清热燥湿、凉血止血,可用于痔病便血等症,能明显缓解内痔出血症状。其中炒槐角、地榆、侧柏叶长于凉血止血,为君药。黄芩、黄柏清热泻火,助炒槐角清肝泻火、凉血止血,共为臣。痔血宁合剂具有以下特点:①几乎每味中药都具有一定的清热作用;②地榆、茜草具有止血作用;③黄芪补气养血摄血,升麻疏理气机,火麻仁等润肠通便。诸药合用,使风热湿毒并除,气血流畅,全方在凉血止血、清热燥湿之余,也能补气摄血,攻不伤正。

此外,针对痔病疼痛、水肿等症状,杨巍教授运用多年临床经验创制痔痛安方。痔痛安方由当归、赤芍、黄芪、延胡索、桃仁、甘草组成,能有效改善痔病引起的疼痛、水肿及肛门不适感。

其中当归善于补血行血、祛瘀生新、消肿止痛,且兼有润肠之功。赤芍既能活血化瘀,又能清热消肿,与当归同用,活血之余兼养血,合而为君。黄芪归脾、肺经,补气升阳、生津养血,与当归同用,当归走而不守,黄芪守而不走,二药配伍,阳生而阴长,气旺则血行。延胡索既可散血中气滞,又可行气中血瘀;桃仁能入血分而化瘀生新,兼能润肠通便。桃仁与当归同用,化瘀行滞而止痛,养阴补血以固本,润燥滑肠而通便,均为臣药。甘草可调和诸药、缓急止痛,故为佐使药。全方补血药与化瘀药同用,寓生新于化瘀之中,使瘀血化而新血生,补不留瘀,行不伤血。

同时,临床上痔病伴有便秘者并不少见。排便欠畅是导致痔病发生、发展的重要原因。便秘的患者排便费力,粪便干硬易损伤肠道,而排便持续用力使局部血管受压,也推动黏膜向下移动,进而诱发痔病的产生。便秘与痔病往往相互影响,故杨巍教授在痔病伴便秘患者的诊治中,常以虚实为纲,分别运用实秘方、虚秘方缓解患者便秘症状,配合侧柏炭、地榆炭、槐角炭运用,使得秘结得通、气血得畅则诸症自除。

(2)外治法:杨巍教授非常重视痔病外治法的应用。外治法是中医外科独特的治疗方法,广泛应用于肛肠科,通过外用熏洗等方法,使药效直达病所,起到收敛止血、消肿止痛的作用。具有操作简便、见效快、无副作用的特点,患者容易接受。杨巍教授根据痔病的特点,以"清热利湿,解毒散结,收敛生新"为治则,创制了新加熏洗方,用于血栓痔、嵌顿痔等痔急性发作期,以及促愈熏洗方运用于痔术后,疗效均积极肯定。

1)促愈熏洗方的临床运用:全方由蒲公英、虎杖、苦参、五倍子、当归五味药材组成。蒲公英味苦、甘,性寒,清热解毒利湿。虎杖味苦,性微寒,清热解毒、活血祛瘀。苦参味苦,性寒,清热燥湿,祛风止痒。蒲公英配伍虎杖、苦参增强清热解毒之功,改善气血瘀阻之象。五倍子味酸、涩,性寒,解毒消肿,收湿敛疮,止血,故其清解之余尚能敛疮收口,祛腐生新。当归味甘、辛,性温,既能活血消肿止痛,又能补血生肌,为补血行气之药,可以改善创面局部的血供和循环。此方药味以沉降为主,主归大肠经,五味合之,共奏其效。

2)新加熏洗方的临床运用:新加熏洗方是杨巍教授在促愈熏洗方的基础上,加用七叶一枝花、金银花、猪苓、蒲黄四味中药而成。七叶一枝花又名七叶莲,有清热解毒、消肿止痛之效。用于疗疮肿痛,蛇虫咬伤,跌扑伤痛。金银花味甘,性寒,归肺、胃经,具有清热解毒消肿之功。猪苓味甘、淡,性平,入脾、膀胱经,具有利水渗湿之效。蒲黄味甘,性平,归肝、心包经,具有止血、化瘀、通淋之效。新加熏洗方较促愈熏洗方,更重消肿化瘀,临床多用于血栓痔、嵌顿痔等痔急性发作期,可有效缓解急性疼痛、水肿,减轻患者局部症状。

## 二、既病防变,能早不晚

杨巍教授认为痔病手术需把握时机。反复经药物治疗,症状无缓解者,宜早期开刀,既能防止痔病进一步发展,且具有痛苦少、预后佳等优势,提出"能早不晚"的治疗方针。同时也应遵循"既病防变"的原则,术前应完善肠镜检查,排除肠道肿瘤性疾病及息肉病变,明确便血来源,方可放心手术。

### 1. 痔注射术

早期以内痔出血为主要临床症状的患者,杨巍教授常选择痔注射术。痔注射术通过药液的注射使痔核缺血、萎缩,具有效果突出、易于恢复的特点。

杨巍教授根据痔病形成机制,结合肛周解剖结构,将痔注射术具体操作过程分为三步。第一步阻断血供:以针尖贴住左手示指同时进针,进针角度约15°,在痔动脉区注入药液2~3 mL。男性患者于前侧注射时应特别注意进针角度,以免伤及前列腺。第二步防止脱垂:于痔核中央进针,进针角度约为45°,至有落空感,即为黏膜下区,抽吸无回血,注药2~3 mL,固定粘连黏膜层和肌层。第三步止血:缓慢退针至黏膜层,注入药液2~3 mL至痔核饱满、血管显露。注射后充分按揉,使药液分散,达到更好的治疗效果。

针对痔注射术的麻醉方式,杨巍教授认为痔注射术对于患者刺激较轻,患者不适感较少,且部分痔注射术患者为年老体弱伴基础疾病较多者,因而推荐使用肛周局部麻醉。注射前建议先扩肛,以容两横指为度。在注射用针方面,杨巍教授建议选择5号或更细的长注射针,注射后延长局部按压时间以防止针孔出血。注射时力求做到轻、准、巧、慢。

### 2. 痔套扎术

对于轻度直肠黏膜脱垂及以内痔脱出为主的年老体弱患者,特别是心肺功能不全不耐有创手术者,杨巍教授建议采取痔套扎术,她总结痔套扎术的操作要点在于:第一步探查评估,套扎前需扩肛并明确痔核的大小及分布;第二步选择部位,套扎一般选择病变严重的部位,应注意套扎后胶圈应位于齿状线上方,若是多部位套扎,避免套扎部位在同一水平上,防止术后肛门狭窄;第三步套扎痔核,操作时反复调整以吸入更多组织,外接负压值控制在适宜范围内,过大易致黏膜损伤及出血。

对于不同的内痔杨巍教授也总结出不同的要点。Ⅰ、Ⅱ度内痔建议基底套扎,即直接套扎痔块基底部黏膜。Ⅲ度内痔宜采取痔块基底结合痔上黏膜套扎。若伴有直肠黏膜松弛者,应进行串联或倒三角套扎。此外,杨巍教授常将套扎术与内套外剥术相结合,利用套扎法治疗内痔的无痛、保存肛垫、出血少的优势治疗混合痔的内痔部分,结合外痔剥离法解决混合痔的外痔部分以消除患者肛门异物不适感,可有效保护肛垫和齿状线。内套外剥齿状线保留术从两个不同途径入手,取长补短,精确定位手术,疗效显著、全面。

与痔注射术相比,两者均适用于内痔出血的患者,痔套扎术还可用于以脱出为主要症状的患者,且费用较低,但术后肛门坠胀不适感较为明显,而痔注射术住院时间更短,并发症更少,更加符合术后快速恢复的理念。

## 三、审时度势,能简不繁

对于重度环状混合痔患者来说,传统手术步骤繁复,留存皮桥困难,创伤较大,且在操作过程中创面易出血,常需结扎止血。故而杨巍教授认为重度环状混合痔的手术应删繁就简,手术方式需有针对性及目的性,避免繁复的操作,减少术中损伤。

1. 超声刀的运用

近年来杨巍教授在痔手术过程中常配合使用超声刀,以大大降低手术的繁复程度。与电刀的相比,超声刀凝血效果好,可以达到术中无血化操作的效果。如此一来既免除了传统手术操作时所需的大量纱布、节省了缝线结扎的操作时间,同时避免了电刀灼烧引起的二次止血。另外,超声刀作用温度低,相较电刀而言所产生的烟雾少,故手术视野更为清晰。杨巍教授在超声刀的实际操作中,总结出四点要素。首先是挡位的选择,超声刀的切割力分为1~5挡,挡位高时切割速度更快,挡位低时止血效果更优;其次是张力的把握,张力大时切割快,张力小时止血优,所以在凝固时,应避免过大张力;再次是夹持的力度,力度大切割速度快,力度小时止血效果好;最后是作用的时间,时间越长止血效果越好。

在术后的恢复过程中,应用超声刀的患者创面反应小,渗出少,故术后肛缘水肿、创面疼痛等并发症的发生率都较低。同时由于创面无止血线,避免了患者脱线期的出血及疼痛、不适感,大大减少了愈合时间。由此可见,在手术过程中选择合适的器械能简化手术过程,减少手术创伤,有利于患者术后恢复。

2. TST 术式的运用

"能简不繁"同时也体现在手术方式的选择上。环状混合痔是肛肠科的一种疑难病。传统的手术方法虽临床效果好,但患者围手术期痛苦较大,创面愈合时间更长。

杨巍教授认为 TST 用于环状混合痔的治疗具有更好的临床效果。TST 选择性地切除痔上黏膜,极大地保留了肛门功能,减少了并发症的产生。TST 在操作时仅需三步。第一步,充分扩肛并置入特殊肛门镜后,分段式缝合荷包。第二步,置入抵钉座,收紧荷包线,击发吻合器,使切割与吻合一步完成。第三步,结扎耳朵形突起,检查出血点情况。女性患者击发吻合器前应配合进行阴道指检,以免损伤阴道。杨巍教授认为,TST 尤其适用重度环状混合痔。与 PPH 相比,TST 操作目标精准,切除、吻合痔上黏膜,尽可能保留正常黏膜,使其富有弹性。与传统结扎术相比,TST 减少了术后出血、疼痛、水肿等并发症,还可简化操作步骤,缩短恢复时间。TST 应用于重度环状混合痔可删繁就简,更有针对性及目的性,避免繁复操作,减少术中创伤。

## 四、保肛护肛,能小不大

在痔病的手术治疗中,创面过大或是组织损伤过多直接导致患者术后肛门功能损伤,加剧术后并发症的发生。杨巍教授在痔病手术治疗中尽可能地减少创面面积,保护正常肛门组织及功能,寻求最优化的手术治疗方案。

### 1. 改良版外剥内扎术
外剥内扎术是国内外痔病的主要术式。其缺点在于组织损伤,存在脱核期出血的风险,愈合时间较长,且存在术后肛门疼痛、反复出血、创面感染、肛缘水肿等多种并发症,而分段齿形结扎术即改良版的外剥内扎术,既能较彻底切除病变组织,又能较好地保留肛管皮肤,避免痔术后并发症的发生。杨巍教授在分段齿形结扎术中提出以下几个要点:术前需按照痔核的大小、形态规划切口;术中根据具体情况保留黏膜桥,避免肛门狭窄。

### 2. 半导体激光的运用
对于以内痔为主或脱出较少、病情较轻者,杨巍教授建议采取半导体激光手术治疗。半导体激光手术治疗痔病,仅需一个 1 mm 微孔便可完成痔动脉封闭,980 nm 波可完全阻断供血,1 470 nm 波瞬间消融痔静脉团,可以在无痛或微痛下不切除组织治疗各种痔,住院时间短,且并发症少,符合当代微创治疗的需要。但激光手术应注意以下几点:首先激光部位需注射含肾上腺素的生理盐水避免皮肤灼伤。其次激光光纤的后退速度过快可能导致治疗不彻底,易复发,过慢则可能灼伤皮肤,故速度宜适中。最后激光术中应尽量减少出血,术后持续压迫以避免术后感染。

总的来说,混合痔是内、外痔静脉扩张,相互沟通融合形成一整体者。临床常见肛门疼痛,便时出血,量时多时少,便时常伴有肿物脱出,肛门常有不适或异物感等症状。随着科技的日益发展,混合痔的治疗方式日益繁多。如何提高混合痔的治疗效果,改善临床症状,减少术后并发症,仍是肛肠科医生面临的一大问题。

杨巍教授认为混合痔治疗早期以药物治疗缓解临床症状为主,晚期痔病反复用药无效者方需进行手术治疗,并在临床工作中提出“能药不术,能早不晚,能简不繁,能小不大”的学术观点。同时,她还认为痔的治疗既要遵循“精准化”“个体化”的原则,同时也应做到“微创美肛”。在保证疗效的基本前提下,如量体裁衣一般针对不同形态的痔进行针对性的切口设计,从而同时保证肛门功能及肛门美观度。

## 五、微创美肛治痔病

痔是肛肠科的常见病、多发病,发病率高,很多患者有手术适应证,包括环状混合痔患者。当痔发展形成环状脱垂性混合痔,此时,痔周围支持组织的生理结构及功能均受到不可逆破坏。环状脱垂性混合痔的症状为反复出血、环状脱出、肛门部疼痛、坠胀不适,进行性持续加重,治疗上具有"重、难、急"的特点。

杨巍教授认为环状脱垂性混合痔手术成功的关键是"一个基本两个兼顾",并以此提出"微创美肛"的理念:在保证疗效的前提下,肛直肠外科医生应同时注重肛门功能的保护和愈合术口的美观自然。"重疗效",指术中合理纠正肛垫的病理性肥大及移位,从而消除痔的症状而非痔的本身。"保功能",指应尽可能地维护肛垫组织的完整性,保留必要的皮桥、正常组织。"顾美观",指手术应追求创伤小、术后创面自然美观,为患者"量身定制"痔的整形方案。

环状混合痔病变范围广,肛管结构变形严重,属于肛直外科的一类难治病,因此临床各家均在术式方面精进创新。21 世纪以来,痔外科治疗有两大发展方向,即改良传统手术技术和微创手术技术。目前,经肛吻合器切除术成为治疗环状脱垂性混合痔的一种可靠技术分支,它始于单吻合器,并逐步改良为双吻合器,以便切除更多的脱垂组织。TST 作为一种微创的手术方式,归属于新兴的大容量吻合术类。TST 将中医分段齿形结扎术和经肛吻合器切除术融合,利用开环式吻合器针对性切除病灶,具有两大明显优势:①选择性切除病变的痔上黏膜组织,保留正常的直肠黏膜桥,可减少吻合钉和组织的过度反应,更益于弹性环形术口形成,避免吻合口狭窄、排便困难等问题。②由于有配套的器械,手术操作相对简单而且标准化,便于推广及评价预后,TST 操作快、住院时间短、患者术后恢复工作时间早,长期复发率低。

尽管 TST 取得了良好的治疗效果,国内外仍不断报道该术式的各类并发症,如出血、疼痛、排便异常等。这些并发症的报道不仅让患者痛苦恐惧,更令临床医生对 TST 技术产生偏见。为了突破 TST 的技术瓶颈,杨巍教授从技术优化、联合术式两个方面不断探索改进,并将经验总结如下。

### (一)"微创美肛"TST 操作优化篇

近年来随着 TST 微创技术大量投入临床使用,其术后并发症和潜在的安全隐患逐渐引起重视,严重影响创面的正常恢复,导致术口愈合差,肛门功能、外形均无法达到预期设计效果。

"微创美肛"概念始终强调"疗效""功能""美观"是相辅相成、不可分割的关系。在消除病理组织、改善症状的前提下,尽可能避免 TST 术后的相关并发症,为创面良好愈合创造条件。年轻的肛直肠外科医生应积极学习前者经验,严格把握手术适应证,精进术中操作,细致耐心地完成术后康复指导工作,并对器械技术改进提出指导意见。

1. 术前评估和术式

术前进行充分的检查,必要时可借助超声影像来评判痔核脱垂程度。严格把控手术禁忌证,当患者术前存在肛门狭窄、痔核嵌顿等情况时,不可行 TST。

选择恰当的术式是治疗成功与否的决定性因素。长期以来,术中切除范围更大可提高疗效、降低复发率的想法深入人心,但杨巍教授认为只有根据痔核分布情况适度、精准地切除病变组织才能使患者受益最大化。杨巍教授通常在患者完全麻醉后判断切除区域,使用环状肛门扩张器暴露手术视野,预判术中最佳切除量,同时分析单个设备进行手术的可行性,切忌术中更改手术方式或器械。

2. 操作要点

TST 的横向切除深度备受争议,杨巍教授认为吻合器术中切除深度不可过深,当吻合深度至肌层易造成术后肛门狭窄等严重并发症。当然,术者应灵活根据脱垂组织量和直肠壁厚度调整吻合器深度。

TST 的纵向吻合高度主要由直肠黏膜的松弛程度决定,杨巍教授最常采用的位置在肛门镜窗口下方约 2 cm 处。核心要点是防止吻合线与耻骨直肠部分直接固定,同时远离肛管敏感上皮,选择在感觉神经分布较少的位置操作,有助于减轻疼痛。

TST 切除面积大小与症状改善程度呈正相关。杨巍教授认为黏膜切除面积应根据具体情况设计,不能一味追求切除病灶彻底、切除范围大。适度切除痔核区域可使肛门得到有效扩张,可预防恢复期肛门痉挛,降低肛门静息压力,从而减少疼痛刺激,缓解血液和淋巴循环障碍引起的水肿。

齿状线以下的肛管上皮由鳞状上皮组成,此处皮肤缺损后无再生功能,易引起瘢痕增生,导致肛门狭窄和肛门功能障碍。因此,杨巍教授提倡化大切口为小切口,在切除外痔的基础上保留齿状线,有效保护肛门皮肤黏膜的移行区组织,维持原有的肛门直肠生理功能,减少术后排便迟缓、便失禁、肛门坠胀等不适。同时,应将外痔分段处理,不连续横向切除并缝合切口,避免切除多余的肛周皮赘,尽可能保留齿状线和肛门直肠过渡区上皮,以保持肛门节制、肛管皮瓣的张力适中和良好的感觉功能。

3. 康复随访

康复计划和长期随访依赖于医患双方的积极互动。除术后常规换药、随访外,指导患者正确扩肛也是计划的重要环节。临床中,部分 TST 术后患者在整个康复阶段存在排便困难、努挣出血等异常,通过直肠指诊可发现肛门狭窄,这可能与患者缺乏扩肛锻炼有关。由于肛门直肠环在术后仍处于修复阶段,瘢痕生成后有一定牵拉阻力,组织挛缩后易造成肛门狭窄,故应予患者适配的扩肛器械,指导患者进行循序渐进的扩肛锻炼。

目前,TST 随访的研究时间普遍较短,无法客观展示 TST 的长期治疗效果,所以长期随访是有必要的。杨巍教授认为可配备固定的随访人员,以全面、长期追踪 TST 患者术后恢复情况,当出现严重并发症时,有助于医生快速反应处理。

4. 设备改进

国外研究发现,不同的吻合器类型在一定程度上影响了手术结果。TST 器械的专利技术最大限度地避免了因设备造成的不良事件,其技术突破包括金属内置调节、防收回锁、永久平衡技术和永久平行控制。目前已开发单窗、双窗和三窗肛门镜,但对于不同形状和大小的内痔切除仍不准确,所以杨巍教授认为吻合器应具有范围可变的封闭窗。

封闭窗视野范围应更大、更清晰,因为医生在视野受阻的情况下操作吻合器,风险性较高,若能实现直视下检查和调整吻合的组织量,可大大提升手术的安全性和有效性。

5. 资质与培训

杨巍教授建议 TST 应由经验丰富的结直肠外科医生操作。此外,不少学者也认为应严格评估 TST 操作者资质,术前进行系统地教学考核,以获得熟练掌握手术流程、克服潜在手术难点、处理突发情况等能力。

## （二）"微创美肛"联合术式篇

在 TST 单一术式基础上联合应用其他术式，可缓解疼痛、促进恢复、降低复发率，真正实现"一加一大于二""一个基本两个兼顾"的效果。目前，国内外使用 TST 联合其他术式治疗环状脱垂性混合痔的报道较少，试归纳以供参考；同时，简单介绍杨巍教授基于"微创美肛"理念，采用 TST 联合外痔整形修复术治疗环状脱垂性混合痔的经验。

1. 双 TST

利用两把单孔吻合器在不同平面上进行双 TST，用以治疗环状混合痔。两把 TST 的钉仓可容纳组织足够多，切除组织也多，从而保证手术的根治性；另外钉子多对应的组织密度大，术后出血少；两侧吻合口不处于同一平面上，防止术后吻合口狭窄的发生。

2. TST 联合外剥内扎术

外剥内扎术属于临床治疗环状混合痔的经典手术方法，即外痔的剥离和内痔的结扎。TST 联合外剥内扎术治疗环状混合痔，在有效上提肛垫组织的同时，结合患者痔核数、大小，实施针对性切除病变部位，降低并发症发生率、术后复发率，同时提高患者满意度。此外，还可在 TST 联合外剥内扎术的基础上，结合皮桥整形术及内括约肌侧切术。皮桥整形术对残留皮赘进行缝扎处理，可减少创面疼痛、肛门坠胀、肛缘水肿等并发症。内括约肌侧切术可减轻患者术后因括约肌痉挛引起的阵发性疼痛，降低肛管及直肠内压，有助于术后排便功能恢复。

3. TST 联合外痔切除术

TST 联合外痔切除术治疗环状混合痔，操作时，先行 TST，再根据外痔情况做外痔切除术，即修剪肛管皮肤，做放射线状小切口，切口长度至齿状线部位，皮瓣长度留取适中。TST 联合外痔切除术在保留切口敞开不予缝合的基础上，还可结合消痔灵注射，亦取得良好效果。

部分学者认为外痔切除术后，创面应用 3-0 可吸收线部分或完全缝合；对于静脉曲张性、血栓性外痔先予潜行剥除静脉丛、血栓后缝合处理。

4. TST 联合痔血管超声定位术

超声引导的 TST 有利于定位异常血流信号的病理性组织，使得曲张静脉团能够完整进入 TST 预留孔内，这对于准确切除痔曲张静脉丛有极大的帮助，可做到精准定位、精准切除。

5. TST 联合超声刀

TST 联合超声刀治疗环状混合痔，具有"切割与止血同步"的优势。①术中出血少：肛周血供丰富，传统手术出血多，术野不清，而超声刀可安全凝固 3 mm 以下的血管，做到术中无出血，术野清晰。所以，使用超声刀切除混合痔时内痔黏膜部分可同时切除，避免了传统术式以丝线结扎内痔而造成的异物感及坠胀感。②手术时间短：因术中出血少甚至无出血，术野清晰，不需对血管进行缝扎。③安全性高：超声刀通过电能转化为机械能切割和凝固组织，其侧方热损伤轻微，减轻疼痛并不将电能传导给患者，因此较安全。

6. TST 联合金属板辅助术

TST 中使用金属板来调整手术范围，与常规 TST 操作类似，在行至荷包环形缝合后，用两块金属挡板在需保留的相对正常黏膜前进行阻挡，再根据内痔的大小和数量有选择地进行切除。该技术有效避免吻合术中形成交叉缝合线，可降低肛门狭窄、肛门失禁及直肠阴道瘘等严重并发症发生率，改善吻合器术后持续性疼痛。

7. TST 联合外痔整形修复术

杨巍教授治疗环状脱垂性混合痔时，基于肛门直肠病理形态特征，采用"三层空间"操作理念：里层痔核运用 TST 处理，中层痔核采用中医齿形分段结扎，外层痔核兼用"杨氏"整形修复术修裁，关键操作步骤均深思熟虑，有所创新。

里层 TST 操作，杨巍教授针对吻合的横向深度、纵向高度及平面面积有着独到的见解。具体操作时吻合深度不可深至肌层，否则易引起术后肛门狭窄等严重并发症。TST 中切除纵向高度需由直肠黏膜松弛程度判断，纵向吻合的重要目的是悬吊固定，根据经验可在肛门镜窗口下方 2 cm 处进行操作，吻合过程中注意"两个远离"，既要尽量远离神经分布密集的肛管上皮区域，又要避免和耻骨直肠区域直接固定。此外，选择适当的切除面积，直接决定了引流是否通畅、肛门是否有效舒缩扩张、淋巴循环是否顺利。杨巍教授认为黏膜切除面积应"顺势而为"，根据痔核分布特点而定，可有效缓解恢复期肛门痉挛产生的疼痛、水肿问题。

中层采用中医齿形分段结扎，这一思路汲取传统外剥内扎术的精华。环状痔核往往分布不均，经里层 TST 初步悬吊上移处理后，仍会遗留部分痔核，若不加适当处理，会导致远期疗效差、复发率高等问题。针对该层面的残留痔核，杨巍教授擅于采用齿形分段结扎法处理，将残余痔核及痔上黏膜部分分段统一结扎处理，结扎点位散在分布于齿状线上 0.5 cm 区域，高低应错落呈齿状，切勿结扎于同一水平线上，可有效避免肛门狭窄等问题。

遗留的肛缘外痔皮赘层采用"杨氏"外痔整形修复术修裁。第一个设计核心，是切口依据"不同痔、不同治"理念。临床中难以见到环状皮赘外痔分布均匀、大小一致的完美病例，大部分患者的环状外痔间断分布，缺乏明确的分界线，大小不一，甚至混杂血栓、皮损等情况。因此，在整形修复术中首先对不同痔进行切口设计，大原则为"V"形切口，呈放射状环绕肛门分布，保留必要皮桥。实际操作时沿皮呈 15° 由外至内顺次切裁，尽量保持切缘光滑流畅。

经过大量的随访调查，我们发现接受 TST 联合"杨氏"外痔整形修复术的患者在并发症更少、疗效更佳、瘢痕趋零，获得了患者高度的评价。杨巍教授始终坚持为患者量身设计出最佳手术方案，以期达到治疗效果最大化和副作用最小化的"微创美肛"医疗模式。

# 第十三章 痔病的本质研究探索和发病机制研究进展

托马森(Thomson)在1975年提出了痔的近代概念,即痔是直肠下段的肛垫出现了病理性肥大。痔的发病机制目前尚未明确,可能与多种因素有关,目前主流的学说有"肛垫下移学说""静脉曲张学说""血管增生学说"等。

静脉曲张学说认为痔的本质是一个柔软的静脉团,由于局部静脉压升高、静脉壁局部薄弱等导致静脉丛迂曲扩张成团,形成痔。然而之后的学者发现人的痔静脉扩张,随着年龄的增长一直存在,属于生理现象,而不是病理的改变。夏祖宝也证实人肛管部的血管丰富,静脉呈节段性扩张、扭曲,很可能是正常的肛门部结构。托马森通过解剖和静脉造影观察发现肛垫内的静脉不是呈三分叶状的分布,否认了静脉曲张观点。

肛垫下移学说认为痔形成的主要原因是固定肛垫的支持组织碎裂或者退化,导致肛垫无法完全回缩,肛垫充血、下移形成痔。19世纪50年代,加斯(Gass)等发现黏膜下的胶原纤维和结缔组织呈疏松、破碎的状态,而静脉壁却仅有较小的改变,由此,他们认为痔病起始的病理改变是支持组织结构的离散,而不是静脉壁薄弱,提出痔病源自于支持组织的变性。随后,托马森发现肛门黏膜下层是不均匀的,有大小不一的数个"肛垫"凸现于肠腔内。肛垫一般由血管丛、平滑肌、弹力纤维和结缔组织构成,平滑肌主要来源于内括约肌,部分来自联合纵肌。平滑肌形成网状结构缠绕痔静脉丛,形成一个支持性的框架结构,起到了固定肛垫的作用。生理条件下,肛垫可以辅助肛门括约肌保证肛门的正常闭合,而便秘、不良的排便习惯等因素使平滑肌断裂,血管丛曲张,导致肛垫组织肿大下移脱出,从而引发痔。1984年,哈斯(Haas)等的实验获得了相同的结论,发现痔是正常的结构,是肛管腔的衬垫组织,由松散的结缔组织、平滑肌、小动脉、小静脉和肛管-直肠血管丛(痔丛)构成。一项研究则进一步证实了肛垫下移学说。他们发现痔病患者肛垫的变化最为明显,这些变化包括静脉扩张、血管血栓形成、胶原纤维和弹性纤维组织变形,以及肛门上皮与肌肉的扭曲和破裂。随着时代的发展,越来越多的学者参与了痔发病机制的微观研究,为阐明痔的肛垫下移学说提供进一步的理论依据。王振军等的结果显示相对于正常肛垫中窦状血管结构良好,痔组织内窦状血管出现结构破坏,组织退行性变,血管内、外弹力板中断破坏,还可见到血栓形成及继发的组织缺血缺氧改变,同时观察到痔组织中的Treitz肌、弹力纤维出现明显的紊乱、疏松、断裂、变性等。章立等的研究则证实了痔病患者齿状线上黏膜下的平滑肌的断裂变性。这两个研究进一步支持肛垫固定支持组织的破坏是痔病形成的主要原因这一观点。另外研究中还发现黏膜损害,猜测黏膜病变可能是痔病反复发作的基础。有学者研究发现,基质金属蛋白酶-9(MMP-9)表达增加、血管壁平滑肌肌动蛋白(SMA)表达异常可损伤肛垫支持组织,造成肛垫下移脱出,进而形成痔,这一研究从分子生物学角度阐释了痔的发病机制很可能是肛垫下移。虽然"肛垫下移学说"能够解释痔"脱出"的临床表现,但是难以明确说明为什么有些痔仅有"出血",而无"脱出"。

血管增生学说最早出现于欧洲,其基本观点是认为痔源于海绵组织的化生。1963年,施特尔茨纳(Stelzner)将痔区存在的动静脉吻合这种现象命名为"直肠海绵体",系由大量血管、平滑肌、弹力纤维和结缔组织组成。生理情况下,它像一个环状气垫一样在括约肌收缩时协助关闭肛门。在病理情况下,直肠海绵体中的血管增生扩张导致的病理性增生形成了痔。一项研究发现正常人和痔病患者的内括约肌的厚度没有明显的差异,认为痔是来源于血管的压力。但是后来的发现证明痔区的血管是由不能扩张的包膜封闭,而不是真正的海绵体。现代的学者在痔病的病理研究中发现,痔中的微血管密度增高,韩烨等的研究显示痔的微血管密度明显高于对照组的肛垫的微血管密度,表明痔中有着显著的新血管生成。这一研究还在痔组织的血管壁上发现了新生的血管,这为后来研究痔发病机制的学者提供了一个新的方向。艾格纳(Aigner)等对痔病患者和健康人分别使用彩色多普勒超声检测血流动力时发现,痔病组的患者动脉血流量高于对照组。相关研究发现痔组织中的血管增生标志物内皮糖蛋白(endoglin/CD105)高于正常肛门组织,说明痔组织中存在血管增生的现象。

杨巍教授题组在长期的临床实践中观察到,相比于正常的肛垫组织,痔核组织中血管增生明显,且血管内皮细胞核显著增大,细胞整体呈现水肿特征。血管周围间质层连接欠紧密。进一步的免疫荧光染色结果指出,与对照组相比,痔核组织中血管内皮细胞标志物血管性血友病因子(vWF)和血小板内皮细胞黏附分子-1(PECAM-1/CD31)蛋白的染色呈强阳性(图13-1)。因此我们认为血管增生学说是痔最主要的发病机制,并对此进行了深入研究,取得了一定成果。

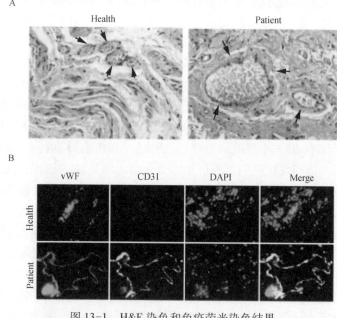

图13-1　H&E染色和免疫荧光染色结果

Health,正常肛垫组织;Patient,痔核组织;DAPI,4'6-二脒基-2-苯基吲哚二氢氯化物;Merge,荧光融合
A. H&E染色鉴定痔核组织病理学(箭头所指为血管,图片放大倍数为200×);B. 免疫荧光染色结果(放大倍数为200×)

miRNA 是一类内源性单链非编码 RNA 分子,参与诸如细胞增殖、发育、分化、迁徙、凋亡等重要的生理生化活动,对机体发育与疾病的发生起到了非常重要的调控作用。

本课题组利用 RNA 测序(RNA-seq)转录组学测序(二代测序)分析了正常组和痔病患者组织标本间的 miRNA 差异性表达谱,获得了多个阳性结果。结果显示痔疮组和正常组存在差异的 miRNA 中,表达上调的 miRNA 为 30 条,其中差异为较为显著的 miRNA 为 10 条。表达下调的 miRNA 为 188 条,其中 $P$ 值存在意义且差异较为明显的 miRNA 为 31 条。对于所有的 miRNA 进行聚类分析后,结果提示两组 miRNA 结果显著存在 3 个群,分别为显著差异 miRNA 群、显著下调表达且无差异 miRNA 群及显著上调表达且无差异 miRNA 群。另外,根据每个 miRNA 在染色体上的分布进行统计,得到的所有 miRNA 均分布于各个染色体区段上。其中,大多数差异表达的 miRNA 均定位在 X 性染色体上。之后,通过 miRdeep2 预测得到 398 条 miRNA,其中可信度较高的新 miRNA 的数量为 15 条。对于 RNA-seq 所获得存在显著差异性表达的 miRNA,我们使用 targetscan7.1 和 mirdbV5 两个数据库来预测其目标基因。随后,将两个数据库中获得的基因进行比对,取出重叠部分,其中上调表达的 miRNA 重叠部分为 184 个基因;下调表达的 miRNA 中有 372 个基因。我们选取了 8 个显著上调表达的 miRNA(hsa-miR-145-5p、hsa-miR-143-3p、hsa-miR-194-5p、hsa-miR-145-3p、hsa-miR-490-3p、hsa-miR-215-5p、hsa-miR-192-5p、hsa-miR-375)和 8 个显著下调表达的 miRNA(hsa-miR-206、hsa-miR-133b、hsa-miR-514a-3p、hsa-miR-335-3p、hsa-miR-133a-3p、hsa-miR-499a-5p、hsa-miR-146b-5p、hsa-miR-335-5p),与筛选得到的靶基因进行关联性作图,获得了"一对多"的调控靶点。最后通过实时荧光定量 PCR 验证 miRNA-seq 结果的准确性。实验结果表明,对于 miRNA-seq 测序结果提示的 9 个上调的 miRNA,与 miRNA 特异性 PCR 相比较,除了 miR-192-5p 在痔核与正常组织之间无统计学差异以外,其他 8 个 miRNA 均显示了显著的统计学差异,而对于 miRNA-seq 结果显示的 9 个显著下调表达的 miRNA,与 miRNA 特异性 PCR 相比较,除了 miR-517b-3p 的表达趋势与 RNA-seq 结果相一致以外,其他的 8 个 miRNA 的表达情况均与 RNA-seq 结果不一致。实验结果表明,RNA-seq 对筛选痔核与正常组织间,差异性表达 miRNA 有一定的指导意义。

基因组印记是一种关键的表观遗传学调节现象,有助于二倍体细胞中特异性单等位基因的表达。研究者一致认为,印迹基因对胎儿发育,胎盘生物学和新生儿活动的控制具有深远影响,如喂养、维持体温和调节新陈代谢。DLK1-DIO3 印迹簇位于人 14 号染色体,具有非常丰富的结构类型。作为人类最大的 miRNA 簇,DLK1-DIO3 印迹结构域由 9 种 lncRNA、54 种 miRNA,以及几种 piRNA 和 snoRNA 组成。

我们通过 RNA-seq 高通量测序结果分析各组样品之间 DLK1-DIO3 基因组印迹区域 miRNA 的差异性表达。结果显示,有 4 个 miRNA 的表达在疾病组和正常组之间存在显著差异。接着,利用 qPCR 验证了 RNA-seq 检测结果,qPCR 的结果显示,4 个 miRNA 的表达趋势均与 RNA-seq 测序结果一致,在痔核组织中呈现低表达,但以 miR-412-5p 差异最为显著。实验结果显示,DLK1-DIO3 基因组印迹区域的部分 miRNA 在痔核中具有显著的差异性表达。通过生物信息学分析、萤光素酶报告系统分析、qPCR、免疫荧光染色等实验发现,痔核组织中的血管内皮细胞表面,Xpo1 蛋白呈现高表达。接着,RNA 印迹(Northern blot)结果显示,痔核组织中 miR-412-5p 的杂交信号显著低于正常组织。最后,在人血管内皮细

（HUVEC）中分别转染 miR-412-5p 或 miR-mut，分别在 24 h、48 h、72 h 进行 qPCR 检测、蛋白质印迹（Western blot）检测，结果显示，在 72 h，HUVEC 组（转染 miR-412-5p）细胞中，Xpo1 蛋白表达水平显著低于对照组（转染 miR-mut）细胞。实验结果提示 Xpo1 是 miR-412-5p 的潜在靶点。在人血管内皮细胞中过表达 miR-412-5p 或 miR-mut。72 h 后，体外血管形成实验、Transwell 小室实验、流式细胞仪检测结果提示，过表达 miR-412-5p 将会削弱血管内皮细胞的功能。在 HUVEC 细胞中过表达 miR-412-5p 或 miR-mut。免疫共沉淀（CoIP）检测、Western blot 检测、芯片检测结果提示，过表达 miR-412-5p 可以诱发 p53 滞留在细胞核中，导致 p66$^{She}$ 的转录活化，促进 p16 蛋白的高表达。血管内皮细胞 miR-412-5p 失活，导致 Xpo1 高表达，抑制 p53-p66$^{She}$-p16 通路活性，最终促进血管内皮细胞增殖和痔核内血管增生。我们的实验结果表明，与正常组织相比，miR-412-5p 在痔病患者的痔核组织中明显低表达，而正常组织中 miR-412-5p 通过靶向结合 Xpo1 mRNA 3' UTR 来降解 Xpo1 mRNA，从而影响血管内皮细胞的功能；相反地，在血管内皮细胞中，过表达 miR-412-5p 会降低血管内皮细胞形成血管的能力；在血管内皮细胞发挥生物学功能的过程中，miR-412-5p 通过靶向抑制 Xpo1 的表达调控 p53-p66$^{She}$-p16 信号通路（图 13-2）。

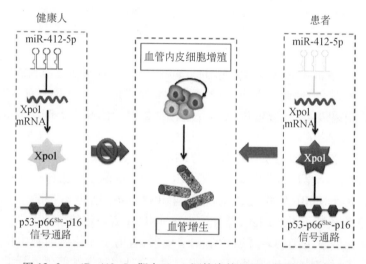

图 13-2　miR-412-5p 靶向 Xpo1 调控痔核组织血管增生示意图

RNA N-6 甲基腺苷（m6A）是指发生于 RNA 腺嘌呤的第 6 位氮原子（N）上的甲基化修饰。RNA m6A 甲基化修饰广泛存在于大多数真核物种（从酵母、植物和果蝇到哺乳动物）及病毒的 mRNA 中，并且在转录后 mRNA 调控和代谢中起着关键的调节作用。m6A 甲基转移酶 METTL14 和 METTL3 是 m6A 甲基转移酶复合物的两种成分，这两种蛋白质能以 1：1 的比例形成稳定的复合物，完成 RNA m6A 修饰，属于"Writer"（写入分子）。而 FTO 蛋白可以去除 RNA m6A 的甲基化修饰，扮演"Eraser"（擦除分子）角色。因此，RNA m6A 的修饰是动态的，可逆的酶促反应。已有一些研究提示，RNA m6A 修饰可以提高 mRNA 的稳定性，增加其转录和翻译活性，促进肿瘤发生、侵袭及提高干细胞的重编程效率。

我们通过病理学检测、免疫荧光染色结果提示，痔核组织中血管增生明显，且增生的血管内皮细胞高表达 RNA m6A"Writer"蛋白 METTL14。通过生物信息学分析可知，有 10 个

miRNA 潜在靶向调控 METTL14 的表达。qPCR 检测结果显示,在 10 个 miRNA 中,只有 miR-4729 在痔核组织中显著低表达。进一步分析发现,成熟的 miR-4729 与 METTL14 的特定位点( +186 bp ~ +193 bp)上的 7 个碱基(UAUUUAC)可以完全互补配对,提示 METTL14 很有可能是 miR-4729 的靶点之一。随后,通过萤光素酶报告系统分析可知,当细胞中过表达 WT miR-4729 时,携带有 WT METTL14 的 luciferase 表达会显著下降,而其余的组合都不会影响 luciferase 表达。最后,在 HUVEC 细胞中,过表达 miR-4729。qPCR 结果提示,METTL14 的 mRNA 表达水平比对照组(转染 miR-mut)显著降低;Western blot 检测结果也显示,在 72 h 内 miR-4729 过表达,HUVEC 细胞中 METTL14 蛋白表达水平显著低于 miR-mut 对照组细胞。免疫荧光染色结果与 Western blot 的结果一致。为了验证 miR-4729 对血管内皮细胞功能的调节作用,我们在 HUVEC 细胞中过表达 miR-4729 或 miR-mut(对照组)。四唑氮法检测结果指出,miR-4729-HUVEC 组细胞随着时间的增加,其增殖抑制率显著高于对照组。流式细胞术结果显示,72 h 后,在 miR-4729-HUVEC 的细胞周期中,S 期细胞比例显著降低,而 $G_2/M$ 期细胞比例显著增加,提示 miR-4729-HUVEC 细胞周期阻滞在 $G_2/M$ 期。体外血管形成实验结果显示,72 h 后,miR-4729-HUVEC 在 METROGEL 中形成管腔和分支能力要显著低于对照组细胞。Transwell 小室实验结果显示,miR-4729-HUVEC 的细胞外基质内的迁移能力要显著低于对照组细胞。HPLC-MS 检测结果显示,在 miR-4729-HUVEC 的 mRNA 各个碱基的甲基化修饰中,m3C、m5C、m6A 和 m1G 等修饰显著低于 miR-4729-HUVEC 组。同时,斑点印迹(dot blot)结果显示,miR-4729-HUVEC 组 mRNA 整体 m6A 修饰水平显著低于对照组。免疫荧光染色结果显示,在痔核组织中 CD31$^+$ 的细胞上 Tie1 表达也呈现显著的增强趋势。另外,qPCR 和 Western blot 结果都指出,Tie1 基因和蛋白的表达在 miR-4729-HUVEC 组要显著低于 miR-mut-HUVEC 组。RIP-PCR 结果显示,在 miR-mut-HUVEC 中,在与 anti-m6A 抗体相交联的复合物中,通过 PCR 可以扩增到 Tie2 基因 mRNA 3' UTR 的特定产物,而在 miR-mut-HUVEC 中,在与 anti-m6A 抗体相交联的复合物中,PCR 所扩增到上述的产物非常的少。最后通过生物信息学工具分析,确定了与 Tie1 及血管新生相关蛋白的相互作用网络。软件预测结果表明,Tie1 与 VEGFA、VEGFR2、vWF、CD31 相关的 4 个基因所编码的蛋白质存在内在的相互联系,并且,后者可以形成一个完整闭合信号环路。qPCR 和 Western blot 结果都指出,Tie1、VEGFA、VEGFR2、vWF、CD31 等基因和蛋白的表达在 miR-4729-HUVEC 组中要显著低于 miR-mut-HUVEC 组。实验结果表明在血管内皮细胞中过表达 miR-4729,通过沉默靶基因 METTL14 的表达,诱导整体 mRNA 甲基化和 Tie1 mRNA 3'UTR 特定位点甲基化修饰下降,并降低 Tie1 mRNA 的稳定性,下调 Tie1/VEGFA 信号分子环路的表达,导致血管内皮细胞生理活性受阻,说明血管内皮细胞中 miR-4729 被抑制是导致其血管增生的主要原因之一(图 13-3)。

总之,我们的研究从痔核组织表观遗传学调节机制的角度阐明 miRNA 在痔病患者病理过程中的具体作用,从信号转导通路层面探讨痔病发生的可能机制。研究结果表明痔的血管新生受到了 miRNA 的调控,其中 miR-412-5p、miR-4729 的表达下调很可能是引起痔血管增生的主要原因。我们的研究丰富了痔血管增生学说的分子生物学内涵,为临床更有效的痔病治疗方法提供进一步的理论基础。

综上所述,目前学术界对于痔发病机制的讨论主要围绕"静脉曲张学说""肛垫下移学

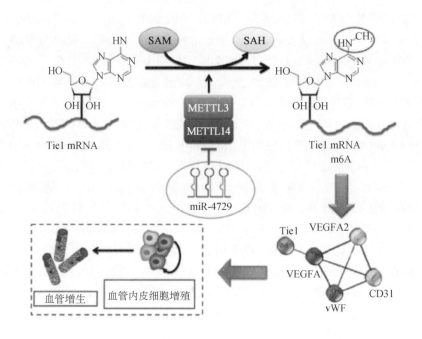

图 13-3　miR-4729 靶向 METTL14 调控痔组织血管增生示意图
SAM, S-腺苷基甲硫氨酸; SAH, S-腺苷基高半胱氨酸

说""血管增生学说",并从组织结构改变及微观的分子生物学层面为各大学说提供了一定的支持。此外,还有些学者发现痔组织中存在普遍的炎症反应,在痔组织中检测到了高表达的炎症因子,如白介素-17(IL-17)、IL-16、肿瘤坏死因子-α(TNF-α)等,提出了"慢性炎症学说"。但是目前的这些学说都只能解释痔的部分病理表现,说明痔的发病机制可能是由多种因素相互影响,共同作用的结果。因此,未来需要开展更进一步的研究,以期更加系统、全面地阐释痔的发病机制,为临床诊治痔病提供更好的靶点和手段。

### 参 考 文 献

韩炜,王振军,赵博,等,2005.痔组织弹性纤维退变和血管生成的机制及其意义[J].中华胃肠外科杂志,8(1):56-59.
王振军,汤秀英,王东,等,2006.内痔的病理形态改变特征及其意义[J].中华外科杂志,44(3):177-180.
夏祖宝,2003.人肛门直肠黏膜观察Ⅱ——探讨痔的组织学特点[C]//中国中西医结合学会.中国中西医结合学会大肠肛门专业委员会第九次全国学术会议论文集,上海:中国中西医结合学会大肠肛门病专业委员会第九次全国学术会议.
杨亦婷,陆炳楠,刘赛靓,等,2022.的分子生物学研究进展[J].中国普外基础与临床杂志,29(10):1-5.
章立,杨斌,张育超,等,2009.肠壁组织形态学研究[J].中华外科杂志(12):912-915.
Aigner F, Bodner G, Gruber H, et al., 2006. The vascular nature of hemorrhoids[J]. J Gastrointest Surg, 10(7):1044-1050.
Chung Y C, Hou Y C, Pan A C H, 2004. Endoglin (CD105) expression in the development of haemorrhoids[J]. Eur J Clin Invest, 34(2):107-112.
Gass O C, Jack A, 1950. Hemorrhoids: etiology and pathology[J]. Am J Surg, 79(1):40-43.
Goenka M K, Kochhar R, Nagi B, et al., 1991. Rectosigmoid varices and other mucosal changes in patients with portal hypertension[J]. Am J Gastroenterol, 86(9):1185-1189.
Haas P A, Fox T A, Haas G P, 1984. The pathogenesis of hemorrhoids [J]. Dis Colon Rectum, 27(7):442-450.
Loder P B, Kamm M A, Nicholls R J, et al., 1994. Haemorrhoids: pathology, pathophysiology and aetiology[J]. Br J Surg, 81(7):946-954.

痔病的中西医结合治疗

Lohsiriwat V, 2012. Hemorrhoids: from basic pathophysiology to clinical management[J]. World J Gastroenterol, 18(17): 2009-2017.

Stelzner F, 1963. Hemorrhoids and other diseases of the conpus cavernosum recti and anal canal[J]. Dtsch Med Wochenschr, 88: 689-696.

Sun W M, Peck R J, Shorthouse A J, et al., 1992. Haemorrhoids are associated not with hypertrophy of the internal anal sphincter, but with hypertension of the anal cushions[J]. Br J Surg, 79(6):592-594.

Thomson W H, 1975. The nature and cause of haemorrhoids[J]. Proc R Soc Med, 68(9):574-575.

第十三章 痔病的本质研究探索和发病机制研究进展

# 第十四章　痔病诊治技术的展望

人类探索生命奥秘的脚步从未停止过,从未知到了解,再到慢慢接近疾病本质,每一步都历经了漫长而艰辛付出。痔病作为人类特有的疾病,我们对它的研究同样在进行中,直至现在。不论是痔病的发病机制、病因分析,还是治疗方法的不断改进,自古至今,国内外医者一直在努力探究痔病的真相,探求最佳的治疗手段。我们今天回顾经典,思考现在,展望未来,以期更好地预防痔病的发生,更有效地降低痔病患者的临床痛苦,促进肛门功能的改善,更好地提高患者的生活质量。

## 一、回顾经典

祖国中医文化的博大精深,祖国悠久的医学历史,给我们留下了诸多瑰宝,其理论的深刻直至今日依然影响着现代医学的发展。有记载,我国是医学史上对痔的认识和治疗最早的国家,在迄今发现的古文献中,《山海经》最早提出了"痔"的病名,长沙马王堆汉墓出土的《五十二病方》是世界上最早记录痔的分类方法的书籍。尤其后来的出自《素问·生气通天论》的"筋脉横解,肠澼为痔"这八个字,对痔病的病机进行了高度的概括,该理论至今仍有着重要的指导意义,与现代医学的静脉扩张学说一致。后代医家均在此理论基础之上进行了更加全面、深入的解读。

现代医学认为,痔是人类为现代文明所付出的代价,从进化论的角度来说就是人类直立行走的结果。长期以来,人们对痔的具体成因的认识较为混乱,各种学说层出不穷,如静脉曲张学说、血管增生学说、肛垫下移学说等。其中静脉曲张学说曾被广泛接受,成为传统的认识。

对于痔病的分类分度,祖国医学曾根据痔的症状及外在表现,将痔分为 24 种,如鸡冠痔、樱桃痔、珊瑚痔等,古人的描述虽然形象但此分类并没有沿用。关于痔是否需要分度是世界范围内一直在争论的问题,关于痔的分度方法,一直没有取得一致的意见。1979 年,美国肛肠外科医师协会组织痔的专题研讨会共介绍 4 种分类方法:Gabriel 分类法、Dodd 分类法、Smith 分类法、Salvati 分类法。我国痔的分类一直参照 Smith 分类法和 Salvati 分类法,但无统一标准。

中国古代医家对痔病的认识很早,随之也出现了多种治疗方式,包括导引法、艾灸法、熏洗法、熨帖法、针刺法、枯痔法等,当然古人针对保守治疗无效的痔病患者,也会运用手术的方式。有史记载,痔病手术是我国古代最早的外科手术之一。当然,古时不只是中国,国外也有痔病手术,不过当时的痔病手术都极其简单粗暴,而且存在一定的死亡率,其治疗效果甚至用"生死有命"来评定。

## 二、目前进展

由于医疗条件、医疗环境及当时的意识形态等限制,古人在其能力所及范围内,针对痔病的病因病机、治疗手段给出了经典的定义及处置方式,我们致敬经典,但也遵循着"取其精华、去其糟粕"的理念,不断地提高和完善痔病的诊治能力。

首先,就痔病的病因病理来说,古人的"筋脉横解,肠澼为痔"虽与"静脉曲张学说"有异曲同工之妙,但随着现代医学的发展,证实直肠上动脉分支模式与母痔好发部位无关,痔静脉的扩张并非病理现象,从而动摇了"静脉曲张学说"的理论根基。随之产生了革命性理论,即"肛垫下移学说",奠定了痔的现代概念基础。目前肛垫下移学说为更多的学者所承认,替代了原来的看法。

其次,对痔的认识在不断更新,我国2000年的《痔诊治暂行标准》将原来不统一的痔病分类方式进行标准化,将痔分为三类:内痔、外痔、混合痔。同时该标准根据痔病出血和脱垂的严重程度将内痔分为了4度。目前,国内医学界已基本统一采用这一规范的、科学的分类、分度方法。

针对痔病的本质,我们可以说已经有了一个到目前为止比较科学并被大部分业界公认的认识。那么针对痔病的治疗,目前发展到什么程度呢? 越来越多的学者已放弃逢痔必治的观念,广为接受的治疗原则:无症状的痔无须治疗,治疗的目的在于减轻症状,而非根治。对有症状的痔治疗目的是解除或缓解症状,不是根治有病理改变的肛垫。如何治疗有症状的痔,前面的章节已进行了陈述,总结起来就是从保守到非保守,从内服到外治。可以说,随着科技的进步,时代的发展,我们治疗痔病的方式方法越来越多样,越来越体现出"以人为本、精准施治"的理念。

## 三、展望未来

有人会说,痔病的诊治技术已经到了一定的高度,也可以说是到了瓶颈。确实,我们目前所取得的成绩,是几代甚至是十几代、几十代医务工作者穷极一生所换来的,但是我们也应该清醒地认识并懂得医学的探索是永无止境的。直至目前,不论对痔病的诊断,还是治疗,我们已经小有成就,我们可以骄傲地说不论什么程度的痔病,我们都一样轻松面对、泰然处之,然而,实际中,针对肛门部的研究还有很多的问题值得思考和解决。例如,栉膜带的概念为什么现在少有提及? 肛门内括约肌深部和耻骨直肠肌到底是什么解剖关系? 等等。诸多看似已被接受的概念,仍有疑问存在,这需要我们更深一步探究。就痔病而言,虽然中医对痔病有悠久的认识和诊治经验,但痔病的中医药研究的思路与成果十分局限。现代医学对痔的本质、病因及发病机制的研究进展缓慢,大都着眼于宏观组织病理形态变化,对痔的治疗也着重在手术方面。可以说针对痔病的诊治,我们任重道远。

众所周知,痔病本身病理及形态学的改变已经被广大学者所接受,由原来的"静脉曲张学说"到"肛垫下移学说",人们虽然进一步认识了痔病的发病机制,但是导致痔病发生的更加微观的世界,目前尚不清楚。由上海中医药大学附属曙光医院杨巍教授团队研究发现

miRNA 转录后调控 VEGF、MMP-9 信号通路可能与痔病的产生存在一定的关系,研究更进一步发现从痔核组织表观遗传学调节机制的角度阐明 miRNA 在痔病患者病理过程中的具体作用,从信号转导通路层面探讨痔病发生的可能机制。研究结果表明痔的血管新生受到了 miRNA 的调控,其中 miR-412-5p、miR-4729 的表达下调很可能是引起痔血管增生的主要原因。这些研究成果丰富了痔血管增生学说的分子生物学内涵,为临床更有效的痔病治疗方法提供进一步的理论基础。这些研究成果是对人类认识痔病的突破性贡献,该突破开启了痔病发病机制研究的新篇章,打开了思路,拓展了痔病更加广阔的研究领域,我们可以以此为契机,寻找更多的影响痔病发生的信号通路,这不仅有助于人类更加深入地研究痔病发病机制,更加有益于关于治疗痔病药物的研发,为人类免受痔病手术干预的痛苦而造福。此外,目前国内外普遍认同的"肛垫下移学说"中提到的一个非常关键的组织即肛垫的平滑肌,又称 Treitz 肌,其功能是防止肛垫滑脱,也就是防止传统意义上的痔核脱出,关于这组肌肉"肛垫下移学说"中是这样描述的"Treitz 肌随着年龄增长退行性变加重,变得扭曲松弛,自然断裂、肛垫下移,从而导致痔的发生"。此处有几个疑问:第一,用"肛垫下移学说"如何解释血栓性外痔、结缔组织性外痔呢? 在这两种痔病中并不能找到所谓的 Treitz 肌。第二,该学说未能令人信服地解释患痔而便血这一痔病最常见的症状。第三,Treitz 肌可以防止肛垫滑脱,既然这个肌肉这么重要,我们是不是有更好的对策来维持甚或增强这个肌肉的肌力呢? 实际中,对于肛垫平滑肌,我们不能做到阻止年龄增长导致的"退行性变",能做的就是尽量避免频繁的腹压增大对肛垫造成的冲击,另外就是提肛运动,但目前并没有一项专门针对评价 Treitz 肌的临床或实验研究。第四,从药物研发角度看,每一种药物的开发基点应该是建立在该疾病发病机制基础之上的,然而,目前市面上已知的治疗痔病的药物大致分为循环调节剂、纤维素增补剂、抗炎止痛剂等,这些药物其实都是间接性地缓解肛垫下移的发生,那么未来会不会有可以直接作用于肛垫或者增强 Treitz 肌弹力,延长该肌肉寿命的药物呢? 等等。由上可见,即使是最被广泛认可的学说,也不是完美到极致。医学是一门非常严谨的学科,我们需要做到尽善尽美,从最基本的机制研究开始,只有起点没有终点,未来对于痔病的发病机制还有很长的一段路要走。

关于痔病的治疗,我们一直倡导中西医结合治疗,中西医结合是在中华人民共和国建立后政府开始长期地将这两者不断地想要融合而实行的一种新型治疗模式。将中医知识与西医知识相互结合、交叉互补,以此来不断提高中国的医疗卫生事业,它是一种新式的治疗手段,可以更好地为患者提供多种治疗途径。我国的中医学文化博大精深。上海中医药大学附属曙光医院肛肠科杨巍教授治疗痔病提倡"不同痔、不同治",充分体现中医施治一向尊崇"整体观念,辨证施治"的理念,也符合目前"精准医疗"的概念。中医药的优势在治疗痔病方面显得尤为突出,不论是保守治疗还是围手术期的干预都有着独特的优势,包括中药口服汤剂、坐浴熏洗、外敷、中药塞药、针灸、中药枯痔等,同时,随着现代科技进步对于中医药治疗方式方法的研究不断深入,对中医治痔的疗效评价将会更加科学、细致。中西医结合治疗方式会更有效地降低患者的临床痛苦,促进改善患者的肛门功能恢复,可以更好地提高患者的生活质量,在临床上运用前景会更加广泛。

"能用药,不开刀;宁保守,不手术",这是医患双方公认的治痔的态度,手术是治疗痔病最直接的、见效最快的"无奈之举",但随着现代解剖学、生理学、病理学等学科的不断进步与发展,以及生物科技的快速进步和医疗器械的发明利用,带动了混合痔手术方法的不断改革与更新,加之人们对高质量的社会生活的需要,混合痔的手术治疗越来越受到临床医师的重视。新方法、新术式、新观点层出不穷。但是也还存在一些争议,需要解决的问题还有很多。不过总的目标和趋势是相同的,那就是尽可能多地保留肛管正常黏膜及皮肤组织,最大限度地保护肛门功能,努力使手术做到安全、微创、有效。痔的个性化治疗仍是基本原则。通过更新手术方式,使手术适应证更加严格,加上临床医生逐渐熟练掌握手术技术,使得广大深受痔病折磨的患者将得到最好的救治。微创观念和微创技术已深入人心,微创外科已经成为 21 世纪外科发展的主流,是痔治疗的方向,是以最小的医源性创伤换取最大化的医疗效果。目前,临床研究已证实痔微创手术的安全性、可行性和有效性。虽然多种多样的手术方式在不断更新中,但是痔术后的并发症,如肛门疼痛、出血、肛门坠胀、肛周水肿、排尿困难、排便困难、伤口感染等仍未得到彻底的改善。未来,我们在设计各种手术方式时,在提高治愈率和降低复发率的同时,更加重视患者的疼痛、术后的水肿预防,以及肛门功能的恢复。我们相信随着科技的进步和研究的深入,长期困扰众多患者的痔病带来的痛苦将得到更好的解决。当然,除手术本身外,也更加注重贯穿包括术前、术中和术后的局部处理和全身治疗。

卓越经典,今天的我们所取得的成绩是基于既往肛肠同道不懈努力所获得的成果。我们应当锐意进取,珍惜这些来之不易的知识体系和技术,同时也更要敢于创新,不断探索新的方法来攻克目前痔病诊治中存在的不足,用行动去造福广大痔病患者。行而不辍,未来可期,我们相信在国内外肛肠同道的共同努力之下,痔病的研究及诊治技术一定会不断提升,迎来一个更加美好的未来。

# 第十五章　痔病的预防和术后保健

## 第一节　痔病的预防调护

祖国医学早在先秦时期就有了以预防为主的思想,《素问·四气调神大论》云:"是故圣人不治已病治未病,不治已乱治未乱,此之谓也。夫病已成而后药之,乱已成而后治之,譬犹渴而穿井,斗而铸锥,不亦晚乎?"预防为主,在肛肠疾病中尤为重要,宣传和普及肛肠疾病的预防知识意义深远。

我们强调"未病先防,预防痔病发生"和"既病防变,阻断痔病进展"都具有重要意义。

中医强调"上工治未病",由于痔病的发病率不低,故尤其要重视预防,尽量使疾病化解和控制在萌芽阶段,提高生活质量。此外,普及痔病的常识,让广大人民群众了解痔病的病因、发病机制和预防的知识是十分有益的。因此提高患者对疾病的认识,加强对患者的宣传和教育是提高疗效的关键之一。仍须指出的是,要做好痔病的预防,确实是不容易的事,需要从生活的每一个小习惯着手,积众多的"小胜"为最终的"大胜"。我们医患都要明确:痔病是可防可治,痔病重在预防。

痔病是临床常见病、多发病,具有"发病率高、治疗过程漫长、手术治疗痛苦大、极易复发"等特点,痔的后期治疗占用了患者大量的精力、消耗了大量宝贵的医疗经费和资源,有些地区过度治疗行为易引发医疗纠纷。既病防变,旨在推广经临床验证有效的中医内治、外治疗法来预防和延缓痔病的进展,减轻患者痔出血、疼痛、瘙痒、脱垂等症状的发生发展,将痔的分度控制在原有程度或降低,延缓痔病Ⅰ度向Ⅱ度或Ⅱ度向Ⅲ、Ⅳ度发展,避免向有创手术治疗阶段发展。

做好痔病的预防调护主要从以下几方面着手。

### 一、加强体育锻炼

中医认为,疾病的发生,关系到邪正两个方面,邪气是导致疾病发生的重要条件,而正气不足是疾病发生的内在原因和主要根据,正如《素问·刺法论》所述"正气存内,邪不可干",故增强体质是人体提高正气抗邪能力的关键,经常锻炼身体,能增强体质,减少和防止疾病的发生。对于从事脑力劳动的人尤其重要,对于久站、久坐的患者,要尽量安排时间活动下肢和臀部肌肉,促使气血通畅,减少局部瘀血阻滞。锻炼身体的方法很多,可根据个人的具体情况适当选择一些体育活动,如做操、跑步、打拳、球类、游泳等;也可以运用功法、导引等方法,如"五禽戏""八段锦"等。

游泳是比较推荐的运动。它通过水中及水上交换呼吸,形成一定的节奏,加之经常憋气,这样一呼一吸促使了肛门肌肉运动,改善了肛门部的血液循环,防止痔病的发生。同时游泳也是一项较好的全身运动。人的体位由站立位改变成平卧或仰卧于水中,肛门部位向上,有利于局部血液循环;再加上全身的肌肉运动,自然加强了肛门直肠部肌肉的运动,消除了产生痔的因素。而且,游泳是在冷水中进行的,冷水在肛门部反复清洗与冲击,刺激了肛门部的神经、血管和肌肉,使之功能增强,同时也促进了肛门部的血液循环,对预防痔病的发生也是有利的。总体而言,不必拘泥于某项特定的运动,只要是适当、适量的体育锻炼,配合良好的作息及饮食习惯,对痔病的预防都有积极意义。

1. 提肛锻炼在防治痔病中的意义

唐代著名医家孙思邈在《备急千金要方·枕中方》中就有"谷道宜常摄"的记载,意思就是肛门和直肠应当经常做舒缩运动,有利健康。

提肛锻炼是痔病防治的重要方法之一。对于有痔病困扰的人群,除全身性的体育锻炼外,还需加强局部的功能锻炼,如肛门收缩运动,又称"提肛运动",即自我调整括约肌。提肛运动包括吸、舐、摄、闭四个阶段动作。吸指吸气,舐指舌舐上腭,摄指上提肛门,闭指闭气。具体做法为:首先全身放松,收紧臀部和大腿部肌肉,配合吸气,舌舐上腭,同时主动提收肛门及其周围肌肉,像忍大便一样,提肛后保持肛门收缩状态 5～10 s,后配合呼气缓缓放松。每日多次,每次做十几下到几十下不等,可以根据自身不同的体质条件进行选择。

提肛运动主要是利用提肛动作加强局部肌肉活动,使局部静脉血液循环得到改善,减轻和改善静脉淤积、曲张的情况。此法可以随时随地进行,不受条件限制,坐、卧、躺、站均可练习,以不感到疲乏为宜,但是练习需要坚持不懈,对预防痔病有重要的作用。需要指出,炎症的急性期及痔核嵌顿最好不要练习,以免疼痛、水肿及坏死加重。

2. 痔病防治的体育锻炼疗法传统九法

(1)松身提肛法:仰卧,两腿交叉,全身各部高度松弛,不要紧张用力。接着臀部和大腿用力夹紧,同时肛门如忍大便状,缓缓用力上提,两腰亦做成向下与床相接触状弯腰,这样全身放松与提肛交替进行,根据健康状况可做 10～30 次,然后可配合呼吸运动,提肛时吸气,全身放松时呼气。

(2)骨盆高举法:仰卧屈膝,使脚跟靠近臀部,两手放在头下,以脚掌和肩部做支点,使骨盆举起,同时收提肛门,放松时骨盆下放,熟练后亦可配合呼吸,提肛时吸气,放松时呼气。

(3)腹肌旋转法:仰卧,两腿自然伸展,以气海穴为中心,腹肌做旋转动作,顺时针旋转 20～30 次,再逆时针旋转 20～30 次。先顺后逆地旋转。此势练时臀、腰等处配合则较易进行。

(4)双臂上举法:仰卧两臂放躯干旁,全身放松,两臂上举,同时吸气,手掌举至头上时,要正好将气吸完,两臂在身前放下还原,同时配合呼气,此势可连续做 6 次。

(5)叉腿站坐法:两腿交叉坐于床边或椅子上,全身放松,两腿保持交叉站立,同时收臀、夹腿、提肛、坐下还原时全身放松,可连续做 20～30 次。

(6)站式交腿法:站式两腿交叉,收臀、夹腿、提肛、两腿仍保持交叉,全身尽可能放松,如此反复,一般做 20～50 次。

(7)收臀击腹法:站立两腿交叉,收臀、夹腿、提肛,同时吸气,待气吸满后,两拳轻提轻击小腹部,同时呼气,如此击腹20~40次,注意击腹的力量一定由轻开始,慢慢加重,千万不要在开始几天时间用力叩击,叩击时如果腹部感到不适,说明用力过大,要减轻些,孕妇禁用此法。

（8）握拳鞠躬法：两腿并拢,两拳松握,自胸前两侧上提至乳部,同时抬头挺胸吸气,气吸满后,上体呈鞠躬状前俯,同时两拳变紧握,沿两腋旁向身体后下方伸出,并随势做深呼吸,如此连续6次。

（9）举臂呼吸法：两腿并拢,两臂自左右侧上举至头上方,同时两脚跟提起做深呼吸,此势可连续做6次。

## 二、保持心情舒畅

人们的精神情志活动,与人体的生理功能和病理变化有密切的关系。突然强烈的情志变化和长期、反复的精神刺激,可以使人体气机逆乱,气血阴阳失调而发病。同时,情志刺激也可以使人体的正气内虚,招致外邪致病。而且,在疾病的过程中,情志波动又能使疾病恶化。所以心情舒畅、气血平和有利于恢复健康。正如《素问·上古天真论》所言："恬淡虚无,真气从之,精神内守,病安从来。"因此,尽管正因为人们处于复杂的人际关系中,各种各样的事情均可成为不良的情志刺激,引起疾病的发生,必须十分重视心理修养和情志调节,保持心情舒畅对于预防各种疾病的发生都具有重要的意义。

## 三、注意饮食调理

古人云："民以食为天。"饮食是人类生活和保持健康的必要条件,但是,饮食失去规律,也会导致各种疾病的发生。对于痔病的发生和发展,饮食因素具有重要意义,正如《素问·生气通天论》所云："因而饱食,筋脉横解,肠澼为痔。"因此,饮食调理对于痔病的预防至关重要。主要体现在以下几个方面：第一,少食刺激性食物,诸如胡椒、辣椒、芥末、葱、蒜等;少饮酒。第二,多食水果、蔬菜,多喝开水。第三,饮食不宜过分精细,要食五谷杂粮,荤素搭配。第四,饮食要有规律,不可过饱过饥。第五,要注意饮食卫生,同时要注意防止进食时吞入异物。

食疗在痔病预防中具有举足轻重的作用。国内外学者都认为饮食习惯在痔发病过程中扮演着重要的角色。一个人的饮食习惯与饮食结构决定了其饮食的质量、营养及残渣的成分,同时也对消化道的生理状态有一定的影响。人体摄入食物后,经过消化道消化和吸收营养,将食物中不易被吸收的杂质和粗纤维等食物残渣经肠道排出体外,但排出体外之前,食物残渣在肠道要进一步吸收维生素类及水分等,从而使之变成具有一定形状的粪便排出体外。因此,饮食结构与痔发病有密切的关系。所以,科学合理的饮食是预防痔病、减轻痔病症状、减少痔病复发的重要因素。以下是几个具体建议。

（1）多摄入膳食纤维：谷物类如玉米、小米、红米、黑米、紫米、高粱、大麦、燕麦、荞麦等;杂豆类如黄豆、绿豆、红豆、黑豆、蚕豆、豌豆等;块茎类如红薯、山药、马铃薯;蔬菜如芹菜、菠菜、大白菜、韭菜、黄花菜、茭白等。这类粗粮及蔬菜中富含膳食纤维不能被消化液消化吸收,可有效改变粪便的成分,增加肠道内容物的量,促进胃肠道蠕动,缩短粪便停留在肠腔的时间,避免粪便水分再次吸收,从而软化粪便。该建议在治疗各类痔病上都具有重要价值。

（2）多食水果:如香蕉、苹果、火龙果、瓜类等。水果中富含果酸、水溶性膳食纤维及大量维生素,水溶性膳食纤维容易被结肠细菌分解从而改善肠道菌群的生长和分布情况,促进粪便体积的增加,加速胃肠道蠕动,软化粪便,缩短粪便停留在肠腔的时间,避免粪便水分再次吸收,促使粪便顺利排出。

（3）多饮水、牛奶、蜂蜜:摄入足量的水可保证胃肠道消化液充足,减少肠道黏膜尤其是大肠远端黏膜对食物残渣中水分的吸收,避免便秘的发生,进而起到预防痔病的作用。牛奶和蜂蜜内含葡萄糖和果糖、多种维生素、酶及蛋白质等,具有润肠通便、润肤养神的作用,既可预防便秘,又可防止因各种疾病造成的营养不良。

（4）忌饮酒及过食辛辣:酒和辛辣刺激性食物会刺激肛门黏膜皮肤而局部充血、灼痛,进而产生痔或者加重痔。应忌食辛辣、燥热、肥腻、煎炒、熏烤之品及发物,如辣椒、大蒜、大葱、胡椒、猪头肉、狗肉、羊肉等,并避免暴饮暴食。

## 四、调整劳逸起居

劳逸,包括过度劳累和过度安逸两个方面,正常的劳动和体育锻炼有助于气血流通、增强体质。必要的休息,可以消除疲劳,恢复精力,预防疾病的发生。过劳和过逸皆可导致疾病的发生。正如《素问·上古天真论》所言:"其知道者,法于阴阳,和于术数,饮食有节,起居有常,不妄作劳,故能形与神俱,而尽终其天年,度百岁乃去。"就痔的形成和发展而言,其与过度劳累有密切关系,包括劳力过度与房劳过度。因此,预防痔病的发生,要注意劳逸结合,起居有常,适当休息,合理工作,同时要尽量避免久站、久坐、久行,不要久居潮湿之地,不能房事过度,尤其是发病和治疗期间。

1. 久坐人群防治痔病的方法

需要久坐办公室的学生、白领、公务员等该如何预防痔病呢,应当做到以下几点:①规范坐姿,挺直腰板,目视前方,计算机屏幕最好是在正前方,键盘的位置一定要和我们肘部平行,这样会比较容易让我们有一个放松的状态,挺直腰板非常重要。②每日保证适当运动,在伸懒腰的同时坚持做提肛运动,提肛运动随时随地都可以做,经常做提肛运动会对保持肛门周围的血液循环、括约肌的张力都很有帮助,还可以帮助女性保持生殖道和盆底的健康等。所以提肛运动对于肛门的保护有着重大意义。③多喝水、牛奶、蜂蜜水等,保持大便通畅,进而降低痔病的发生概率。④注意清淡饮食,少食盐、油多的外卖,多食用一些新鲜的水果、蔬菜、乳制品、维生素和膳食纤维丰富的食物,这些食物不仅能帮助我们达到营养均衡的状态,还可以帮助便秘患者改善便秘问题,从而减少痔病的复发。

2. 体力劳动人群防治痔病的方法

体力劳动者是痔病的高发人群,久立及长期负重可致肛门直肠部位静脉淤积、扩张、迂曲,发生痔病。所以体力劳动者应注意以下几点:①高强度体力劳动后要充分休息,为避免痔病的发生,可对肛周进行适量按摩,缓解肛周静脉曲张和血液循环不畅等症状。②坚持进行提肛运动的锻炼,利用提肛过程加强局部肌肉活动,使局部静脉血液循环得到改善,减轻和改善静脉淤积、曲张的情况,起到预防痔病的作用。③体力劳动者工作结束后往往习惯过食油腻、辛辣及饮酒,所以,拒绝饮酒与限制辣椒等辛辣食物的摄入,可减少食物对胃肠道的刺激、减少胃肠道黏膜充血水肿、降低齿状线处肛窦炎的发生率,有利于削弱或缓解肛门坠胀不适感,避免痔病的发生。

## 五、促进正常排便

因为痔发生在肛管局部,所以排便功能的正常与否对于痔的形成和发展尤其重要。

1. 正确排便注意事项

(1) 了解排便动作:所谓排便动作是指大便时粪便从肛门排出的一系列动作,这些动作是一种复杂的反射过程。开始先吸气,然后闭气,暂停呼吸以增加胸腔内的压力,接着膈肌下降,腹肌收缩,腹内压增高,使直肠内粪便从肛门排出,这就完成了一个排便动作。稍事休息,上部位肛内的粪便再进入直肠又开始第二个排便动作。正常人每次排便,多数经过 2~3 个排便动作即可完成,部分人只经过 1 个排便动作也可完成,如无不适,亦为正常。

(2) 掌握排便要点:第一,注意在排便感显著时立即如厕。第二,按照排便动作规律进行排便,即前一个排便动作完成后,稍事休息,等产生第 2 次排便感时,再做第 2 个排便动作,切不可在两次排便动作的间歇期强行排便。第三,不可蹲厕过久,实际上排便动作所需时间极短,2~3 个排便动作约 1 min,如果超过 3~5 min 后,仍无便意,应停止大便。第四,排便时不宜用力过猛,以免损伤肛门局部,应缓慢增加力量。第五,老年人由于肌肉松弛无力,常常感到排便困难,可用手在左下腹部按压,协助粪便向下运行,也可以在肛门左右两侧向上方按压,有利于粪便排出。

(3) 防止大便秘结:①调整饮食结构,多食粗粮杂食,多食蔬菜水果,多饮水,少食精细食品。通过饮食调节来防治大便秘结是简单易行的方法。首先注意饮食量,只有足够的饮食量,才能刺激肠蠕动,使粪便正常排出体外;其次注意饮食的质,主食不宜过于精细,注意经常食粗粮杂粮,因为粗粮杂粮消化后残渣较多,可增加对肠管的刺激,利于排便。副食要注意多食含纤维素多的蔬菜,因为纤维素不易消化吸收,可增加粪便的体积,提高肠管内压力,促进肠蠕动,有利于排便。同时,要注意多饮水,特别是重体力劳动者,水分消耗多,更应及时饮水。②建立良好的排便习惯,排便要定时,不要经常抑制排便感,不要排便时读书报。③适当体育活动。④及时治疗与便秘有关的其他疾病。

(4) 便后肛门保护:便后的肛门保护,对于预防痔的发生很有必要。具体方法:第一,收缩肛门,排便时肛门舒张,便后自然闭合,这是肛门的正常功能,因而可以利用这种生理现象有意识地做 3~5 次肛门收缩,可增强括约肌功能,消除其疲劳。第二,还纳肛内物,如已有一些肛门病,便后有肛内物脱出,应及时还纳,以防组织水肿、感染而加重病情。第三,按摩肛门,可改善局部血液循环,对预防痔的发生有积极的作用。第四,坐浴,便后用热水坐浴,既可以洗净肛门皮肤皱折内的污物,还可促进局部血液循环,对保持肛门部的清洁和生理功能有重要作用。

2. 良好的排便习惯

良好的排便习惯在痔病预防中有重要作用,我们需要分辨正确和错误排便方式的主要特征。

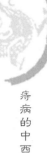

痔病的中西医结合治疗

（1）错误的排便方式：①排便时间过长。排便时读报看书、玩手机、抽烟等都是不良的排便习惯，一般排便过程不要超过 5 min，排便时间过长易引起肛管部位静脉血管怒张和血液循环不畅，进而形成痔病。②排便用力太大。排便时用力过猛易导致肛管齿状线处的肛垫发生机械性损伤与下垂、黏膜下血管破裂及血栓，进而形成痔病。③久忍便意。当有便意时应尽快进行排便，若经常忍住便意不去排便，久而久之排便反射会越来越迟钝，易引起习惯性便秘，进而增加诱发痔病的风险。④依赖泻药及灌肠。因长期服用泻药不仅会使直肠血管充血扩张，还易导致胃肠功能紊乱。长期灌肠会使直肠黏膜感觉迟钝，进而导致排便反射迟钝，加重便秘，反而有增加形成痔病的风险。因此若患有顽固性便秘须在专科医师指导下进行用药和治疗，此外及时治疗与便秘有关的其他疾病也非常重要。

（2）正确的排便方式：①养成"有便即排"的良好习惯。正常人每日大便 1~2 次，大便时间有早、中、晚餐后的不同习惯。正常排出的大便是成形软便，不干不稀，排便时不感到排便困难，便后有轻松舒适的感觉，这表明胃肠功能良好。如果大便秘结坚硬，不仅排便困难，而且由于粪便堆积肠腔，肛门直肠血管内压力增高，血液回流障碍而使痔静脉丛曲张，形成痔病。②按照排便动作规律进行排便，即前一个排便动作完成后，稍事休息，等产生第二次排便感时，再做第二个排便动作，切不可在两次排便动作的间歇期强行排便。③排便时间控制在 5 min 以内。排便时间过长易引起肛管部位静脉血管怒张和血液循环不畅，进而形成痔病。若 5 min 后仍无便意，应立即停止排便过程。④排便时不要用力过猛。排便时用力过猛易导致肛管齿状线处的肛垫发生机械性损伤与下垂、黏膜下血管破裂及血栓，进而形成痔病。⑤老年人由于肌肉松弛无力，常常感到排便困难，可用手在左下腹部按压，协助粪便向下运行，也可以在肛门左右两侧向上方按压，有利于粪便排出。⑥及时治疗便秘或与便秘有关的其他疾病。

3. 便后正确保护肛门的方法

便后的肛门保护，对于预防痔的发生很有必要，有以下具体方法。

（1）收缩肛门：排便时肛门舒张，便后自然闭合，这是肛门的正常功能，因而可以利用这种生理现象有意识地做 3~5 次肛门收缩，可增强括约肌功能，消除其疲劳。

（2）还纳肛内物：如便后有肛内物脱出，应及时还纳，以防组织水肿、感染而加重病情。

（3）按摩肛门：可改善局部血液循环，对预防痔的发生有积极的作用。可采用两种方法：①每次大便后用软纸在肛门部按揉，可按顺时针或逆时针方向交替按摩 10~20 次，按摩后配合肛门收缩。②可以每晚清洗肛门后用湿毛巾在肛门部按摩数分钟。

（4）坐浴：便后用热水坐浴，既可以洗净肛门皮肤皱折内的污物，也可以促进局部血液循环，对保持肛门部的清洁和生理功能有重要作用。

4. 正确看待智能马桶盖等生活设备在预防痔病中的作用

近些年，智能马桶盖引起了国人们的关注，人们一时间对这种具有加热、冲洗、烘干等功能的马桶盖产生了兴趣，不仅在互联网、媒体上热烈议论，还争相出手购买。智能马桶盖突然"走红"，很多人在谈论马桶盖产业发展的时候，也在询问智能马桶盖对预防痔病是否真的如广告介绍中说的有用呢？

随着人类文明的进步，人类开始建造厕所，不再随地大小便。进入现代社会，人类如厕方式则产生了天翻地覆的变化，智能马桶盖的发明和使用正是如厕方式登峰造极的呈现，而智能马桶盖拥有许多特别功能:座圈加热,人们坐在马桶圈上不再感觉冰凉;温水冲洗,让人们无须再使用手纸擦拭;暖风烘干,更让水洗后的臀部干爽洁净。而按摩通便、自动除臭、遥控等功能,更是让如厕者感到无比舒适。

其中,智能马桶盖最主要的水洗功能是保持肛周清洁卫生。人们传统如厕时,不管是使用较为粗糙的手纸,还是柔软的手纸,都容易将肛周皮肤或者痔擦破,导致出血事件;而手纸擦拭又往往不容易擦拭干净,肛门或痔褶皱残留的粪便往往携带细菌,会反复刺激肛门,导致痔病反复发作,而要避免这些,水洗臀部后暖风烘干,无疑是最佳方式之一。另外,智能马桶盖喷出的温暖水流还可以刺激按摩肛门外括约肌,加快其血液循环,帮助解除疲劳,并使其功能得到恢复和加强,让排便更轻松。

但是,万事万物皆有正反两面。智能马桶确实是人类进步的一个体现,但是我们不建议过分地使用它,尤其是有很多智能马桶为了促排便,其水流的压力是很大的,那么对于已经患有肛周湿疹的或是肛门瘙痒的患者,过分清洗尤其是强大水流的清洗很容易造成皮肤的伤害,可能进而加重湿疹的发生,甚至是皮肤皲裂的发生。所以适量使用智能马桶能够帮助我们更好地便后清洁肛门,刺激按摩肛门外括约肌,但是过度使用可能会适得其反。

# 第二节　痔病的术后保健

## 一、痔手术后尚不能高枕无忧

首先要明确两点:一是痔病是无法根治的,二是肛门部有很多不适症状并非痔病引起。好多人有认识误区,认为肛门的不适都是痔病引起的,追求将痔病根治,以为做了痔手术,肛门的所有问题都能解决了。然而事实上有些肛门不适,如疼痛瘙痒等,常常是痔病以外的疾病引起的,这些疾病不会因为做过痔手术而不再发生。

痔手术的最好结果就是把肛门还原到原始状态,可以认为类似初生婴儿的肛门,所以手术并不是结局,而是新的开始。做过手术的肛门还是正常的器官,还在工作,还有神经肌肉、皮肤黏膜、肛门腺体等,这些组织在保证肛门功能的正常运行。所以如果不注意保养爱护,包括痔在内的肛门疾病还是会发生。

保护肛门,像爱护自己的脸部皮肤一样爱护它,出现不适症状要早就诊、早治疗,手术后要反省过去的问题,认真保护肛门,这才是"根治"痔病的唯一方法。

## 二、正确理解和看待痔手术后复发的现象

要根治痔病是大家的良好愿望,但是同时也是个误区。实际上,痔病是无法根治的,由于肛管周围的静脉没有静脉瓣,肛门位置较低,受重力作用和地心引力的影响,血液容易滞

留局部。在饮食刺激、外界感染等情况下极易诱发痔病,因此痔病的复发是很正常的,关键在于平时要注意以预防为主。所以说痔手术后复发概率主要取决于个人生活习惯。

在痔病的治疗过程中,不管是以药物为主的保守治疗还是手术治疗,只要能消除痔病的症状,就已经达到临床治愈的目的,不要过分去追求根治。虽然手术治疗是目前比较彻底的治疗方法,但术后也有复发和再生的可能,因此,目前任何痔手术也不能达到真正根治的目的。

"是病三分治,七分养",就是说预防疾病要从日常生活做起,发病时要及时用药,以免病情发展加重,见效后要再坚持用药一段时间,可防止复发或延长复发间隔的时间。平时饮食起居多注意,保持大便通畅,少食辛辣刺激性食物,保持局部清洁,预防感染,做到了这些,痔病也差不多"根治"了。因此,养成良好的生活习惯、提高防治的认识、注意自身的保养是可以提高疗效,延缓或防止复发的。

## 三、痔手术后防复发的关键

治疗便秘和改善不良的排便习惯是痔手术后防复发的关键。因此了解了痔的病因,如果便秘没有改善,即使手术切除痔也会很快复发,反之如果妥善治疗便秘,保持正常的排便习惯,痔病就不容易反复发作。

排便时间长是痔病最主要的诱发,而便秘和不良排便习惯正是排便时间长的原因。便秘是肠道功能失常的表现,根据流行病学调查,便秘患者中肛肠病发病率高达74.5%。便秘患者排便时间过长、排便过度用力,常会导致盆底肌肉放松,肛垫组织失去支撑而发生下垂,导致肛门括约肌松弛、直肠黏膜松弛脱出、痔等肛周疾病。很多人喜欢在排便的时候看手机,一看就是十几分钟甚至半小时以上,肛门直肠长时间充血,肛垫发生充血性损害的概率是排便习惯正常的人的数倍,自然容易引起痔。因此平时首先要注意排便时间,一般不超过90 s,最长不超过5 min。便秘也要合理预防和控制,要建立良好的饮食和排便习惯,多喝水,多食蔬菜水果、粗粮杂食等纤维素含量高的食物,纤维素不易被肠道吸收,所以可以增加粪便的体积,促进肠蠕动,有助排便。少食辛辣刺激食物,多喝水,保证肠液分泌。建立良好的排便习惯,尽量固定每日造成排便,利用起床时的生理反射和早餐引起的胃结肠反射,养成习惯。不要经常抑制排便感,一方面可能引起习惯性便秘,另一方面会增加直肠压力。一般便秘患者通过合理调整饮食、养成良好的排便习惯都可以纠正,如果长期便秘且比较顽固,一定要及时到医院就诊,切忌自行服用通便药物和泻药,以免贻误其他隐藏的病情,而且部分通便药长期使用可能导致结肠黑变,所以顽固性便秘须在有经验的专科医师指导下正确治疗。

## 四、痔手术后体育锻炼的规划

合理科学地进行体育锻炼可以促进术后的身体恢复和创面愈合,反之则会影响疗效,甚至出现危险。一般来说,手术的当天应当卧床休息,之后的几日也要减少活动,尤其是结扎术后的7日左右,结扎线多在此时脱落或即将脱落,过多的活动会引起结扎线过早脱落或结扎线的滑脱,从而发生严重的术后大出血,甚至有生命危险。另外,手术创面较大的患者也要注意适当控制各种活动,避免创缘因活动而发生不必要的摩擦,形成水肿,延长愈合的时间。结扎线脱落后可以进行行走等日常活动,创面愈合 1~2 个月内可以参加一些轻度体育活动,如打太极拳、散步,但不宜进行剧烈活动,以免损伤稚嫩的创面新生组织。1~2 个月以后可以参加正常的体育运动,但仍要坚持循序渐进的原则,逐渐增加运动量。总之,保护娇嫩的皮肤和黏膜是术后运动必须顾及的,最好听取手术医生的意见,定期检查后决定,以免影响手术疗效。

### 五、预防痔术后复发的肛门功能锻炼运动方法

通过肛门功能锻炼,可以促进局部的血液循环,减轻痔静脉的瘀血扩张,增强肛门部的抗病能力,促进痔的恢复,阻止疾病的进一步发展,因此对于痔的防治有重要意义。

1. 导引法

左下肢足部踏地,右下肢屈膝,两手抱住右膝关节下方犊鼻至足三里部位,然后双手及双上肢用力使右腿膝部尽量向身躯牵拉,稍停片刻,后进行调换,右下肢足部踏地,左下肢屈膝,连续操作 28 次。

2. 肛门舒缩法

患者自行收缩肛门 5 s,再舒张 5 s,收缩肛门时深吸气,舒张肛门时深呼气,如此连续 5 min,每日 2~3 次。

3. 提肛运动

连续有节奏地做下蹲、站立、下蹲动作,下蹲时呼气,肛门放松;站立时吸气,肛门收缩。每次 30~60 s,每日 2~3 次。

# 附录一 《中医肛肠科常见病诊疗指南》

《中医肛肠科常见病诊疗指南》(ZYYXH/T322~341—2012)由中华中医药学会肛肠分会编纂,中华中医药学会提出并发布,中国中医药出版社出版,2012年7月1日发布,2012年8月1日实施。

## 一、范围

本指南规定了痔的诊断、辨证、治疗。
本指南适用于痔的诊断和治疗。

## 二、术语和定义

下列术语和定义适用于本指南。

痔(hemorrhoids):内痔是由血管静脉丛扩张、纤维支持结构松弛、断裂而形成的肛垫移位及病理性肥大形成的软团块;外痔是由肛周皮下血管扩张、炎性肿胀而隆起的软团块;混合痔则是内痔与外痔相对应部位的融合。痔的形成主要与排便困难、腹泻、低膳食纤维饮食、怀孕、遗传、年龄、解剖学等因素有关。属于中医学"内痔""外痔""内外痔""牡牝痔"范畴。

## 三、诊断

### (一)诊断要点

1. 分类

痔分为内痔、外痔、混合痔。

2. 临床症状

(1)内痔的主要症状是出血和脱出,可并发血栓、嵌顿、绞窄及排便困难。根据内痔的症状,其严重程度分为4度。

Ⅰ度:便时带血、滴血,便后出血可自行停止;无痔脱出。

Ⅱ度:常有便血;排便时有痔脱出,便后可自行还纳。

Ⅲ度:可有便血;排便或久站及咳嗽、劳累、负重时有痔脱出,需用手还纳。

Ⅳ度:可有便血;痔持续脱出或还纳后易脱出。

(2)外痔的主要症状是肛门部有软组织团块,可有肛门不适、潮湿、瘙痒或异物感,如发

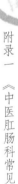

生血栓及炎症,可有疼痛。

（3）混合痔主要表现为内痔和外痔的症状同时存在,严重时表现为环状痔脱出。

3. 体征

（1）肛门视诊:可检查有无内痔脱出,肛门周围有无静脉曲张性外痔、血栓性外痔及皮赘。必要时可行蹲位检查,观察脱出内痔的部位、大小和有无出血,以及痔黏膜有无充血水肿、糜烂和溃疡。

（2）肛管直肠指诊:是重要的检查方法。Ⅰ、Ⅱ度内痔指诊时多无异常;对反复脱出的Ⅲ、Ⅳ度内痔,指诊有时可触及齿状线上的纤维化痔组织。肛管直肠指诊还可以排除肛管直肠肿瘤和其他疾病。

（3）肛门直肠镜:可以明确内痔的部位、大小、数目和内痔表面黏膜有无出血、水肿、糜烂等。

4. 实验室检查

（1）粪便隐血试验:这是排除全消化道肿瘤的常用筛查手段。

（2）全结肠镜检查:以便血就诊者,有消化道肿瘤家族史或本人有息肉病史者,年龄超过 50 岁者,粪便隐血试验阳性及缺铁性贫血的痔患者,建议行全结肠镜检查。

**（二）鉴别诊断**

即使有痔存在,也应该注意与结直肠癌、肛管癌、息肉、直肠黏膜脱垂、肛周脓肿、肛瘘、肛裂、肛乳头肥大、肛门直肠的性传播疾病及炎性肠病等进行鉴别。

## 四、辨证

1. 风伤肠络证
大便滴血、射血或带血,血色鲜红,大便干结,肛门瘙痒,口干咽燥,舌红,苔黄,脉浮数。
2. 湿热下注证
便血色鲜红,量较多,肛门肿物外脱、肿胀、灼热疼痛或有滋水,便干或溏,小便短赤,舌质红,苔黄腻,脉浮数。
3. 气滞血瘀证
肿物脱出肛外、水肿,内有血栓形成,或有嵌顿,表面紫暗、糜烂、渗液,疼痛剧烈,触痛明显,肛管紧缩,大便秘结,小便不利,舌质紫暗或有瘀斑,脉弦或涩。
4. 脾虚气陷证
肿物脱出肛外,不易复位,肛门坠胀,排便乏力,便血色淡,面色少华,头晕神疲,食少乏力,少气懒言,舌淡胖,苔薄白,脉细弱。

## 五、治疗

**（一）治疗原则**

无症状的痔无须治疗,痔的治疗目的重在消除、减轻其症状。解除痔的症状较改变痔体

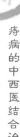

的大小更有意义,应视为治疗效果的评价指标之一。

## (二)分证论治

1. 风伤肠络证

治法:祛风凉血。

主方:凉血地黄汤(《脾胃论》)加减。

常用药物:地黄、当归、地榆、槐角、黄连、天花粉、升麻、黄芪、枳壳、荆芥、侧柏炭、生甘草。

2. 湿热下注证

治法:清热利湿。

主方:槐花散(《普济本事方》)加减。

常用药物:侧柏炭、槐花炭、地榆炭、当归、荆芥炭、地黄、槐角、甘草。

3. 气滞血瘀证。

主方:活血散瘀汤(《外科正宗》)加减。

常用药物:桃仁、当归、赤芍、大黄、牡丹皮、川芎、枳壳、瓜蒌、槐角、地榆、槟榔。

4. 脾虚气陷证弱。

治法:益气升提。

主方:补中益气汤(《脾胃论》)加减。

常用药物:黄芪、党参、白术、当归、陈皮、柴胡、升麻、炙甘草、赤石脂、槐角、地榆。

## (三)中成药

(1)马应龙麝香痔疮膏:适用于痔肿痛。

(2)地榆槐角丸:适用于痔出血及肿痛。

## (四)中药外治

中药外治包括栓剂、乳膏、洗剂。中药煎水坐浴可消肿止痛、燥湿止痒。常用中药有五倍子、芒硝、冰片、明矾、大黄、黄连、黄芩、黄柏、苦参、三七、珍珠、荆芥、无花果叶等。

## (五)西药治疗

1. 局部药物治疗

含有角菜酸黏膜修复保护和润滑成分的栓剂、乳膏对痔具有较好的治疗作用。含有类固醇衍生物的药物可在急性期缓解症状,但不应长期和预防性使用。

2. 全身药物治疗

常用药物为静脉增强剂,如微粒化纯化的黄酮成分、草木樨流浸液片、银杏叶萃取物等,可减轻内痔急性期症状,但数种静脉增强剂合用无明显优越性;抗炎镇痛药能有效缓解内痔或血栓性外痔所导致的疼痛。

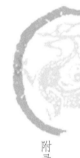

### （六）手术治疗

1. 适应证

Ⅱ度内痔伴出血严重者,或内痔已发展至Ⅲ度或Ⅳ度,或急性嵌顿性痔、坏死性痔、混合痔,以及症状和体征显著的外痔。

2. 手术方式

（1）注射疗法:黏膜下层硬化剂注射是常用治疗内痔的有效方法,主要适用于Ⅰ、Ⅱ度内痔,近期疗效显著。并发症有疼痛、肛门部烧灼感、组织坏死溃疡或肛门狭窄、痔血栓形成、黏膜下脓肿与硬结。外痔及妊娠期禁用。

（2）结扎疗法:用丝线或药制丝线、纸裹药线缠扎在痔核根部,使痔核坏死、脱落,创面经修复而愈。

（3）器械治疗

1）胶圈套扎疗法:适用于各度内痔和混合痔的内痔部分,尤其是Ⅱ、Ⅲ度内痔。套扎部位在齿状线上区域,并发症有直肠不适和坠胀感、疼痛、胶圈滑脱、迟发性出血、肛门皮肤水肿、血栓性外痔、溃疡形成、盆腔感染等。

2）物理治疗:包括激光治疗、冷冻疗法、直流电疗法和ECTCI、微波热凝疗法、红外线凝固治疗等。主要适应证为Ⅰ～Ⅲ度内痔。主要并发症有出血、水肿、创面愈合延迟及感染等。

（4）痔切除术:原则上应将痔核完全或部分切除,常用式式方式包括外剥内扎创面开放式（Milligan-Morgan）手术、创面半开放式（Parks）手术、创面闭合式（Ferguson）手术、外剥内扎加硬化剂注射术。术中应注意合理保留皮肤桥、黏膜桥,其对缩短创面愈合时间有重要作用。

（5）痔上黏膜环切钉合术:用吻合器经肛门环形切除部分直肠黏膜和黏膜下组织。适用于环状脱垂的Ⅲ度或Ⅳ度内痔和反复出血的Ⅱ度内痔。术后应注意防治出血、肛门坠胀、狭窄、感染等并发症。

（6）多普勒引导下痔动脉结扎术:利用多普勒专用探头,于齿状线上方2～3 cm探测到痔上方的动脉,直接进行结扎,阻断痔的血供,以达到缓解症状的目的。适用于Ⅱ～Ⅳ度内痔。

（7）其他手术:对于Ⅰ、Ⅱ度出血性内痔伴内括约肌处于高张力状态的患者,可采用针对肛门内括约肌的手术方式,包括手法或借助球囊装置进行扩肛和内括约肌后位或侧位切开术。并发症主要有肛管黏膜撕裂、黏膜脱垂、肛门失禁等。

3. 术后并发症的防治

（1）出血:各种痔手术都有发生出血的可能,部分患者手术后可有迟发性出血。应注意术中严密止血和术后观察,必要时需手术止血。

（2）尿潴留:术前排空膀胱,控制输液量和输液速度,选择合适的麻醉方式,可预防尿潴留的发生。如果发生尿潴留,可采用针刺关元、三阴交、至阴穴,还可用耳压、中药内服的方法治疗,必要时可导尿。

（3）疼痛:采用局部黏膜保护剂和镇痛药可减轻痔术后疼痛。中药熏洗可活血消肿止痛,还可采用针刺龈交、二白、白环俞或肛周电刺激治疗。

（4）肛缘水肿：采用坐浴、药物外敷，必要时可手术处理。

（5）肛门狭窄：由于痔术后有肛门狭窄可能，手术时应注意保留肛管皮肤。治疗措施包括扩肛和肛管成形术。

（6）肛门失禁：过度扩肛、肛管括约肌损伤、内括约肌切开等治疗易发生肛门失禁。患者原有肛管功能不良、肠易激综合征、产科创伤、神经疾病等可增加肛门失禁发生的危险。

（7）其他并发症：手术创面延迟愈合、直肠黏膜外翻、肛周皮赘、感染等并发症，需注意防治。

# 附录二　《中国痔病诊疗指南(2020)》

## 中国中西医结合学会大肠肛门病专业委员会

痔是临床上最常见的肛肠疾病之一,美国的流行病学调查结果显示,痔的患病率介于 4%~55%,每年就诊人数接近 400 万,45~65 岁人群患痔的风险最高。我国中医肛肠学会于 1975~1997 年组织的疾病普查结果显示,国内肛肠疾病总的发病率为 59.1%(33 837/ 57 297),其中痔的发病率最高(51.56%),占所有肛肠疾病的 87.25%,当中内痔发病率最高 (52.23%),其次为混合痔(21.05%)和外痔(14.04%)。一项于 2013~2014 年开展的对我 国大陆地区 31 个省(自治区、直辖市)城市居民常见肛肠疾病流行病学调查结果显示,报告 患有肛肠疾病的成年人占总调查人群的 51.14%(21 885/42 792),其中痔的发病率最高 (50.28%)。近期一项对上海市奉贤区 5 个农村社区 18~80 岁居民的流行病学调查结果显 示,痔在被调查人群中的总患病率为 40.27%(2 416/6 000),其中混合痔和外痔的患病率显 著高于内痔,中医辨证为湿热下注证和脾虚气陷证者在痔中医临床证型中占大多数 (80.63%)。分析不同年龄阶段痔的患病率后发现,痔的患病率随着年龄的增加而升高,其 中 35~59 岁年龄段患病率最高。目前关于性别与痔发生率的关系尚无定论,不同研究报道 的结果存在差异,还需更大样本量的数据证实。

一般认为,肛垫和支撑组织的减弱及内括约肌的痉挛是痔的主要病因,而不健康的生活 方式(如饮酒、辛辣饮食、久站久行)及错误的排粪习惯会增加患痔的风险。痔患者常表现为 出血、肿胀、脱出、疼痛、瘙痒和肛门不适等,这些症状严重影响患者的生活质量,此外,反复 出血可导致继发性贫血,痔有时会引起大出血,需要紧急住院和输血治疗。

我国于 2006 年由中华医学会外科学分会结直肠肛门外科学组、中华中医药学会肛肠病 专业委员会、中国中西医结合学会大肠肛门病专业委员会共同撰写发布了《痔临床诊治指南 (2006 版)》,该指南对指导痔的临床诊疗具有重要意义,但该版指南缺乏指南形成方法,所 有专家意见均未进行证据评级和推荐强度分级,且该指南从发表至今已近 15 年,随着指南 方法学的提出和完善,以及痔诊疗技术的发展,中国痔诊疗指南的更新迫在眉睫。因此,中 国中西医结合学会大肠肛门病专业委员会组织了 24 位国内普外科、肛肠科、中医科等领域 专家,基于循证医学证据、国内外近期发布的痔诊疗指南和研究数据进行反复讨论,最终形 成了适合当前中国国情的痔诊断与治疗方案,即《中国痔病诊疗指南(2020)》,以期为临床 医师制订痔诊断和治疗方案提供指导。

本指南中痔的诊疗流程见图 1。本指南推荐意见的评定遵照循证证据优先、高质量证据 优先、证据发表时间优先和国内指南优先的原则,每一则推荐内容参照 JBI 证据预分级系统 (2014 版)进行证据分级,将证据等级划分为 Level 1~5,同时根据证据 FAME 结构(即证据的有效性、可行性、适宜性和临床意义),由专家团队共同商议给出推荐强度分级:A 级推荐(强推荐),B 级推荐(弱推荐)。

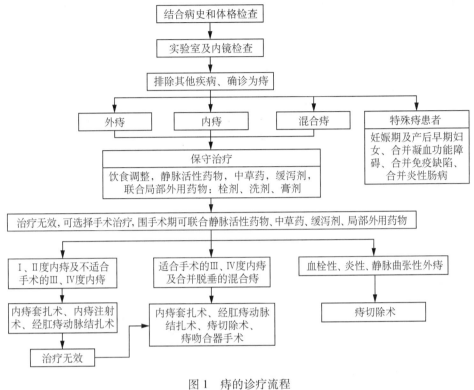

图 1 痔的诊疗流程

# 一、痔的分类与临床表现

根据发病部位的不同,可将痔分为内痔、外痔和混合痔。

## (一) 内痔

推荐意见:建议采用 Goligher 分类法对内痔进行分度(5B)。

内痔是肛门齿状线以上,直肠末端黏膜下的痔内静脉丛扩大曲张和充血而形成的柔软静脉团。内痔的主要临床表现是出血、脱出、肛周潮湿、瘙痒,可并发血栓、嵌顿、绞窄及排粪困难。目前国内外最为常用的一种内痔分类方法是 Goligher 分类法,该方法根据痔的脱垂程度将内痔分为 4 度(表1),临床上一般根据不同分度来选择相应的治疗方案。近期有研究报道了一些新的分类方法,如 PATE2006、SPHC 等,这些分类方法较复杂,因此在临床上应用较少。

表 1 内痔分度

| 分度 | 症 状 |
| --- | --- |
| I | 排粪时带血;滴血或喷射状出血,排粪后出血可自行停止;无痔脱出 |
| II | 常有便血;排粪时有痔脱出,排粪后可自行还纳 |

| 分度 | 症 状 |
| --- | --- |
| Ⅲ | 偶有便血;排粪或久站、咳嗽、劳累、负重时有痔脱出,需用手还纳 |
| Ⅳ | 偶有便血;痔持续脱出或还纳后易脱出,偶伴有感染、水肿、糜烂、坏死和剧烈疼痛 |

### （二）外痔

外痔是发生于齿状线以下,由痔外静脉丛扩张或痔外静脉丛破裂或反复发炎、血流瘀滞、血栓形成或组织增生而成的疾病。外痔表面被皮肤覆盖,不易出血,主要临床表现为肛门部软组织团块,有肛门不适、潮湿瘙痒或异物感,如发生血栓及炎症时可有疼痛。根据组织的病理特点,外痔可分为结缔组织性外痔、血栓性外痔、静脉曲张性外痔和炎性外痔 4 类。

### （三）混合痔

混合痔是内痔和相应部位的外痔血管丛跨齿状线相互融合成一个整体,主要临床表现为内痔和外痔的症状同时存在,严重时表现为环状痔脱出。

## 二、痔的诊断

推荐意见:临床医师应有针对性地询问就诊者的病史信息,并行体格检查(5A);如果患者有直肠出血或其他结直肠癌高危风险(表 2),应行进一步检查(粪便隐血试验或/和结肠镜检查)(1A);可考虑根据临床症状进行中医药辨证施治(5B)。

**表 2　结肠镜检查指征**

符合以下情况的任何 1 项或多项,需行结肠镜检查

1. 年龄>50 岁(近 10 年内未接受过结肠检查)
2. 有消化道症状,如便血、黏液便及腹痛
3. 不明原因贫血或体重下降
4. 曾有结直肠癌病史或结直肠癌癌前疾病,如结直肠腺瘤、溃疡性结肠炎、克罗恩病、血吸虫病等
5. 直系亲属有结直肠癌或结直肠息肉
6. 有盆腔放疗史
7. 粪便隐血试验结果为阳性

### （一）病史

全面了解病史特点是明确诊断、制订正确治疗方案、把握手术时机和排除手术禁忌证的重要措施。在体格检查前,应有针对性地询问以下信息。①病情:主诉症状如脱出、便血或疼痛等诱发因素和发病特点;②饮食和生活习惯:包括水和纤维素的摄入情况、卫生问题、排粪的频率和粪便性状、是否有久坐久蹲等不良生活习惯;③既往病史:包括患者的个人病史和肠道肿瘤家族史,对于直肠出血患者,应重点排查结直肠情况;④用药史:重点了解患者当前服药情况尤其是抗凝药、降压药和降糖药;⑤如果患者为女性,应询问孕产史和月经情况。

痔病的中西医结合治疗

## （二）临床体征

就诊患者应按次序先视诊,再直肠指诊和肛门镜检查,为了准确诊断痔的形态和分布特点并排除其他肛门病变,条件许可时,应对整个肛管和直肠进行可视化检查(如肛门镜检查)。

视诊主要观察静息状态下肛外皮肤是否有红肿、瘘口、湿疹等,有无外痔突起或内痔外翻及肛管形态异常。

所有就诊患者应常规行直肠指诊,肛门狭窄或是剧烈疼痛者除外。检查体位首选左侧卧位,以脱出为主诉者应同时取蹲位并模拟排粪动作,医师应观察脱出物形态和组织特点,并以图片记录。直肠指诊前应与患者进行必要沟通和提示,辅以油性物充分润滑手套,动作轻柔,用指腹轻柔按压再徐徐进指,判断肛管是否狭窄、肛门括约肌紧张度、肛管表面是否光滑,然后沿解剖学走行检查直肠中下段黏膜表面是否光滑、是否触及肿物或粪块,并通过静息、力排、提肛判断肛直角变化和肛门括约肌的协调性。退指动作亦要慢,同时观察指套是否沾染黏液脓血等分泌物。

肛门镜检查前,嘱患者张口呼吸用以配合检查,镜下应观察齿状线上下痔核形态和组织特点,同时判断是否合并有溃疡、裂损、肛乳头肥大、出血点和肠腔内积存的异常分泌物等。

## （三）辅助检查

辅助检查的目的是明确痔诊断,排除是否合并其他严重消化道疾病,如炎性肠病和结直肠肿瘤等,同时了解全身基础情况以排除手术禁忌证。

(1) 粪便隐血试验:作为最简便廉价的筛查手段,推荐常规应用,在知情同意下可推荐行粪便基因检测,该方法是一种无须肠道准备的新型肠癌检测技术,具有无创、方便和精准的优势,已经被纳入国际结直肠癌筛查指南。

(2) 结肠镜检查指征:见表2。

## （四）中医辨证

根据全国高等中医药院校规划教材(第十版)、全国中医药行业高等教育"十三五"规划教材《中医外科学》,痔中医辨证分为以下四型。

(1) 风伤肠络证

证候:粪便带血、滴血或喷射状出血,血色鲜红,或有肛门瘙痒;舌质红,苔薄白或薄黄,脉浮数。

治法:清热凉血祛风。

方药:凉血地黄汤加减。

(2) 湿热下注证

证候:便血色鲜红,量较多,肛内肿物外脱,可自行还纳,肛门灼热;舌质红,苔黄腻,脉弦数。

治法:清热利湿止血。

方药:脏连丸加减。

（3）气滞血瘀证

证候:肛内肿物脱出,甚或嵌顿,肛管紧缩,坠胀疼痛,甚则肛缘水肿、血栓形成,触痛明显;舌质红或暗红,苔白或黄,脉弦细涩。

治法:清热利湿,祛风活血。

方药:止痛如神汤加减。

（4）脾虚气陷证

证候:肛门松弛,痔核脱出须手法复位,便血色鲜红或淡;面白少华,神疲乏力,少气懒言,纳少便溏;舌质淡,边有齿印,苔薄白,脉弱。

治法:补中益气。

方药:补中益气汤加减,贫血较甚时合四物汤。

## 三、痔的保守治疗

推荐意见:膳食纤维和纤维素类缓泻剂可改善痔症状和减少出血,应鼓励痔患者摄入足够的膳食纤维(1A);MPFF(纯化微粒化黄酮成分,又名柑橘黄酮片)可有效缓解痔患者的出血、疼痛、瘙痒和里急后重等症状,并减少症状复发,MPFF可作为首选的静脉活性药物用于治疗Ⅰ~Ⅳ度内痔患者(1A);可将MPFF作为器械疗法和手术疗法的辅助药物(1A);建议使用非甾体抗炎药或MPFF及含硫酸铝成分外用药物用于辅助痔患者改善术后症状(1A)。

### （一）饮食疗法

调整饮食结构,包括摄入足量的液体和膳食纤维,以及形成良好的排粪习惯,对预防痔和痔的非手术治疗有重要意义。一项横断面研究的结果显示,摄入充足的谷物纤维与降低患痔风险有关。荟萃分析的结果也显示,纤维组患者中,症状未改善或持续的风险相比非纤维组降低了47%,出血风险降低了50%,且在6周和3个月后的随访中也显示出一致的结果,这表明摄入膳食纤维可持续改善痔患者的出血症状,但摄入纤维对改善痔患者脱垂、疼痛和瘙痒症状的效果不明显。目前尚无研究证实水分摄入和痔的关系,但多数指南和共识均推荐摄入足够的水分来改善痔的症状。此外,便秘和异常的排粪习惯,如紧张、久坐、频繁排粪会增加患痔的风险,医师应告知患者保持正确的排粪习惯,如避免紧张、限制排粪时间。

### （二）坐浴

坐浴是治疗痔的传统方法,常被临床医师所推荐,但目前缺乏随机对照试验(RCT)来证实温水坐浴在治疗痔病相关症状中的作用,也无研究去证明最佳的坐浴温度、时间和坐浴方式,坐浴还可能引起疱疹传播、母婴链球菌暴发和皮肤灼伤等并发症。

一项RCT比较了温水喷雾和温水坐浴两种方法对痔切除术后患者疼痛等指标的改善作用。结果显示,两组之间的术后疼痛、烧灼或瘙痒感、卫生状况和伤口愈合情况比较,差异均无统计学意义,但温水喷雾法的便利性和总体满意度更高($P<0.05$)。另一项研究对比温水坐浴和软膏局部外用两种保守治疗方案应用于妊娠期痔患者的治疗效果,两种方案包括每日早餐后给予一次针对便秘的支持治疗(在排粪前20 min使用2 g甘油栓剂作为润滑剂,

并在早餐后服用一次混合在 240 mL 冷水中的纤维制剂），结果显示每日进行 3 次温盐水坐浴（20 g 商用盐溶解在 40~50℃ 温水中，坐浴 10 min）的治愈率为 100%（284/284），显著高于局部软膏外用的 84.8%（179/211）（$P<0.05$）。

传统中医熏洗坐浴基本方：苦参五倍子汤加减（苦参、黄柏、马齿苋、五倍子、芒硝、花椒、石榴皮）有消炎、消肿、镇痛功效，适用于治疗痔急性炎性水肿疼痛患者，治疗有效率为 88%（211/240）。

### （三）磁疗

近年来，磁疗也被临床医师推荐用于缓解痔急性发作期症状或痔术后水肿、疼痛等症状的治疗，其原理是磁疗棒在肛管内产生的横向、竖向磁场能改善血液微循环障碍，纠正组织缺血、缺氧，促进渗出物吸收，消除炎症。但目前仍缺乏 RCT 证实磁疗在治疗痔相关症状中的作用。

### （四）药物疗法

#### 1. 缓泻剂

一项纳入 7 个 RCT 共 387 例痔患者的系统评价对缓泻剂的使用效果进行了评估，其中用到的缓泻剂主要包括以下四种类型。①口服纤维类缓泻剂：高纤维饮食或膨化剂，如小麦纤维素颗粒、卵叶车前子、车前草；②刺激性缓泻剂：番泻叶和比沙可得；③粪便软化剂：如液状石蜡、种子油；④渗透剂：如乳果糖、氢氧化镁、山梨醇和乳酸。结果显示，口服纤维类缓泻剂对痔患者具有良好的治疗作用，可缓解痔症状，减少出血，使用口服纤维类缓泻剂后，患者症状未改善和持续的风险降低了 53%。

#### 2. 静脉活性药物

静脉活性药物是一类由植物提取物或合成化合物组成的异质类药物，可用于治疗急性和慢性痔，其确切的作用机制尚不清楚，但已证明可改善静脉张力，稳定毛细血管通透性和增加淋巴引流。这类药物通常耐受性良好，有少量轻微的不良反应，如头痛、胃肠症状或刺痛感。

纯化微粒化黄酮成分（micronized purified flavonoid fraction，MPFF），又名柑橘黄酮片，提取自天然柑橘，是地奥司明（90%）和其他活性黄酮类化合物（10%）的微粒化混合物，作为最具代表性的一种静脉活性药物，MPFF 对痔症状和体征的显著改善作用已在大量的临床研究中得到证实。

大型多中心、非干预性研究的结果显示，基于 MPFF 的保守治疗方案可改善大多数痔患者（76.3%，1 489/1 952）的症状，对Ⅰ度（$n=452$，91.5%）和Ⅱ度（$n=736$，82.7%）内痔患者最有效。多项临床研究，包括一项 RCT 的结果显示，MPFF 可快速有效地缓解急性痔患者的所有症状和体征，且具有较好的长期疗效。荟萃分析的研究结果也表明，MPFF 可改善痔患者的主要症状，包括出血、疼痛、瘙痒、肛门排出/渗漏和里急后重，且 MPFF 可使痔复发风险降低 47%。

一项 RCT 比较了 MPFF 与非微粒化地奥司明对痔患者的治疗效果，结果显示在接受治疗 2 个月后，两组患者的症状（闷胀、里急后重、疼痛、瘙痒和分泌物）和体征（水肿、发红和出血）评分均显著降低，但 MPFF 组患者急性发作的频率和持续时间相比非微粒化地奥司明组明显减少，疼痛评分也显著降低。双盲交叉研究的结果发现 MPFF 的吸收率优于非微粒化地奥司明(58% vs. 33%),这从药代动力学方面解释了微粒化制剂相比非微粒化制剂具有更好的临床疗效。

此外,MPFF 联合器械疗法和手术疗法的有效性也被多个研究所证实。一项前瞻性 RCT 比较了口服 MPFF 联合红外线光凝术(infrared photocoagulation,IRP)和单独使用两种治疗方法对Ⅰ~Ⅲ度急性内痔患者的止血效果,结果发现,MPFF 与 IRP 的止血效果相当,与单独使用这两种治疗方法相比,MPFF 联合 IRP 可显著改善Ⅰ、Ⅱ度急性内痔患者的出血情况。与单用胶圈套扎法(rubber band ligation,RBL)相比,MPFF 与 RBL 联用显著减轻了痔患者治疗后第一个月的出血程度和第一周的瘙痒症状。与单用纤维补充剂或纤维补充剂联合 RBL 相比,纤维补充剂联合 MPFF 能最快缓解痔患者的出血症状。一项观察性 RCT 发现,MPFF 可有效缓解外剥内扎创面开放式痔切除(Milligan-Morgan)术后的疼痛、闷胀、出血和瘙痒症状,缩短住院时间和改善直肠镜下外观。另一项 RCT 发现,与常规使用抗生素和抗炎药物治疗相比,MPFF 联合抗生素和抗炎药可减少 Milligan-Morgan 术后出血、疼痛、里急后重和瘙痒症状。

由此可见,MPFF 吸收率高、起效快,可有效缓解痔症状和体征、降低复发风险和有辅助术后恢复的作用,因此,本指南推荐 MPFF 作为主要药物用于治疗Ⅰ~Ⅳ度内痔患者。

此外,有研究报道其他静脉活性药物,如羟苯磺酸钙、O-(β-羟乙基)-芸香苷和碧萝芷(一种法国沿海松树皮的提取物)等也可缓解痔的急性症状,如疼痛和出血。近期一项 RCT 对 MPFF 和羟苯磺酸钙这两种静脉活性药物比较后发现,MPFF 改善Ⅰ、Ⅱ度内痔症状的效果优于羟苯磺酸钙。另外,七叶皂苷药物、草木樨流浸液片、非微粒化地奥司明等静脉活性药物也可改善痔手术后的疼痛等症状。

3. 镇痛药

非甾体抗炎药是常用的镇痛药之一,临床上一般将其用于痔患者的术后镇痛。该类药物主要通过抑制前列腺素介导的化学或机械感受器增敏,从而起到镇痛作用,其特点是起效快、无麻醉性、不产生药物依赖,但可能引起严重胃肠道、肾脏及心血管不良事件。国内一项观察性研究将 60 例行吻合器痔切除术(stapled hemorrhoidectomy,SH)的患者随机分为观察组和对照组,观察组在手术结束前 10 min 注射双氯芬酸钠盐酸利多卡因,对照组给予常规处理,结果显示,使用非甾体制剂注射液可显著降低术后疼痛相关评分(视觉模拟评分和布氏评分法)和减少镇痛药的使用率($P<0.05$),且未增加恶心和呕吐的发生率。

4. 传统中药

一项收录 9 个试验的 Cochrane 综述将传统中药分为两类,即专利草药和人工合成化合物。常用的药材:地榆(Sanguisorbae Radix)、地黄(Rehmanniae Radix)、槐角(Sophorae Fructus)、当归(Angelicae Sinensis Radix)、黄芩(Scutellariae Radix)、侧柏叶(Platycladi Cacumen)。该综述指出,这些中药被报道可减轻痔的部分症状,对症状性痔的治疗是有效的。

5. 局部外用药物

局部外用药物包括栓剂、软膏和洗剂。软膏常用于齿状线以下的病灶,而栓剂则用于齿状线以上的病灶。痔局部外用药物常含有麻醉镇痛成分,如丁卡因及利多卡因;或含激素类成分,如可的松。此类含麻醉镇痛成分或激素的局部外用药物虽然可暂时缓解痔患者的疼痛、肿胀和出血,但缺乏高级别证据支持,且长期使用效果不明显,并可能引起局部反应或致敏。一项案例报告报道了 3 例患者在使用局部外用药膏后出现过敏反应,其中 1 例患者在使用含有丁卡因和和螺可吉宁的药膏后出现肛门和肛周瘙痒、肛周皮肤水肿性病变;1 例患者在使用含丁卡因和爱斯基摩的抗痔软膏后肛门和肛周区域出现瘙痒性红斑渗出性病变;还有 1 例患者在使用含利多卡因、新霉素、氟新诺酮的抗痔软膏后出现肛门和肛周湿疹。另一项案例报告也报道了使用含酰胺和酯类局部麻醉剂的抗痔药膏后,出现过敏性接触性皮炎。因此,建议患者不要长期使用这些药物。

多项 RCT 的结果表明,含硫酸铝成分的外用药物可通过为创口提供保护屏障来改善伤口愈合,从而减轻痔器械治疗或手术后的急性疼痛,加速伤口恢复,并且能减少镇痛药的使用。此类硫酸铝成分外用药一般使用周期为 4 周。

## 四、器械治疗

推荐意见:保守治疗无效的Ⅰ~Ⅲ度内痔患者和不愿意接受手术治疗或存在手术禁忌证的Ⅳ度内痔患者,建议采用胶圈套扎法(1A),也可考虑硬化剂注射疗法(1B),如消痔灵注射液、芍倍注射液、葡萄糖溶液、氯化钠溶液等。

### (一)胶圈套扎法(RBL)

RBL 是应用橡胶圈对内痔进行弹性结扎的一种方法,其原理是通过器械将小型胶圈套扎在内痔的基底部,通常位于齿状线上方的不敏感区域,利用胶圈持续的弹性束扎力来阻断内痔的血液供给,造成组织缺血坏死、粘连和残存黏膜的脱落,坏死的组织通常会在术后 7~10 日内脱落。荟萃分析的结果显示,RBL 对Ⅰ~Ⅲ度内痔患者的治疗效果均优于硬化剂注射疗法,但两种治疗方法的并发症发生率比较差异无统计学意义;与硬化剂注射疗法和红外线疗法相比,接受 RBL 治疗的患者需要进一步治疗的可能性更低,但 RBL 治疗后更容易出现疼痛。

近期的一项成本效益分析发现,相比手术疗法[包括痔切除术、吻合器痔切除术(SH)和经肛痔动脉结扎术(transanal hemorrhoid dearterialization, THD)],RBL 的成本更低,患者的生活质量更高;行 RBL 的患者中,仅有 6% 需要手术治疗,大部分患者通过进一步的套扎手术获得治愈,且重复套扎仍具有成本效益。

系统评价比较了 RBL 和痔切除术的治疗效果,结果显示,对于Ⅱ度内痔患者,两者的治疗效果相似,但 RBL 没有发现副作用。一项 RCT 对比了 RBL 与 SH 对Ⅲ度和轻度Ⅳ度内痔患者的治疗效果,发现两者在改善痔脱垂方面效果类似,但 RBL 术后复发性出血的发生率更高,而 SH 的疼痛风险和手术相关并发症的发生率显著高于 RBL,两者在尿失禁评分、患者满意度和生活质量方面比较差异无统计学意义。一项多中心、开放标签的 RCT 比较了 RBL 和 THD 对Ⅱ、Ⅲ度内痔患者的治疗效果。结果发现,THD 术后的复发率低于单次 RBL,这是由于 RBL 需要重复包扎;但相比 RBL,THD 术后 1 日和 7 日的疼痛评分更高。

基于以上研究结果可知,相比其他器械疗法,RBL 治疗后复发的风险更低,但更容易出现疼痛;相比手术疗法,RBL 的成本效益更高,并发症更少,但复发率较高。因此,对于保守治疗无效的Ⅰ~Ⅲ度内痔患者和不愿意接受手术治疗或存在手术禁忌证的Ⅳ度内痔患者,建议临床医师首先考虑 RBL。但需要注意的是,应告知患者 RBL 治疗后都会有不同程度的复发,可能需要重复治疗,并且术后可能会出现肛门坠胀、疼痛、出血、血栓性外痔和菌血症等并发症,极少数情况下,存在致死性感染风险。以下情况禁止施行 RBL:①凝血功能障碍或正在使用抗凝药物;②血栓性外痔;③严重免疫功能缺陷;④直肠及肛管有严重感染或炎性病变,如肛门直肠败血症、肛瘘、脓肿和瘘管、结肠炎、结直肠肿瘤;⑤有盆腔放疗史;⑥近3个月内有行硬化剂注射治疗史;⑦妊娠期妇女;⑧糖尿病患者。

### (二) 注射疗法

注射疗法的基本原理是通过将药物注射到痔组织内及周围组织中,从而诱发痔血管闭塞、组织纤维化而使痔组织萎缩、出血停止等,其作用机制根据注射药物的不同而有所区别。常用的注射药物有消痔灵注射液、芍倍注射液、15%氯化钠溶液、50%葡萄糖溶液、5%苯酚杏仁油和95%乙醇等。每种药物的治疗成功率和并发症发生率不同,其中95%乙醇和5%苯酚杏仁油的治愈率高但并发症多,15%氯化钠溶液和50%葡萄糖注射液的并发症少但治愈率低,芍倍注射液和消痔灵注射液的治疗效果好且并发症少,但对注射技术的要求较高。

采用15%氯化钠溶液的注射疗法由于操作简单且并发症少而多用于治疗儿童的脱垂症状。一项纳入80例Ⅰ~Ⅲ度内痔患者的RCT对5%苯酚杏仁油和50%葡萄糖溶液两种注射溶液的治疗效果进行比较后发现,两组患者的围手术期疼痛程度、患者满意度和接受度、出血和脱垂症状的改善率比较差异均无统计学意义,但使用5%苯酚杏仁油注射液治疗的患者中,有3例患者发生肛门黏膜溃疡。一项案例报告报道了一名2岁患儿在使用苯酚作为硬化剂用于治疗直肠脱垂后死亡。一项纳入135例Ⅲ度内痔患者的回顾性研究对5%苯酚杏仁油和硫酸铝钾联合单宁酸两种注射疗法的有效性进行了比较。结果显示,使用两种药物1年后的治愈率分别为20%和75%($P<0.01$),该研究认为,对于Ⅲ度内痔患者,硫酸铝钾联合单宁酸相比5%苯酚杏仁油的效果更好。另一项纳入150例Ⅰ、Ⅱ度内痔患者的RCT对3%聚多卡醇和5%苯酚两种注射硬化剂进行比较后发现,前者具有更好的安全性和有效性。综上所述,不推荐使用苯酚类药物作为硬化剂用于痔的治疗。

一项观察性研究发现,芍倍注射疗法可有效治疗Ⅰ~Ⅲ度内痔和静脉曲张性混合痔,其中内痔治愈率为100%(96/96),静脉曲张性混合痔治愈率为96.2%(100/104),3日后便血及脱垂的消失率为100%,7日后痔核完全萎缩率为95%,术后有少数患者出现肛门疼痛和排尿不畅,但1日内均自行缓解,未见其他不良反应,术后随访半年治愈率为94.4%(85/90),显效率为5.6%(5/90)。另一项研究发现,芍倍注射疗法对Ⅰ、Ⅱ度内痔患者的治愈率为100%(50/50),显著高于微波治疗组的72%(36/50),术后当日有患者出现肛门坠痛不适和排尿不畅,未见其他不良反应,且3日后便血及痔核脱出症状完全消失,该研究还发现,相比仅接受手术治疗,芍倍注射疗法联合手术治疗Ⅲ、Ⅳ度内痔患者的治愈率更高,且术后患者在创面疼痛、肛缘水肿、尿潴留和肛门狭窄等方面表现更优。由此认为,芍倍注射疗法适用于治疗Ⅰ~Ⅲ度内痔和静脉曲张性混合痔,但该结论还需要更多质量更高的RCT证实。

一项纳入80例Ⅰ、Ⅱ度直肠脱垂患者的RCT发现,芍倍注射疗法与消痔灵注射疗法的近、远期疗效相当,但芍倍组患者发生肛门局部不良反应的比例(10%,4/40)明显低于消痔灵组(45%,18/40)。一项纳入125例静脉曲张性混合痔患者的RCT发现,芍倍注射疗法的治疗有效率(95.59%,65/68)显著高于消痔灵注射疗法(80.7%,46/57),且采用芍倍注射疗法的患者在术后24 h的疼痛程度更轻,术后第3日和第7日的痔核黏膜改善效果更好,在6个月后的随访中,芍倍组患者硬结的发生率(2.94%,2/68)显著低于消痔灵组(66.67%,38/57),其他不良反应比较差异无统计学意义。

另一项纳入136例Ⅰ~Ⅲ度内痔和混合痔患者的RCT显示,芍倍注射液组的治疗有效率与消痔灵组比较差异无统计学意义,但芍倍注射液组术后并发症的发生率显著低于消痔灵组。荟萃分析的结果也显示,相比消痔灵注射液,芍倍注射液治疗Ⅰ~Ⅲ度内痔及混合痔的综合疗效更好,术后不良反应更少。但由于文献质量偏低,上述结论有待更高级别的研究结果验证。

综上所述,芍倍注射疗法适用于Ⅰ~Ⅲ度内痔和静脉曲张性混合痔患者,该方法与消痔灵注射疗法的近、远期疗效相似甚至更好,且芍倍注射疗法发生不良反应的风险可能更低。

根据《痔芍倍注射疗法临床应用指南(2017版)》,以下情况禁用芍倍注射疗法:①纤维化明显的内痔;②结缔组织性外痔和血栓性外痔;③妊娠期妇女;④处于肛管急性炎性期或合并炎性肠病;⑤对芍倍注射液过敏;⑥合并严重的高血压病,心、肝、肾等脏器疾病,病情不稳定。

## 五、手术治疗

推荐意见:保守治疗和/或器械治疗没有取得可接受结果的Ⅰ~Ⅲ度内痔患者或愿意接受手术治疗的Ⅳ度内痔患者,可考虑手术治疗(1A);医师在术前应与患者讨论每种手术疗法的优缺点,在综合考虑患者意见、操作可行性和进一步操作的适用性后,选择最佳的手术疗法(5B);痔切除术适用于Ⅲ、Ⅳ度内痔、外痔或合并有脱垂的混合痔患者(1A);吻合器痔切除固定术适用于环状脱垂的Ⅲ、Ⅳ度内痔和反复出血的Ⅱ度内痔(1A);经痔动脉结扎术适用于Ⅱ、Ⅲ度内痔患者(1A)。

### (一)痔切除术

传统的痔切除方法,采用的主要是外剥内扎术。鉴于对手术创面处理的不同,存在开放式和闭合式两种手术类型。其最具代表性的术式为Milligan-Morgan手术(创面开放式)和Ferguson手术(创面闭合式)。目前国内外开展的各种痔切除术大多基于此术式的演变。尽管痔切除术存在一些缺点,如术后疼痛、恢复期较长、肛门自制功能及肛管精细感觉受到一定影响,但该方法治疗效果明确,成功率较高,仍然是Ⅲ、Ⅳ度内痔患者的首选手术疗法和"金标准术式"。根据最近的一项系统评价,相比Milligan-Morgan手术,Ferguson手术的时间更长($P<0.0001$),但术后疼痛更轻($P=0.001$)、伤口愈合更快($P<0.0001$)、术后出血风险也更低($P<0.02$),说明Ferguson手术比Milligan-Morgan手术具有更大的可衡量的临床优势。随着手术器械的改进,两者的差异有明显缩小。一项纳入5个RCT共318例患者的荟萃分析对Ferguson和LigaSure两种痔切除术进行了比较,结果显示,相比Ferguson痔切除术,接受LigaSure痔切除术的患者其尿潴留率和术后早期疼痛评分更低,手术时间和住院时间更短,术中出血量更少。两种痔切除术的术后出血、排粪困难、肛裂、肛门狭窄和大小便失

禁比较差异无统计学意义。提示 LigaSure 痔切除术的短期效益优于 Ferguson 痔切除术。另一项荟萃分析将超声刀痔切除术与传统的痔切除术进行比较,结果表明超声刀痔切除术是一种安全有效的方式,与传统的痔手术相比,术后疼痛更少、恢复正常活动的时间更短,但由于统计异质性很高,这些结果还需要更多 RCT 去进一步验证。一项纳入 60 名 Ⅲ/Ⅳ 度内痔患者的 RCT 研究对超声刀痔切除术和 LigaSure 痔切除术的治疗效果进行了比较。结果显示,LigaSure 痔切除术的术中出血量更少($P=0.001$)、手术时间更短($P<0.000\,1$),术后 24 h 口服镇痛药的剂量更低($P=0.006$),两组的患者满意度和并发症发生率比较差异无统计学意义。

两项荟萃分析比较了胶圈套扎法(RBL)和痔切除术的治疗效果,结果显示,对于 Ⅲ 度内痔患者,痔切除术的长期疗效更好、需要再次治疗的患者比例较低,但术后疼痛更严重、并发症风险更高、休假时间更长,肛门狭窄、术后大出血、尿失禁在该手术中更为常见;尽管存在这些不足,患者对这两种治疗方式的满意度和接受程度相似。因此,对于 RBL 治疗后复发的痔患者和愿意接受手术的 Ⅲ、Ⅳ 度内痔患者,推荐行痔切除术。

### (二)吻合器痔切除术(SH)

SH 是一种利用圆形吻合器经肛门环形切除齿状线近端黏膜下层组织,从而引起肛垫侧移和供血动脉中断的一种手术技术。RCT 的研究结果表明,SH 相比 RBL,其术后恢复时间较长,但其 1 年内的复发率较低,由于两种治疗方法的症状评分比较差异无统计学意义,对于保守治疗无效的 Ⅱ 度内痔患者,应优先考虑进行 RBL,RBL 治疗后复发则可考虑行 SH。

多项系统综述均对 SH 和痔切除术的治疗效果进行了比较,结果基本一致,相比痔切除术,SH 的短期效益更多,如疼痛更轻、伤口愈合效果更好,住院时间、手术时间和恢复正常活动的时间更短,术后出血、伤口并发症、便秘和瘙痒的发生率更低,患者的满意度更高,但行 SH 的患者术后脱垂的发生率和对脱垂的再干预率更高。一项纳入 5 个 RCT 的荟萃分析对 SH 和 LigaSure 痔切除术的治疗效果进行了比较,结果显示,SH 的手术时间更长,残余皮赘和脱垂的发生率更高,术后复发率更高。另一项荟萃分析(纳入 4 个 RCT)发现,对于 Ⅲ、Ⅳ 度内痔患者,SH 和 LigaSure 痔切除术的疼痛得分和术后出血率比较差异均无统计学意义,但 SH 在术后 2 年复发脱垂的风险更高。

任东林教授基于微创和组织保护的理念,提出并推广了选择性痔上黏膜切除术(tissue selecting therapy, TST)。TST 是一种在痔上黏膜环切术基础上改良而成的新型痔微创治疗技术。该技术的形成主要基于痔形成机制和病理结构变化,同时结合传统中医的"分段齿形结扎"理论,根据痔核的分布、数量及大小来调节痔黏膜切除的范围,避免切除完好的肛垫组织,最终实现既保护肛垫又切除病灶目的的微创痔手术理念。近年来,大量临床研究证实了 TST 治疗 Ⅲ/Ⅳ 度内痔的有效性。一项来自中山大学附属第六医院的随机非劣性对照研究对比了 TST 与环切治疗效果及 5 年复发率情况。结果显示,TST 手术可以更好地减轻术后疼痛及急便感,保护直肠良好的顺应性及精细控便能力。根据 Shi 等的荟萃分析结果来看,TST 似乎在减少尿潴留、肛门狭窄、大便失禁等并发症方面比环切 Milligan-Morgan 痔切除术更具有优势,其中环切对降低痔患者复发率的效果最差。

因此,对于 RBL 治疗后复发的痔患者和愿意接受手术的 Ⅲ、Ⅳ 度内痔患者可行 SH(环切/TST）。对于寻求较少痛苦的痔患者，SH 可作为痔切除术的替代疗法之一，但在计划实施 SH 前，医师应告知患者，SH 虽然短期效益较高，但该手术具有较高的复发率和脱垂风险。此外，SH 还与几种特殊的并发症有关，如直肠阴道瘘、钉线处出血和钉线处狭窄，一项系统综述回顾了包括 14 232 例患者在内的 784 篇文章，发现 SH 的总并发症发生率为 3.3%～81%，其中有 5 例死亡。由于贫血和高龄会增加 SH 术后并发症风险，因此，对于有贫血、长期有痔危险因素的老年患者，不建议采用 SH 治疗。

### （三）经肛痔动脉结扎术（THD）

THD 通过结扎阻断供应痔核的动脉血管，阻断痔供血，从而促使痔组织萎缩并减轻痔脱垂症状。与痔切除术相比，THD 具有减轻术后疼痛和快速恢复工作能力的优势，但术后复发率较高。1995 年，Morinaga 等报道了多普勒超声引导痔动脉结扎术，该方法通过多普勒超声探头探测供应痔血流的动脉并进行缝合结扎来达到治疗痔的目的。

一项纳入 2 904 例患者的系统分析结果显示，THD 可考虑作为Ⅱ、Ⅲ度内痔患者的一线手术疗法；THD 手术时间为 19～35 min，0～38% 的患者术后需要镇痛，术后复发率为 17.5%（3%～60%），Ⅳ度痔复发率最高；术后并发症少，6.4% 患者需要再次干预，其中 5% 为术后出血。一项纳入 98 个研究（7 829 例患者）的系统评价结果表明，相比开放或闭合式痔切除术，THD 术后出血少，需要再次急诊手术干预的患者数量显著降低，恢复更快，但复发率较高。THD 结合黏膜固定术（THD with mucopexy，THDm）能够降低术后复发率。一项包括 4 个 RCT 的荟萃分析对 THDm 与开放式痔切除术进行比较后发现，两种手术方式在复发率、再手术率和术后并发症方面比较差异无统计学意义，THDm 术后恢复正常生活的时间短于开放式痔切除术，但需要耗费更多的手术时间。另一项纳入 3 个 RCT 的荟萃分析结果显示，THD 比 SH 术后疼痛明显更轻，可以作为Ⅱ、Ⅲ度内痔患者的首选治疗。

综上所述，相比痔切除术和 SH，THD 术后患者疼痛轻，但与痔切除术相比，THD 复发率较高，尤其是对于Ⅳ度内痔患者，结合黏膜固定术能够降低术后复发率。

## 六、特殊痔患者的治疗

### （一）血栓性外痔

推荐意见：对于血栓性外痔患者，基本的治疗方法是保守治疗（1A）；如果患者出现痔的急症，如有大血栓、剧烈疼痛或出血过多，则建议尽早（72 h 内）采取手术切除（1B）。

血栓性外痔是痔的急症，常引起急性和严重的疼痛，但症状的严重程度取决于血栓的大小。如果在发病后的 72 h 内患者出现急性疼痛，应尽早行痔切除术；若发病超过 72 h，宜采取保守治疗。

一项 RCT（纳入 98 例急性血栓性外痔患者）对局部麻醉药物硝苯地平软膏治疗急性血栓性外痔的疗效进行评估。结果显示，局部使用 0.3% 的硝苯地平和 1.5% 的利卡多因软膏可有效缓解疼痛，大部分患者（92%，46/50）在接受治疗 14 日后血栓性外痔症状消退。一项纳入 134 名患者的 RCT 评估了黄酮类药物（地奥司明、曲克芦丁、橙皮苷的混合物）在急性痔病中的治疗效果，结果发现，相比安慰剂组，口服黄酮类药物组患者的疼痛、出血症状得到缓解,且存在持续水肿和血栓性外痔患者的比例均显著下降。一项回顾性分析发现,在局部麻醉下对血栓性外痔患者行痔切除术是安全可行的,患者术后的复发率(6.5%,22/340)和并发症发生率低(2.4%),手术接受度和满意度高。

一项综述共分析了800篇关于痔的文章,最终纳入了2项前瞻性研究和2项回顾性研究,结果显示,与局部使用硝酸甘油和切开并取出血栓相比,行痔切除术后第4日可显著缓解疼痛症状。Greenspon等对1990~2002年的231例血栓性外痔患者进行回顾性研究,其中48.5%为手术治疗(当中97.3%行痔栓塞切除手术,余行切开和血栓清除手术),另外51.5%的患者接受保守治疗,包括饮食调整、粪便软化剂、口服和局部使用镇痛药,以及坐浴。结果显示,保守治疗组患者症状(疼痛、出血和/或肿块)的平均缓解时间为24日,而手术治疗组为3.9日。

一项纳入35例急性血栓性脱垂痔患者的前瞻性RCT发现,SH治疗急性血栓性外痔是可行的,与常规的痔切除术(Milligan-Morgan手术)相比,SH术后2周的疼痛评分更低,症状缓解更快。一项RCT(41例)发现,SH和传统痔切除术的住院时间、并发症发生率和排尿功能方面比较差异无统计学意义,但SH组患者术后第一周的疼痛程度显著低于痔切除术组,患者术后恢复更快,总体症状改善情况更好,患者满意度更高。因此,SH是治疗急性血栓性脱垂痔的一种安全且有效的方法。但贫血、长期有痔危险因素的老年患者不适合行SH。

### (二)痔合并免疫缺陷

推荐意见:对于合并免疫缺陷的痔患者,建议首选保守治疗(3B),保守治疗无效时,建议器械治疗(2B),也可以考虑手术治疗(2B)。

痔在获得性免疫缺陷综合征(艾滋病)患者中很常见。对于痔合并免疫缺陷患者的治疗,可提供证据支持的数据非常有限。

一项观察性研究共纳入22名接受SCL治疗的Ⅱ~Ⅳ度内痔合并人类免疫缺陷病毒(HIV)的患者,结果显示,SCL治疗后未发现并发症,所有患者的治疗都是成功的,不需要再进行痔切除术治疗。一项回顾性研究认为,对于有症状的痔合并无症状的HIV抗体阳性患者,RBL是一种安全有效的治疗方法。

一项回顾性研究的结果显示,CD4$^+$T细胞计数水平的高低不影响术后并发症的发生率和伤口愈合时间。但另一项前瞻性研究发现,有免疫缺陷的痔患者,在行痔切除术后,伤口愈合时间相比血清阴性的痔患者要显著延迟($P<0.01$)。近期,一项回顾性研究报道了在HIV感染者中使用TST是一种安全、并发症少的痔治疗技术。

需注意的是,任何干预措施都会增加免疫缺陷患者肛门直肠败血症和组织愈合不良的风险;对于痔合并免疫缺陷的患者,目前没有证据可以证明哪种治疗方式最佳,还需要更多的RCT提供质量更高的科学证据。但可以确定的是,在采取任何干预措施前,都应服用抗生素进行预防。

### (三)妊娠期、产后早期痔患者

推荐意见:对于患有痔的妊娠期或产后早期的妇女,应优先进行保守治疗,如调整饮食(5B)、短期使用MPFF(3B)或镇痛软膏和栓剂(5B);对于患有痔的妊娠期或产后早期的妇女,当保守治疗无效时,可考虑行痔切除术(3B)。

临床报告显示,25%~35%的妊娠期妇女患有痔,且常发生在妊娠的最后三个月和分娩后第一个月。多数妊娠期妇女的痔症状通常是轻度和短暂的,一般在分娩后症状会很快自行消失。妊娠期间的治疗目的主要是缓解症状,尤其是控制疼痛。一些保守治疗方法,包括摄入足够的膳食纤维和水,坐浴,使用安全的缓泻剂(包括纤维素类)软化粪便,使用局部麻醉剂和/或局部皮质类固醇等,由于不良反应少而被多数专家推荐用于妊娠期有症状的痔患者的治疗,但这些治疗方法的有效性均未得到 RCT 证实。

羟乙基苷(hydroxyethylrutosides)是一种黄酮类药物,用于改善静脉功能不全的微循环。一项 Cochrane 综述(2 篇研究,纳入 150 例妊娠期妇女)比较了口服羟乙基苷和安慰剂对 Ⅰ、Ⅱ度内痔患者的治疗效果,结果显示,在药物干预后,患者的客观指标(临床工作人员对症状的评价)有所改善,但有 4 名患者出现了轻度和短暂的不良反应,包括胃肠道不适、恶心和头晕,安慰剂组和治疗组分别报告了 1 例胎儿死亡和 1 例可能与药物处理无关的先天性畸形。因此,除非有新的、质量更高的证据可以证明该药物对妊娠期痔患者的安全性和有效性,否则不推荐使用。一项开放的非比较研究共纳入了 50 例处于妊娠晚期的痔患者,结果发现,与治疗开始前相比,在接受 MPFF 治疗后的第 4 日,66% 的患者痔的急性症状得到改善,在治疗的第 7 日,出血、疼痛、直肠不适显著减轻、直肠分泌物显著减少,直肠炎症患者比例降低了 46%,但在产后 30 日的维持治疗期间,有 5 名患者出现恶心和腹泻;研究认为,对处于妊娠期的痔患者,短期内使用 MPFF 是一种安全、可接受且有效的治疗方式。但该结论还需要样本量更大、质量更高的研究去证实。此外,需要注意的是,长期摄入较高剂量的类黄酮可能引起活性氧自由基的形成和后续的 DNA 损害,由于类黄酮很容易过胎盘,摄入较高剂量的类黄酮可能对胎儿造成危险。因此,当为妊娠期妇女提供含类黄酮类的药物时,需提醒其严格按照产品说明书上的剂量进行服用。

氢化可的松普拉莫辛(proctofoam-HC)是一种由 1% 的盐酸普拉莫辛(pramoxine hydrochloride)和 1% 的醋酸氢化可的松(hydrocortisone acetate)组成的药膏,可在肛肠内外涂抹使用。两项评估氢化可的松普拉莫辛治疗妊娠期痔病的有效性研究均显示,该药物可为妊娠晚期的痔患者提供安全有效的治疗。

一项前瞻性对比研究比较了 2 种保守治疗方案(温盐水坐浴和局部软膏外用)对妊娠期痔的治疗效果,结果显示,坐浴组和局部软膏外用组完全治愈的患者比例分别为 100%(284/284)和 84.8%(179/211)(P<0.05)。

一项队列研究评估了 25 名处于妊娠期的痔患者接受闭合性痔切除术的疗效,结果显示,有 1 名患者在术后需要即刻止血,其余患者的顽固性疼痛在术后第 2 日得到缓解,未发现其他母婴并发症,在 6 个月至 6 年的随访中,有 6 名(24%)患者需要进一步的治疗。因此,在某些妊娠期妇女中进行痔切除术是安全的,当保守治疗无法有效缓解痔症状时,可以考虑手术治疗。

**(四)痔合并凝血功能障碍**

推荐意见:保守治疗应作为痔合并凝血障碍患者的主要治疗方式(5B);对于保守治疗不成功的痔合并凝血障碍患者,可考虑采用注射疗法、THD 或痔切除术,并参考相关指南制定抗凝药物的停药措施(3B);不建议采用RBL治疗合并凝血功能障碍的痔患者(3B)。

凝血功能障碍患者往往需要接受抗凝治疗,这可能导致临床意义上内痔患者出血发生率的增加,但停止抗凝治疗会增加患者的血栓栓塞风险甚至危及生命。

对于正在使用抗凝药物的患者,一般避免行RBL。目前关于抗凝药物是否会增加RBL术后出血风险的结果还存在争议。根据一项关于RBL的大型回顾性研究,仅有2.9%的患者服用华法林或抗炎药物后出血,该结果显示,RBL术后服用抗栓药物不增加出血风险,但服用氯吡格雷(clopidogrel)的患者有50%发生重大出血,18%发生轻微出血,提示服用氯吡格雷的患者发生出血并发症的风险可能更高。但其他回顾性研究发现,服用华法林的患者与RBL术后更高的出血率(25%,2/8)相关,而氯吡格雷不会增加术后出血并发症。

一项病例匹配研究分析了抗栓治疗是否会影响硫酸铝钾和鞣酸注射疗法的疗效与并发症发生率。结果显示,与不接受抗栓治疗的痔患者相比,接受抗栓治疗不增加术后并发症的发生率,两组患者的疗效比较差异无统计学意义,但接受抗栓治疗的脱垂患者疗效更差。

一项回顾性研究比较了接受抗凝治疗和不接受抗凝治疗的THD患者的出血情况,结果显示,两组患者术后出血的发生率比较差异无统计学意义,在为期53个月的研究期间,两组患者均无须再次干预,接受抗凝治疗的THD患者痔复发的可能性更小。因此,对于保守治疗不成功且难以中止抗栓治疗的痔患者,可考虑使用注射疗法或THD。但该结论还需要前瞻性RCT去证实。

国内一项观察性研究的结果显示,对于长期服用抗凝药的患者,在施行痔切除术前72 h开始停用抗凝药物及术后96 h恢复使用抗凝药物相比同期施行痔切除术未服用抗凝药物的患者,术后伤口出血评分更高,但两组患者的平均住院时间和伤口愈合时间比较差异无统计学意义,提示对于长期服用抗凝药的痔患者,在术前及术后调整抗凝血药物治疗方案并进行痔切除术是可行的。

### (五)痔合并炎性肠病

推荐意见:痔合并炎性肠病患者应首选保守治疗(5B);对于已经确诊炎性肠病患者的症状性痔,在进行外科干预之前必须详细告知患者相关并发症和风险(2A);缓解期的炎性肠病患者,当合并保守治疗不能缓解痔症状时,可以选择性行痔切除手术、痔套扎术或经肛痔动脉结扎术,不建议采用痔固定术(4B);克罗恩病患者的肛周皮赘应当采用保守治疗,并积极治疗原发疾病(4B)。

痔并非是炎性肠病患者的特异性临床表现,炎性肠病患者的症状性痔可能独立于肠道炎症相关的病理基础,主要是由于慢性腹泻导致。尽管缺乏确切的流行病学数据,文献报道炎性肠病患者痔发病率在3.3%~20.7%,显著低于正常成年人群。

炎性肠病患者伴有症状性痔应当首选保守治疗,外科手术需慎重考虑。肠道疾病活动期行痔手术是危险的,手术造成的创面并发症可能会导致比痔更难处理的问题。目前有限的研究数据表明,炎性肠病患者痔切除手术后发生严重并发症的风险显著高于非炎性肠病患者。2014年的一项荟萃分析显示,克罗恩病患者术后并发症的发生率较溃疡性结肠炎患者显著增高(17.1% vs. 5.5%),术前未能明确炎性肠病诊断的患者在行痔切除术后发生并发症的风险显著高于确诊的患者(克罗恩病50% vs. 9.8%,溃疡性结肠炎9.1% vs. 4%)。

肠道疾病处于缓解期且通过保守治疗未获效的患者可以选择性行痔切除手术。一项纳入 97 例炎性肠病痔患者(其中 35 例行 RBL,21 例行痔切除术)的多中心回顾性研究结果显示所有患者术后均未出现伤口延期愈合等并发症,但有一例痔复发的克罗恩病患者在行痔固定术(HS)治疗后出现严重的直肠狭窄而不得不行直肠切除术。麦克纳(McKenna)等报道,在 36 例接受痔切除手术治疗的克罗恩病患者中,有 4 例(11%)出现痔术后并发症(中位随访时间 31.5 个月),但未发生与手术相关的严重并发症。卡琳(Karin)等报道了 13 例克罗恩病Ⅲ度内痔患者经 THD 治疗后,经过 18 个月的随访,77% 的患者症状消除,没有出现手术相关的并发症。

　　克罗恩病患者常伴发肛周皮赘。尽管这些皮赘类似于外痔,但克罗恩病相关的肛周皮赘病理基础与肠道炎症一致,并通常在肠道炎症活动时加重,因此不应被误诊为外痔。2003 年美国胃肠病学协会针对肛周克罗恩病的技术评论指出由于存在手术伤口愈合的问题,结直肠外科医师应避免切除大多数肛周皮赘。麦克纳等报道 2000~2017 年 49 例接受痔和/或皮赘切除手术的克罗恩病患者中,5 例患者最终接受直肠切除术,而这 5 例患者都经历了肛周皮赘的切除。